高等院校小学教育专业系列精品教材

儿童生理与卫生学基础

主　编　陈　鸥　刘鹏飞　聂　磊
副主编　何君辉　张　银　欧阳贝思

南京大学出版社

图书在版编目(CIP)数据

儿童生理与卫生学基础 / 陈鸥，刘鹏飞，聂磊主编
. －南京 ：南京大学出版社，2023.8(2024.8 重印)
ISBN 978 - 7 - 305 - 27201 - 1

Ⅰ. ①儿… Ⅱ. ①陈… ②刘… ③聂… Ⅲ. ①儿童－
生理卫生－师范大学－教材 Ⅳ. ①R179

中国国家版本馆 CIP 数据核字(2023)第 144917 号

出版发行　南京大学出版社
社　　址　南京市汉口路 22 号　　　　邮　编　210093
书　　名　**儿童生理与卫生学基础**
　　　　　ERTONG SHENGLI YU WEISHENGXUE JICHU
主　　编　陈　鸥　刘鹏飞　聂　磊
责任编辑　高司洋　　　　　　　编辑热线　025 - 83686756
照　　排　南京南琳图文制作有限公司
印　　刷　南京新洲印刷有限公司
开　　本　787 mm×1092 mm　1/16　印张 12.75　字数 316 千
版　　次　2023 年 8 月第 1 版　2024 年 8 月第 2 次印刷
ISBN 978 - 7 - 305 - 27201 - 1
定　　价　42.00 元

网址：http://www.njupco.com
官方微博：http://weibo.com/njupco
官方微信号：njupress
销售咨询热线：(025) 83594756

前　　言

　　为全面贯彻党的二十大精神,落实立德树人根本任务,遵循教育规律,发展素质教育,需要培养高素质的小学教师。小学教师的高素质应体现在:教师不仅要有所教学科的专业素养和教育专业素养,还要了解自己的教育对象——儿童的身体结构、生理特点和生长发育规律,掌握儿童的学习生活和营养卫生等方面的卫生学基础知识,掌握儿童常见疾病的预防及避免意外伤害的常识,了解学校卫生健康教育的知识和理论。教育学致力于培养身心健全的人,教育科学不仅要以心理学为基础,也要以生理学为基础,这些知识和理论是从事小学教育不可或缺的知识结构,可指导教师在小学或其他教育机构从事小学科学等课程的教学与研究工作中做到以人为本、全面育人。

　　本教材在小学教育专业培养目标的指导下,安排了儿童的解剖生理、儿童生长发育的规律、儿童卫生保健、疾病预防及安全教育这四章教学内容。每章内容根据生理卫生学的知识体系分为多个模块和章节,每章前提出了本章节的学习要点,章节后提供了章节核心知识点,并附有思考题。

一、教材内容

1. 儿童的解剖生理

　　儿童无时无刻不在生长发育,其在形体、生理、病理等方面都与成人有所不同,因此不能简单地把孩子视为成人的缩影。

　　儿童的解剖生理主要研究儿童各部位正常形态结构发育及各种生理过程的机制和调节。这章内容可以帮助小学教师深入理解教育教学行为及教育管理措施背后蕴含的科学道理,从而规范教学行为,优化教学管理,促进人体生理卫生学的理论对教育教学行为和教育管理等实践活动的指导作用,从儿童的生理发育特点出发科学组织日常教学及班级管理,做到科学育人。

2. 儿童生长发育的规律

　　孩子从出生到青春期结束,整个生长发育的过程是连续的。但儿童各系统的发展速度不平衡,孩子各个系统的发育快慢不同,各有先后。正处在生长发育阶段的儿童,新陈代谢比较旺盛,同化作用和异化作用都在加强。一般情况同化作用加强的程度大于异化作用,因此体内物质的积累大于消耗,这是生长发育的基本条件。儿童的生长发育受先天和后天因素的影响。其后天影响中,营养、疾病和社会因素对儿童的身心发育尤其重要。青春期是人体发育走向成熟的阶段,青春期时期人体在形态、心理、行为等方面发生着巨大的变化,这一关键时期的所有变化,都对儿童的未来影响深远。

3. 儿童卫生保健

儿童一天的绝大多数活动时间是在学校中度过的,学校的饮食和营养卫生、生活和学习卫生直接影响儿童的生长发育。他们的健康成长需要教师科学的教育管理方法,学校和教师教育应使儿童了解日常饮食、生活和学习过程中的卫生保健知识,增强卫生保健能力,形成健康的卫生意识,为一生健康奠定坚实的基础。

4. 疾病预防及安全教育

儿童对疾病的抵抗力较差,学校是儿童集中的场所,一旦出现传染病,很容易发生疾病的传播和流行。本章编写了传染病及预防接种的概念,讲述了小学生常见的传染病和非传染性躯体疾病的病因、病症、预防等知识。

随着经济的发展和社会环境的变化,伤害已经成为不可忽视的公共卫生问题。儿童由于其生理特点,是伤害的主要受累人群。对此本章介绍了儿童交通安全、游泳等安全教育的内容和意外伤害及运动损伤的预防和临时处理方法,旨在使教师注重儿童行为导向的教育,并初步掌握意外伤害的临时处理方法。

二、教材的特点

1. 注意激发学生的学习兴趣,促进学生自主学习能力的培养

教材在每一章节前设计了专门的版面,安排了学习提示。学习提示扼要地说明本章节的学习内容,点明章节的专题和重点,激发学生的学习兴趣,为本章的学习做好准备。每章节前都配有表现主题内容的思维导图,更加直观地揭示章节内容。教材课后练习的设计,注意了学生学习方法和学习习惯的培养。习题结合章节内容,或联系社会生活实际,强化学生发散思维的训练。这些思考题的设计重视给学生提供较大的学习空间,注重对学生自主学习能力的培养,充分尊重学生的个性化思维,鼓励他们勇于提出自己的独特见解,说出自己的独特感受,逐步培养学生掌握自主、合作、探究的学习方式。

2. 教材内容整体编排,注重各章之间的知识联系

本教材以儿童的解剖生理为主线,围绕儿童生长发育组织章节内容。从学习提示到章节内容、知识拓展、课后练习和综合实践活动,各项内容大多围绕解剖生理和儿童生长发育重点,使教材的编排更为紧凑,有利于整体推进学生的各种教育教学能力,全面提高学生的综合素养。

全书由长沙师范学院陈鸥、刘鹏飞、聂磊担任主编,湖南民族职业学院何君辉、长沙师范学院张银和欧阳贝思担任副主编,最后由陈鸥负责统稿审定。

由于编者水平有限,经验不足,书中的纰漏在所难免,恳请读者给予批评指正。

目　　录

第一章　儿童的解剖生理

第一节　人体的基本形态与结构

思维导图

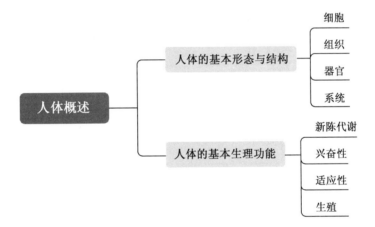

学习要点

1. 人体基本形态特点。
2. 人体基本结构组成。
3. 人体基本生理特征。

关 键 词　组织　器官　系统

一、人体的基本形态与结构

人类由低等动物进化而来,人体的形态结构至今仍保留许多与动物类似的特征。如

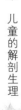

两侧对称的身体,体腔分为胸腔和腹腔等。但人类在进化过程中,由于直立行走和生产劳动,使人类与动物已有本质的区别。

人体可分为头、颈、躯干和四肢四个部分。头的前面称为面,颈的后面称为项。躯干的前面分为胸部、腹部、盆部和会阴;后面的上部称为背,背的下部称为腰。四肢分上肢和下肢。上肢分为肩、上臂、前臂和手;下肢分为臀、大腿、小腿和足。肩与上臂连接的下方称为腋;上臂与前臂连接的部位称为肘;前臂与手连接的部位称为腕;大腿与臀连接的前方称为腹股沟;大腿与小腿连接部位的前面称为膝,后面称为腘;小腿和足连接的部位称为踝。[1](图 1-1-1)

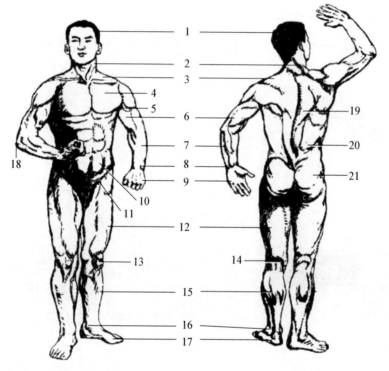

1. 头部　2. 颈部　3. 肩部　4. 胸部　5. 腋　6. 上臂　7. 前臂　8. 腕　9. 手
10. 腹部　11. 腹股沟　12. 大腿　13. 膝　14. 腘　15. 小腿　16. 踝　17. 足
18. 肘　19. 背部　20. 腰部　21. 臀部

图 1-1-1　人体的形态

(一) 细胞

细胞是构成人体形态结构、生理功能和生长发育的基本单位。人体由数以亿计的细胞组成。细胞大小、形态不一,一般都要借助显微镜才能观察到。人体内多数细胞的直径为 $6 \sim 30\ \mu m$,最大的卵细胞超过 $100\ \mu m$,几乎肉眼可见。细胞的形态(图 1-1-2)与细胞的功能及所处的部位相适应。如肌细胞较细长,有利于收缩;神经细胞有很多细长突起,能接受刺激和传导冲动;流动的血细胞呈球形;紧密排列的上皮细胞呈扁平形、立方形、柱

---

① 杨培禾.儿童生理与卫生学基础[M].北京:首都师范大学出版社,2011.

形、多边形等。人体细胞尽管千差万别,但仍有共同的基本结构,在光学显微镜下,均可分为细胞膜、细胞质和细胞核三部分。细胞之间还有一些不具备细胞形态的细胞间质。

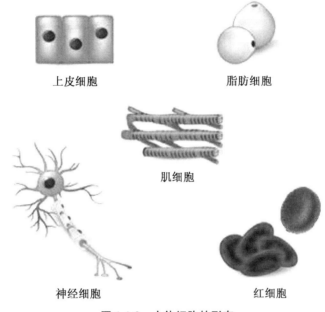

上皮细胞　　　　脂肪细胞

肌细胞

神经细胞　　　　红细胞

图 1-1-2　人体细胞的形态

(二) 组织

组织是由许多形态和功能相似的细胞和细胞间质按一定的方式结合而成的。人体由上皮组织、结缔组织、肌肉组织和神经组织这四大组织构成器官和系统。

上皮组织(图 1-1-3)由大量的排列整齐紧密的细胞组成,其细胞形状较规则,细胞间质很少。上皮细胞的游离面朝向身体表面或有腔器官的内腔面,基底面朝向深部的结

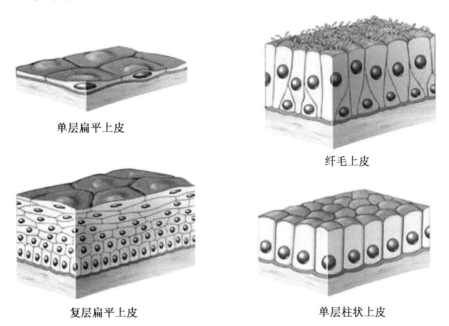

单层扁平上皮

纤毛上皮

复层扁平上皮　　　　单层柱状上皮

图 1-1-3　上皮组织

缔组织。上皮组织内大都无血管,所需营养依赖结缔组织中的血管透过基膜渗入上皮细胞间隙。上皮组织中通常分布着丰富的神经末梢,可感受各种刺激。[1]

结缔组织(图 1-1-4)由细胞和大量细胞间质组成。其结构特点是细胞数量少、种类多、无极性,分散在间质中;细胞间质多,包括基质、纤维等。结缔组织具有很强的再生能力,创伤的愈合多通过它的增生而完成。结缔组织又分为疏松结缔组织(如皮下组织)、致密结缔组织(如腱)、脂肪组织等。[2]

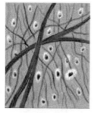 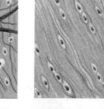 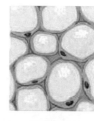 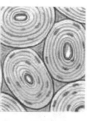 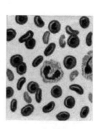

疏松结缔组织　　致密结缔组织　　脂肪组织　　骨组织　　血液

图 1-1-4　结缔组织

肌肉组织(图 1-1-5)由特殊分化的肌细胞构成。许多肌细胞聚集在一起,被结缔组织包围而成肌束,其间有丰富的毛细血管、毛细淋巴管、神经末梢和纤维。肌肉组织的主要功能是收缩,机体的各种动作、体内各脏器的活动都由它完成。根据肌肉组织形态、结构、功能及分布,可以将其分为平滑肌、骨骼肌和心肌三种。

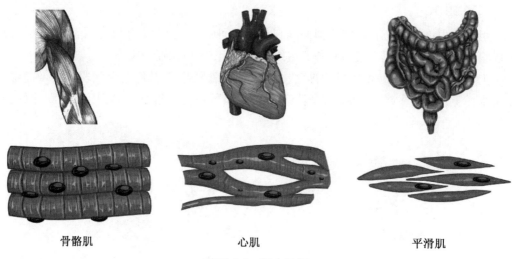

骨骼肌　　　　　　　心肌　　　　　　　平滑肌

图 1-1-5　肌肉组织

神经组织是由神经细胞和神经胶质细胞组成的(图 1-1-6),它们都是有突起的细胞。神经细胞是神经系统的结构和功能单位,亦称神经元。神经元数量庞大,它们具有接受刺激、传导冲动和整合信息的能力。有些神经元还有内分泌功能。神经胶质细胞对神经元

---

[1]　杨玲,李志宏. 细胞、组织与胚胎[M]. 上海:上海科学技术出版社,2019.
[2]　杨玲,李志宏. 细胞、组织与胚胎[M]. 上海:上海科学技术出版社,2019.

起支持、营养、保护和绝缘等作用。[1]

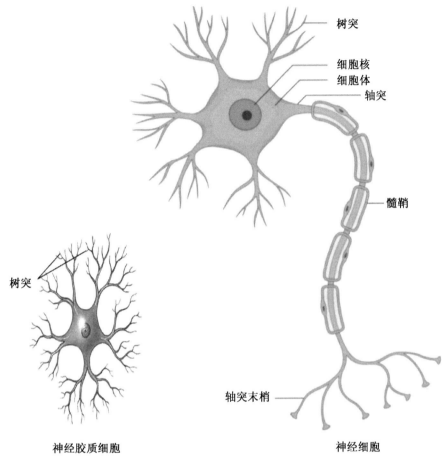

图 1-1-6　神经胶质细胞与神经细胞模式图

（三）器官

几种组织相互结合，组成具有一定形态和功能的结构，在生物体内能担任某种独立的生理机能的部分称为器官。如骨、脑、心、肺、肾等。

（四）系统

若干个功能相关的器官联合起来，共同完成某一特定的连续性生理功能，即形成系统。人体由八大系统组成，即运动系统、消化系统、呼吸系统、泌尿系统、生殖系统、内分泌系统、神经系统和循环系统。

① 杨玲，李志宏. 细胞、组织与胚胎［M］. 上海：上海科学技术出版社，2019.

知识拓展

人体有八大系统还是九大系统

　　人体分八大系统还是九大系统,不同的角度分法不一样。从解剖学角度来分,人体共有八大系统:运动系统、神经系统、内分泌系统、血液循环系统、呼吸系统、消化系统、泌尿系统、生殖系统。从完成人体生理功能方面来分,人体分九大系统:运动系统、神经系统、内分泌系统、循环系统、呼吸系统、消化系统、泌尿系统、生殖系统、免疫系统。免疫系统的器官多数包含在循环系统中。此外,皮肤属于哪个系统也是有争议的,有的甚至将皮肤单列一个系统。

二、人体的基本生理功能

人体生命活动包括四个基本特征:新陈代谢、兴奋性、适应性和生殖。

(一) 新陈代谢

人体与周围环境之间的物质和能量交换以及人体内物质和能量的自我更新过程叫作新陈代谢,包括合成代谢(同化作用)和分解代谢(异化作用)。机体从环境中摄取营养物质,合成自身物质的过程称为合成代谢。机体分解其自身成分并将分解产物排出体外的过程称为分解代谢。

人体生命活动需要不断地自外界摄取营养物质,并在体内经过化学变化以及不断地向外界排出自身和外来物质的分解产物,这一过程称为物质代谢。物质代谢是生命的物质基础,可使构成细胞的生物分子在物质交换的过程中不断更新,保证生命活动正常运行。

与物质代谢相伴随的是能量的摄取及其在体内的转换、利用、贮存和排出,这个过程称为能量代谢。物质代谢是能量代谢的基础,是能量的根本来源。物质在体内进行化学转化过程中产生能量,用以机体活动的需要和体温的维持,多余的能量则以热的形式发散到体外。因此,新陈代谢包括两个部分,即物质代谢和能量代谢,二者是生命活动必不可少的。

(二) 兴奋性

兴奋性是指机体生存的环境条件改变时能引起机体活动的变化,是活机体或活组织细胞对刺激发生反应的能力。兴奋性的实质是细胞在受刺激时产生动作电位的能力,兴奋就是指产生了动作电位。人体对刺激所产生的反应是多种多样的,如肌肉收缩、神经传导、腺体分泌、变形运动等。

(三) 适应性

人体在对外界环境变化所发生的反应中,会经常不断地调整体内各部分的机能及相互关系,保持内环境的稳定,以利于正常的生命活动,维持生存。这种根据外环境情况而调整体内各部分活动和关系的功能称为适应性。根据反应可将适应分为行为适应和生理适应。

行为适应常有躯体活动的改变,如遇到伤害性刺激时会出现躲避活动。人类由于大脑皮层发达,行为适应更具有主动性。生理适应是指身体内部的协调性反应,如人到高海拔、低氧环境中生活时,血液中红细胞和血红蛋白增加,使机体在低氧条件下仍能进行正常活动。生理适应以体内各器官、系统活动的改变为主。

(四) 生殖

人类个体生长发育到一定阶段后,能够产生与自己相似的子代个体,这种功能称为生殖。通过生殖人类能不断延续,所以生殖是生命的特征之一。

保健小常识

表皮被摩擦磨损的部分会发生生理性适应——角质层增厚,也就是形成茧子。当足底及足趾等部位长期受到摩擦和受压,会引起圆锥形角质层增厚,并具有角质中心核,角质中心核深入皮内,基底露于外面,患者站立或行走时,可压迫局部的神经而引起疼痛,致使走路艰难。这就是常说的"鸡眼"。"鸡眼"可用多种方法去除,但是不消除局部压迫或摩擦的病因,还是会复发。

 核心知识点

1. 组织是由许多形态和功能相似的细胞和细胞间质按一定的方式结合而成的。人体由上皮组织、结缔组织、肌肉组织和神经组织这四大组织构成器官和系统。

2. 几种组织相互结合,组成具有一定形态和功能的结构,在生物体内能担任某种独立的生理机能的部分称为器官。

3. 若干个功能相关的器官联合起来,共同完成某一特定的连续性生理功能,即形成系统。人体由八大系统组成,即运动系统、消化系统、呼吸系统、泌尿系统、生殖系统、内分泌系统、神经系统和循环系统。

4. 人体生命活动包括四个基本特征:新陈代谢、兴奋性、适应性和生殖。

 思考与探究

1. 你认为皮肤应该属于哪个系统,为什么?
2. 所有的器官表面都有上皮组织吗? 请举例说明。

第二节　运动系统

思维导图

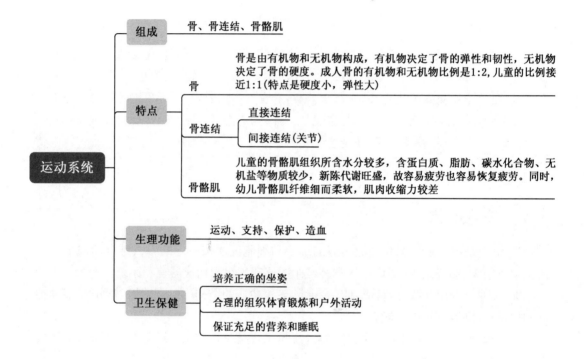

运动系统

- 组成 —— 骨、骨连结、骨骼肌
- 特点
  - 骨 —— 骨是由有机物和无机物构成，有机物决定了骨的弹性和韧性，无机物决定了骨的硬度。成人骨的有机物和无机物比例是1:2,儿童的比例接近1:1(特点是硬度小，弹性大)
  - 骨连结
    - 直接连结
    - 间接连结(关节)
  - 骨骼肌 —— 儿童的骨骼肌组织所含水分较多，含蛋白质、脂肪、碳水化合物、无机盐等物质较少，新陈代谢旺盛，故容易疲劳也容易恢复疲劳。同时，幼儿骨骼肌纤维细而柔软,肌肉收缩力较差
- 生理功能 —— 运动、支持、保护、造血
- 卫生保健
  - 培养正确的坐姿
  - 合理的组织体育锻炼和户外活动
  - 保证充足的营养和睡眠

学习要点

1. 运动系统的组成及功能。
2. 人体骨骼的结构功能、儿童发育特点及其卫生保健。
3. 骨骼肌的结构功能、儿童发育特点及其卫生保健。

关键词　骨　关节　骨骼肌

　　运动系统由骨、骨连接和骨骼肌三种器官组成。骨之间以不活动、半活动或活动的方式连接在一起,构成骨骼,形成了人体体形的基础,并为肌肉提供了附着点。肌肉是运动系统的动力装置,在神经支配下,肌肉收缩,牵拉其所附着的骨,以可动的骨连结为枢纽,产生杠杆运动。运动系统功能包括运动、支持、保护、造血、参与无机盐调节及内分泌调节等。

一、儿童骨骼的结构、功能、发育特点及其卫生保健

人体共有 206 块骨,它们相互连接构成人体的骨架——骨骼(图 1-2-1)。新生儿的骨头数量比成年人多几十块,经过生长发育,有的愈合在一起,又有新的骨生长出来,最终人体具有 206 块骨。人体骨骼分为颅骨、躯干骨和四肢骨三个大部分。其中,颅骨 29 块、躯干骨 51 块、四肢骨 126 块。

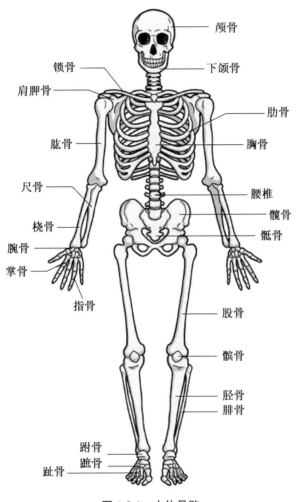

图 1-2-1　人体骨骼

(一) 骨的形态、结构和成分

1. 骨的形态

骨的形态基本上可分为四类:长骨、短骨、扁骨和不规则骨(图 1-2-2)。长骨呈长管状,分布于四肢,运动中起杠杆作用。短骨一般近似立方形,如腕骨和跗骨。扁骨呈板状,分布于头、胸等处。不规则骨形态不规则,如椎骨。有些不规则骨,内有含气的腔,称为含气骨,如上颌骨、额骨等。

1

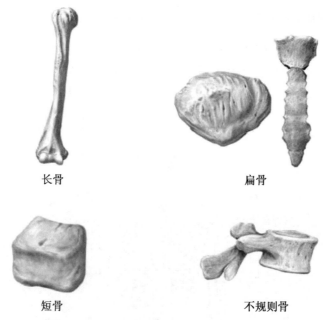

长骨 扁骨

短骨 不规则骨

图 1-2-2　骨的形态

2. 骨的结构

骨的结构包括:骨膜、骨质和骨髓(图 1-2-3)。骨膜由纤维结缔组织构成,含有丰富的神经和血管,对骨的营养、再生和感觉有重要作用。

骨膜有成骨细胞和破骨细胞,分别具有产生新骨质和破坏骨质的功能。儿童时期其功能非常活跃,直接参与骨的生成;成年时转为静止状态,但是,骨一旦发生损伤,如骨折,骨膜又重新恢复功能,参与骨折端的修复愈合。

骨质由骨组织构成,分骨密质和骨松质。骨密质质地致密,耐压性较大,分布于骨的表面及长骨的骨干部分。骨松质呈海绵状,由相互交织的骨小梁排列而成,分布于骨的内部及长骨的两端。

骨髓存在于骨松质腔隙和长骨骨髓腔内,分为红骨髓和黄骨髓。红骨髓是人体的造血组织。婴儿初生时,骨内充满的全部是红骨髓,具有活跃的造血功能;5 岁以后长骨内的

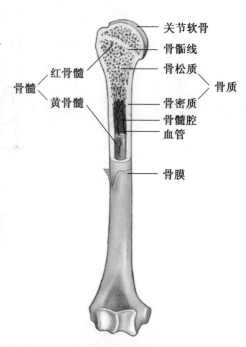

关节软骨
骨骺线
骨松质
骨质
骨密质
骨髓腔
血管

红骨髓
骨髓
黄骨髓

骨膜

图 1-2-3　骨的结构

红骨髓,逐渐被脂肪组织代替,成为黄骨髓;成年后,红骨髓主要存在于一些扁骨、不规则骨和长骨的骨松质内。除造血功能之外,红骨髓还有防御、免疫和创伤修复等多种功能。黄骨髓主要由脂肪组织构成,即骨髓的基质细胞大量变为脂肪细胞,仅有少量幼稚细胞团,其造血功能微弱。在某些病理状态下,如高度贫血和大量失血时黄骨髓可重新转化为

具有造血功能的红骨髓。

3. 骨的化学成分和物理特性

骨的化学成分包括有机物和无机物两类。成人骨中有机物约占三分之一，主要为骨胶原纤维和黏多糖蛋白；无机物约占三分之二，包括水和钙盐（主要是磷酸钙、碳酸钙等）。有机物使骨具有一定弹性，无机物使骨具有一定硬度，所以，骨既坚硬又有韧性。骨的化学成分随年龄增长而发生变化，物理性质也随之变化。儿童的骨中，有机物占比超过三分之一，接近二分之一，故硬度差，弹性大，不易发生骨折，但易变形。随着年龄增长，骨中有机物含量下降，老年人的骨中，无机物超过三分之二，骨质脆性大，易骨折，且不易愈合。

 知识拓展

为什么骨折会剧烈疼痛

骨折以后引起剧烈疼痛的主要原因包括骨折导致的出血、局部软组织的充血水肿，刺激到周围的神经引起疼痛；骨折以后骨的断裂面非常尖锐，直接刺激骨膜内丰富的神经导致疼痛。

什么是青枝骨折

青枝骨折多发于儿童及青少年。由于其骨的韧性好而发生的折而不断的现象称为青枝骨折。这属于稳定性骨折、不完全性骨折。如果青少年的青枝骨折被误认为没有骨折，则愈合后会在骨折部位发生变形，严重影响生长发育。因此准确诊断，并固定骨折部位非常重要。

（二）骨连结

骨连结（图 1-2-4）是指骨与骨之间的连结。按骨连结的方式不同，可分为直接连结和间接连结。

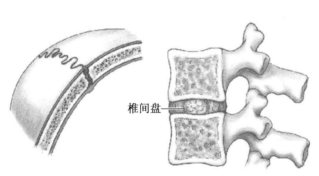

关节软骨

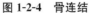
椎间盘

直接连结　　　　　　　　　间接连结

图 1-2-4　骨连结

直接连结中骨与骨之间借致密结缔组织、软骨或骨直接相连,其间没有腔隙。此类连结运动性很小或完全不能运动,如颅盖骨之间的缝、椎体之间的椎间盘等。

间接连结又称关节(图1-2-5),一般由关节面、关节囊和关节腔三部分构成。关节面是两个以上相邻骨的接触面,略凸的一面叫关节头,略凹的一面叫关节窝。关节面上覆盖着一层光滑的软骨,可减少运动时的摩擦,软骨有弹性,还能减缓运动时的震动和冲击。关节囊是很坚韧的一种结缔组织,把相邻两骨牢固地联系起来。关节囊可分泌滑液,减少运动时的摩擦。关节腔是关节软骨和关节囊围成的狭窄间隙。人体有很多关节,其中膝关节构造最复杂,肩关节最灵活,髋关节最牢固。①

儿童关节的间隙较大,关节面软骨较厚,而关节囊较薄,囊周围的韧带伸展性较大,关节周围的肌肉较细长,不太发达,因此,儿童关节的伸展性和活动范围都大于成年人,但关节的牢固性相对较差,有时在用力过猛或不慎摔倒等情况下可能造成脱臼。

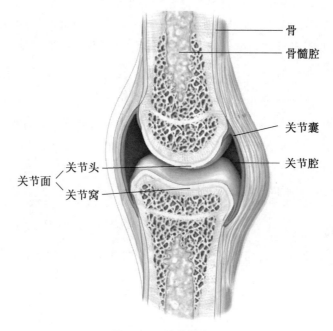

图1-2-5 关节模式图

(三) 骨的组成、发育及卫生保健

1. 颅骨

人的颅骨由23块骨组成(不包括听小骨),能支持和保护脑等重要器官。除下颌骨和舌骨外,各骨之间属不活动的连结。颅骨可分为脑颅骨和面颅骨,前者围成颅腔,后者构成眼眶、鼻腔和口腔的骨性支架。下颌骨是通过关节连结的能活动的颅骨。另外,还有游离的骨块即舌骨。

新生儿的颅骨(图1-2-6)是比较柔软的,由于其颅骨尚未发育完全,所以骨与骨之间存在缝隙,并在头的顶部和枕后部形成两个没有骨头覆盖的区域,分别称为前囟门和后囟

① 周华,杨向群.人体解剖生理学[M].8版.北京:人民卫生出版社,2022.

门。随着生长发育,颅骨之间的骨缝连接紧密进而愈合成一块,就连精密的手术刀都无法完整分离。

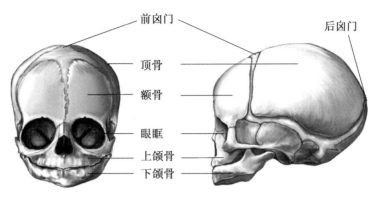

图 1-2-6　新生儿颅骨

2. 躯干骨

躯干骨包括 24 块椎骨、1 块骶骨、1 块尾骨、1 块胸骨和 12 对肋骨,共 51 块,借骨连结构成脊柱和胸廓。

胸骨(图 1-2-7)为长形扁骨,上宽下窄,位于胸廓前壁正中。胸骨的上部和两侧,分别与锁骨、上位 7 对肋软骨相连结。胸骨从上向下依次分为胸骨柄、胸骨体和剑突三部分,儿童时期胸骨三部分借软骨相互结合,于 20 岁后逐渐愈合为一个整体。缺少维生素 D 和钙可能导致胸骨凸起或凹陷,胸骨凸起的畸形称"鸡胸",凹陷的畸形称"漏斗胸"。

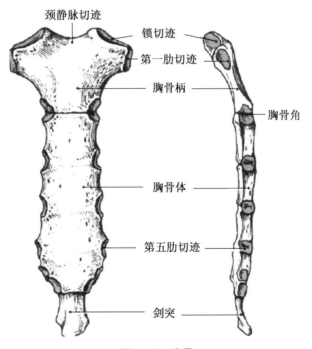

图 1-2-7　胸骨

第一章　儿童的解剖生理

1

肋骨是一种弧形小骨,人体肋骨共 12 对,左右对称,后端与胸椎相连,前端仅第 1～7 肋借软骨与胸骨相连,第 8～10 肋借肋软骨与上一肋的软骨相连,形成肋弓,第 11、12 肋前端游离,肋骨与脊柱胸骨共同构成胸廓(图 1-2-8)。胸廓既可保护心脏、肺,又可加强呼吸的机能。

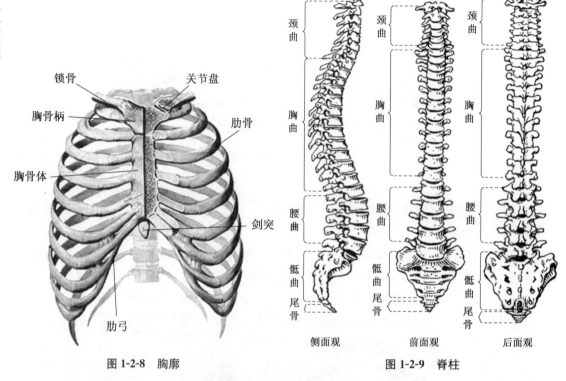

图 1-2-8　胸廓

图 1-2-9　脊柱

脊柱(图 1-2-9)由 26 块椎骨[包括颈椎 7 块,胸椎 12 块,腰椎 5 块,骶骨 1 块(由 5 块骶椎融合构成),尾骨 1 块(由 3～4 块尾椎融合构成)]借韧带、关节及椎间盘连接而成。脊柱上端承托颅骨,下连髋骨,中附肋骨,并作为胸廓、腹腔和盆腔的后壁。脊柱具有支持躯干、保护内脏、保护脊髓和进行运动的功能。脊柱内部自上而下形成一条纵行的脊管,内有脊髓。从前后看,脊柱是直的。从侧面看,可见颈曲、胸曲、腰曲、骶曲四个生理性弯曲。脊柱的生理弯曲增强了脊柱的弹性,可以减缓人体在行走和跳跃时,对脑和内部器官的冲击与震荡。

新生儿的脊椎数量是 32～33 块,随着发育,有些愈合为一体。新生儿只有骶曲一个生理弯曲。随着机体运动能力的发展,颈曲、胸曲和腰曲才逐步形成和巩固。婴儿出生 3 个月能够支撑自己的头部时,形成颈曲,6 个月会坐时形成胸曲,约 1 岁能走路时形成腰曲,一般在 7 岁时颈曲和胸曲才能固定,而腰曲要到 14 岁以后才能固定。在 14 岁以前,各椎骨之间充满软骨。约 15 岁,椎骨体上下两面出现板状的骨骺,21 岁左右才愈合。因此,儿童体位不正,坐、立、行的姿势不正确,单侧习惯性负重都会引起脊柱变形造成驼背或脊柱侧弯,会影响内脏器官的正常活动和发育。[1]

---

[1]　杨培禾.儿童生理与卫生学基础[M].北京:首都师范大学出版社,2011.

3. 四肢骨

四肢骨包括上肢骨和下肢骨,由与躯干相连的肢带骨和自由活动的游离肢骨组成。上、下肢骨的数目和排列方式基本相同。特点是上肢骨轻巧灵活,下肢骨粗大坚实,起支持和移动身体的作用,这与人类直立行走密切相关。上肢骨由锁骨、肩胛骨和肱骨、桡骨、尺骨、手骨构成。上肢骨构成的关节有肩关节、肘关节、手关节等,这些关节使人进行劳动时更加灵巧。下肢骨由髋骨、股骨、胫骨、腓骨、髌骨、足骨组成。

骨盆(图 1-2-10)由骶骨、尾骨和两块髋骨(由髂骨、坐骨及耻骨融合而成)组成。骶骨与髂骨和骶骨与尾骨间,均有坚强韧带支持连结,形成关节,一般不能活动,妊娠后在激素的影响下,韧带稍许松弛,各关节因而略有松动,对分娩有利。两侧耻骨下支在耻骨联合下缘所形成的夹角叫耻骨下角,男性的约为 70°～75°,女性的角度较大,一般大于 90°。另外女性的骨盆相较于男性的浅且宽,坐骨棘之间的距离较大。

儿童的髋骨不是一块,由髂骨、耻骨、坐骨依靠软骨连结而成,20 岁后愈合成一块。因此,在体育活动中,要尽量避免让儿童从高处向坚硬的地面跳,跳高和跳远也应该在松软的沙坑或厚软的垫子上进行,以防骨盆的骨发生不易察觉的移位,而导致以后骨盆发育不正常。如果女孩子骨盆发育不正常,将会直接影响她成年后的正常生理功能。

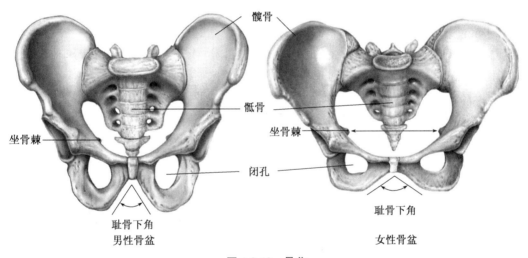

图 1-2-10　骨盆

长骨呈长管状,分布于四肢,下肢骨的长骨生长(图 1-2-11)与身高紧密相关。长骨骨干和骨骺之间有骺软骨,该软骨增殖能力较强,在成年以前,骨干与骨骺交界处的软骨细胞不断分裂增生,同时又不断有钙盐在此沉积,使增生的组织骨化,长骨就这样靠软骨层的不断增殖和钙化逐渐加长。青春期以后,随着年龄的增长,骺软骨的增殖速度逐渐减慢,男性 25 岁左右,女性 20 岁左右,骺软骨层骨化,骨干和骨骺连在一起,形成一个整体,长骨停止生长,身高不再增长。儿童长骨增长的同时,骨干也在不断地加粗,骨干的加粗使骨膜内的成骨细胞不断增生,形成新的骨组织,使骨加粗,同时骨髓腔内还有一种破骨细胞,破坏骨髓腔周围的组织,使骨髓腔也逐渐扩大,致使骨干加粗的同时不会过度增加体重。性早熟会导致骨骺过早钙化,提前生长停滞,影响身高。另外,过度的负重也可能导致类似的后果。

1

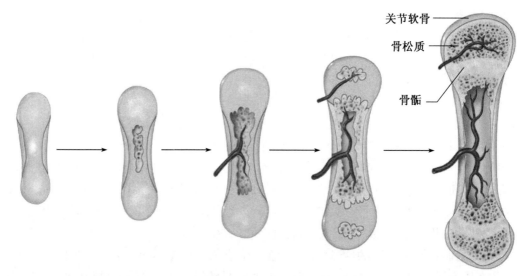

关节软骨
骨松质
骨骺

图 1-2-11　长骨的生长

　　成人的腕骨共八块,新生儿无腕骨,在婴幼儿阶段,腕骨大约每年出现一个骨化中心,3 岁以后骨骼发育与个体发育一样。腕骨发育还存在着性别差异,女孩 5～6 岁长出 7 块骨化中心,男孩约 6～8 岁左右出现 7 块骨化中心。[①] 儿童掌骨和指(趾)骨在 9～11 岁时完成骨化。针对这些特点,小学生的书写和劳动应该适当安排,在骨化过程中,不要让他们长时间地书写和劳动,不要提过重的东西,对 6～7 岁的儿童尤其要注意这一点。

　　人的足弓(图 1-2-12)由趾骨、跖骨和跟骨组成。足韧带的强度、足底的肌肉、肌腱和筋膜的拉力维持着足弓。韧带富于弹性,能使人站立行走时保持平衡,减少震动,保护足以上关节和脑等。婴儿的足是扁平的,足底全部与地面接触而无足弓,能行走后,足弓就逐渐形成,2 岁以后可以看出足弓。如果儿童时期体重过大,其韧带不够强韧,容易被压成扁平足,扁平足的足弓低平或消失,站立、行走的时候足弓塌陷,引起足部疼痛,不能长时间站立行走,运动也有障碍。趾骨、跖骨和跟骨一般要到 14～16 岁时才能发育成熟。因此,如果儿童穿的鞋过紧、过窄,穿高跟鞋,都会影响足骨的生长发育,并会导致足部畸形。

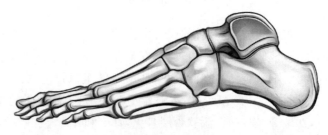

图 1-2-12　足弓

---

① 杨培禾. 儿童生理与卫生学基础[M].北京:首都师范大学出版社,2011.

二、儿童骨骼肌的结构、功能、发育特点及其卫生保健

（一）骨骼肌的形态

骨骼肌是运动系统的能动部分,在神经系统的支配下,能随人的意志而收缩,故又称随意肌。骨骼肌多附于骨上,但有少数骨骼肌附着于皮肤,其收缩与舒张能产生丰富的面部表情。骨骼肌数量众多,分布广泛,共 600 余块,一般在体重中占比超过 40%。每块骨骼肌都是一个器官,都有一定的形态结构、丰富的血液供应和神经支配,并执行一定的功能。

骨骼肌的形态各异,按其外形可分为 4 种,即长肌、短肌、扁肌和轮匝肌(图 1-2-13)。长肌呈梭形或带状,多分布于四肢,收缩时可产生较大幅度的运动。短肌多见于躯干部的深层,短而小,收缩时运动幅度较小。扁肌扁薄宽阔,多分布于胸、腹壁,收缩时除运动躯干外,还有保护体内器官的作用。轮匝肌呈环形,位于孔裂周围,收缩时使孔裂关闭,如眼轮匝肌。根据肌的位置可分为头肌、颈肌、躯干肌和四肢肌。

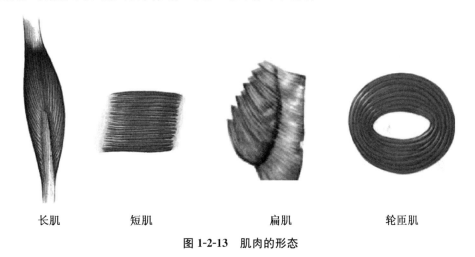

长肌　　　　　短肌　　　　　扁肌　　　　　轮匝肌

图 1-2-13　肌肉的形态

（二）骨骼肌的构造

骨骼肌由肌腹和肌腱构成(图 1-2-14)。肌腹由横纹肌纤维构成,色红、柔软,具有收缩和舒张能力;肌腱由致密的结缔组织构成,色白、坚韧、无收缩能力,能抵抗强大的张力。长肌的腱多呈条索状,而扁肌的腱呈膜片状,称腱膜。

（三）肌肉的起止点、分布和作用

肌肉收缩,牵引骨骼产生运动。因此,肌肉的两端通常分别附着在两块或两块以上的骨上,跨过一个或数个关节。肌肉收缩时,近侧端被固定,远侧端骨的位置移动,向近侧端骨接近或远离。此时称肌肉在近侧端的附着点为起点(定点),远侧端附着点为止点(动点)。起点和止点是相对的,随着活动的改变,两者可以互换。如胸大肌起于胸廓前面,止于肱骨上端,收缩时使胸骨内收、内旋;但当上肢上举固定时,则可牵引躯干向上(引体向上),此时胸大肌在肱骨上的附着点可称为起点,在胸骨上的附着点则变为止点。

肌肉大都成群分布在关节周围。根据肌肉作用的不同,可分为屈肌和伸肌、收肌和展

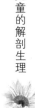

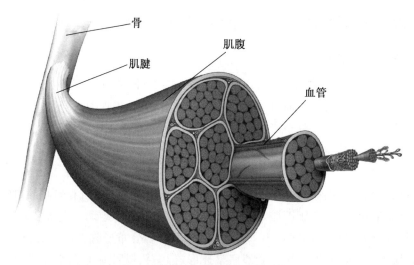

骨

肌腱

肌腹

血管

图 1-2-14　肌肉的结构

肌。它们在功能上既互相对立又互相协调,共处于矛盾的对立统一体中。如肘关节前面有屈肌,后面有伸肌。屈肘时,屈肌收缩,伸肌适当放松的同时仍保持一定的紧张性,伸肘时,伸肌收缩,屈肌适当放松。这样两群肌肉相互对立和协调,可准确地完成各种动作和姿势。肌肉的协调运动,是通过神经系统的调节来实现的,如果支配肌肉的神经受到损害,肌肉就丧失了运动机能。

(四) 儿童肌肉的特点及其卫生保健

1. 儿童的大肌肉群发育早于小肌肉群发育

儿童身体各部分肌肉的发展是不平衡的,大肌肉的发展早于小肌肉,躯干肌肉的发展早于四肢肌肉,上肢肌的发展比下肢肌快,屈肌的发展比伸肌快。如 6 岁儿童上臂和前臂的粗大肌肉已经能够运用自如,但是手部的细小肌肉还不能做准确的动作;8～12 岁的儿童,动作逐渐准确、灵巧和多样化;到 15 岁以后,细小肌肉迅速地发达起来,细小动作(如捏、捻、按、扣等)也随之准确起来。儿童肌肉的生长滞后于骨骼的生长,儿童青春期骨骼迅速生长,肌肉以增加长度为主,结果导致肌纤维细长但无力;17 岁以后身高增长减缓,肌肉逐渐增粗,变得结实有力。因此,在日常生活、体育锻炼以及教育教学过程中,应注意儿童肌肉的发育特点。提倡各种体育游戏,鼓励儿童生活自理,如穿衣服、扣纽扣、系鞋带等提高儿童大动作及精细动作的发展。不适宜让他们长时间吃力地练习一种动作,对6～8 岁的儿童来说,长时间写字是不利于其细小肌群发育的。另外,教师在要求学生保持良好的坐姿时,一定注意不能要求学生长时间背手坐,一节课应让学生几种姿势轮换,否则学生肌肉易疲劳,影响听课效果。

2. 儿童肌肉力量小,易疲劳也易恢复

与成年人相比,儿童的骨骼肌间质组织较多,肌肉内含水分较多,蛋白质和无机物较少,因此,儿童肌肉较柔嫩,富于弹性,肌纤维较细,肌力较弱。此外,儿童肌肉中能源物质储备少,毛细血管数量也较成人年少,肌肉颜色浅,加之神经调节方面的原因,所以儿童肌肉的耐力差,肌肉容易疲劳。但是,由于儿童的新陈代谢作用旺盛,供氧充足,因此疲劳后恢复得很快。随着年龄的增长,肌肉中的水分逐渐减少,有机物和无机物的含量逐渐增多,肌肉的重量和肌力也不断增加。因此,安排活动要考虑儿童力量与耐力的承受能力,安排短暂休息以便恢复。

 知识拓展

为什么生长痛无须治疗

生长痛发作时表现为单腿或双腿感到十分疲劳或隐隐作痛,重者则表现为疼痛剧烈,双腿外表没有异常表现,去医院检查,没有双腿器质性的改变,疼痛过后一切正常。孩子活动量相对较大,长骨生长较快,与局部肌肉筋腱的生长发育不协调,导致了生理性疼痛的发生。如果儿童发生了类似的疼痛,一定要去医院排除器质性疾病,才能考虑是生长痛。当疼痛时可以给孩子进行按摩和热敷,让孩子充分休息,这种疼痛自然会缓解。

儿童保健小常识

让儿童多运动有利于他们的成长,但不可过量,否则可能带来肌肉、骨骼及脏器的伤害。控制运动量可从运动强度、运动时间和运动频数三方面衡量。

儿童运动时,脉搏控制在(170—年龄)的水平为适宜。

每次运动时间要依儿童身体情况来安排,一般至少10~15分钟。由于运动时间和运动强度密切相关,所以当运动强度提高时,运动时间可适当减少,反之则增加。

运动频数应根据儿童具体情况和运动项目,以及运动强度、运动时间来安排,如果不能坚持每天锻炼,也可以2天或3天锻炼一次,但每周锻炼不能少于1次。

核心知识点

1. 运动系统由骨、骨连接和骨骼肌三种器官组成。骨之间以不活动、半活动或活动的方式连接在一起,构成骨骼,形成人体体形的基础,并为肌肉提供了附着点。肌肉是运动系统的主动动力装置。

2. 骨由骨膜、骨质、骨髓构成。儿童的骨中含有机物相对较多,含无机物相对较少,所以,儿童的骨的弹性大而硬度小,不容易骨折而容易变形。

3. 关节是一种活动连结方式,由关节面、关节囊、关节腔构成。儿童关节的间隙较大,关节面软骨较厚,而关节囊较薄,囊周围的韧带伸展性较大,关节周围的肌肉较细长,不太发达,因此,儿童关节灵活性大,但关节的牢固性相对较差,容易脱臼。

4. 儿童长骨的生长包括增长和加粗两个同时进行的过程。骨干与骨骺交界处的软骨细胞不断分裂增生,同时又不断有钙盐在此沉积,使增生的组织骨化,长骨就这样逐渐加长。骨干的加粗使骨膜内的成骨细胞不断增生,形成新的骨组织,使骨加粗,同时骨髓腔内的破骨细胞破坏骨髓腔周围的组织,使骨髓腔逐渐扩大。

第一章 儿童的解剖生理

5. 一般儿童身体浅层的粗大肌肉发育得较早,深层的细小肌群发育得较迟。儿童的骨骼肌间质组织较多,含水分较多,蛋白质和无机物较少,因此,儿童肌肉较柔嫩,富于弹性,肌纤维较细,肌力较弱,儿童肌肉中能源物质储备少,肌肉的耐力差,肌肉容易疲劳。

 思考与探究

1. 人工关节相比人体关节在材料密度和强度方面都优越许多,但是使用寿命却短得多,请从关节的结构特点进行说明。

2. 男女的骨骼有形态上的差异,怎样从骨骼的特点判断出性别?

3. 设计制作一个肌肉收缩牵拉骨骼,以关节为轴,产生运动的模型。

第三节 循环系统

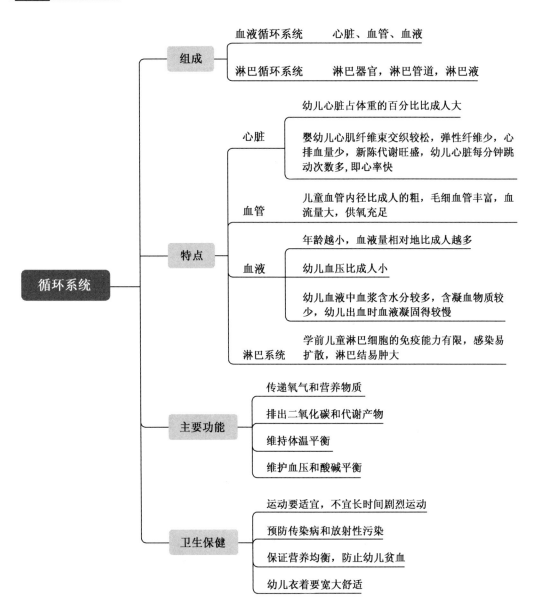

思维导图

循环系统

- 组成
  - 血液循环系统　　心脏、血管、血液
  - 淋巴循环系统　　淋巴器官，淋巴管道，淋巴液

- 特点
  - 心脏
    - 幼儿心脏占体重的百分比比成人大
    - 婴幼儿心肌纤维束交织较松，弹性纤维少，心排血量少，新陈代谢旺盛，幼儿心脏每分钟跳动次数多，即心率快
  - 血管
    - 儿童血管内径比成人的粗，毛细血管丰富，血流量大，供氧充足
  - 血液
    - 年龄越小，血液量相对地比成人越多
    - 幼儿血压比成人小
    - 幼儿血液中血浆含水分较多，含凝血物质较少，幼儿出血时血液凝固得较慢
  - 淋巴系统
    - 学前儿童淋巴细胞的免疫能力有限，感染易扩散，淋巴结易肿大

- 主要功能
  - 传递氧气和营养物质
  - 排出二氧化碳和代谢产物
  - 维持体温平衡
  - 维护血压和酸碱平衡

- 卫生保健
  - 运动要适宜，不宜长时间剧烈运动
  - 预防传染病和放射性污染
  - 保证营养均衡，防止幼儿贫血
  - 幼儿衣着要宽大舒适

第一章　儿童的解剖生理

学习要点

1. 循环系统的组成及功能。
2. 循环系统中各器官的结构、功能和发育特点。
3. 淋巴系统的结构和功能特点。

关键词

血液循环　心脏　血管　淋巴循环

循环系统是个闭环的管道系统,主要功能是进行物质运输,帮助机体进行体液调节,维持机体内环境的稳定,进行机体防卫,保证机体物质代谢和生理功能的正常进行等。其主要包括心血管系统以及淋巴系统。其中,血液循环发挥最主要的作用,主要由心脏和血管组成(图 1-3-1)。其功能是为全身各组织器官运输血液,将氧、营养物质输送到组织,并在内分泌腺和靶器官之间传递激素,同时将组织代谢产生的废物和二氧化碳运走,以保证人体新陈代谢的正常进行,维持机体内部理化环境的相对稳定。它还输送热量到身体各

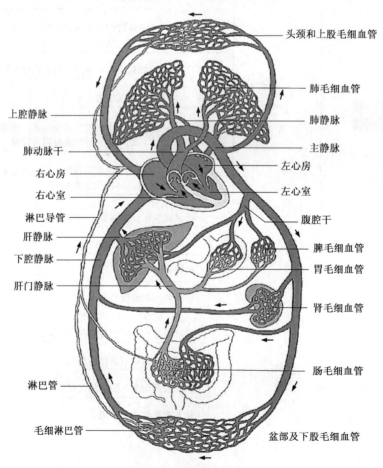

图 1-3-1　血液循环系统模式图

部位以保持体温,输送激素到靶器官以调节其功能。研究发现,心肌细胞和血管内皮细胞也具有内分泌功能,能分泌心钠肽、内皮素、内皮舒张因子等活性物质,在调节心、血管的运动和功能方面有重要作用。

血液在心泵的作用下循一定方向在心脏和血管系统中周而复始地流动,包括体循环和肺循环。心血管系统主要由心脏、血管、动脉和静脉构成。血液在其中流动,形成血液循环。这一过程依靠人体主要的器官——心脏进行有节奏地舒张收缩运动,将血液泵入循环实现。而循环系统另一组成部分——淋巴系统由淋巴管道、淋巴器官和淋巴组织构成。

一、儿童血液循环系统的结构、功能、发育特点及其卫生保健

(一) 心脏的结构及发育特点

1. 心脏的形态结构

心脏的形状类似于倒置的、前后稍扁的圆锥体,大小与人体拳头无差(图 1-3-2)。其位于两肺之间,膈肌之上,约 2/3 在身体正中线的左侧,1/3 在正中线的右侧(图 1-3-3)。心脏的前方为胸骨体和第 2~6 肋软骨,后方为第 5~8 胸椎,下方邻膈肌,上方连有出入心脏的大血管。

心脏间隔把心脏分隔为左右两部分,左心容纳动脉血,右心容纳静脉血,二者之间互不相通。分隔左、右心房的为房间隔,分隔左、右心室的为室间隔,房间隔和室间隔之间的过渡区域为房室隔。心房和心室借房室口相通,而房室口处均有瓣膜,顺血流而开放,逆血流则关闭,以保证血液的单向流动。心脏是心血管系统的"动力泵",也具有重要的内分泌功能。右心房占据心的右上部,壁较薄。心房的前壁向前内侧呈锥形突出,称为右心耳。右心房内有上腔静脉、下腔静脉和冠状窦的开口,回流全身的静脉血。右心室位于右心房的左前下方,壁厚为 3~4 mm。右房室口处有三片略呈三角形的瓣膜,称为三尖瓣,

每片瓣膜通过腱索和乳头肌相连。三尖瓣、腱索和乳头肌在结构和功能上密切关联,可防止血液向心房逆流,从而保证了心室的射血功能。左心房位于右心房的左后方,向左前方的锥形突起称为左心耳,后部两侧各有两个肺静脉口,前下部有左房室口,通左心室。左心室位于右心室的左后方,心室壁厚为 9~12 mm。左房室口处有二尖瓣,通过腱索连于乳头肌。左心室内有主动脉口,口周围有主动脉瓣,防止血液向左心室逆流(图 1-3-4)。

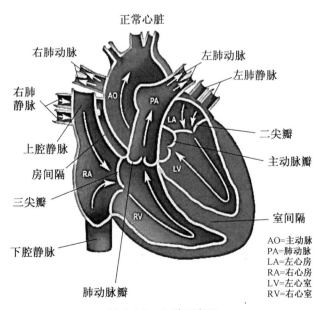

图 1-3-2　心脏示意图

正常心脏

右肺动脉　　　　　　左肺动脉
　　　　　　　　　　左肺静脉
右肺静脉
　　　　AO　PA
上腔静脉　　　　　　LA
　　　　　　　　　　二尖瓣
房间隔　　　　　　　主动脉瓣
　　　　RA　LV
三尖瓣
　　　　　　　　　　室间隔
　　　RV
下腔静脉

AO=主动脉
PA=肺动脉
LA=左心房
RA=右心房
LV=左心室
RV=右心室

肺动脉瓣

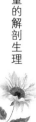

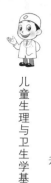
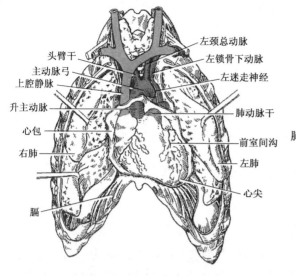

头臂干		左颈总动脉
主动脉弓		左锁骨下动脉
上腔静脉		左迷走神经
升主动脉		肺动脉干
心包		前室间沟
右肺		左肺
		心尖
膈		

图 1-3-3　心脏位置图

图 1-3-4　心脏脉瓣图

主动脉　　左心房
肺动脉瓣　　主动脉瓣
右心房　　二尖瓣
　　　左心室
三尖瓣
右心室

2. 儿童心脏的发育

儿童的心脏发育有两个快速增长阶段,一个是在两岁以前,另一个是在青春期。与成年人相比,儿童心肌纤维短而细,肌纤维之间的间质少,因此,心脏的重量和容积比成年人小。然而,随着年龄渐长,人体的心脏重量占体重的百分比却在不断下降,因此,幼儿的心脏重量占体重的百分比大于成年人。新生儿心脏约 20～25 g,约占体重的 0.8%,1 岁时心脏的重量为出生时的 2 倍,5 岁时为出生时的 4 倍,9 岁时为出生时的 6 倍,青春期后心脏重量增长为出生时的 12～14 倍,达成人水平;成年人心脏约 300 g,占体重的 0.5%。在整个幼儿时期,心脏重量并非匀速生长,出生后 6 周内心脏重量增长很少。此后,心脏重量增长的速度呈持续和跳跃性增长。

从心脏的位置来看,幼儿心脏的位置随年龄而变化。新生儿心脏位置较高并呈横位,心尖冲动在第四肋间锁骨中线外,心尖部分主要为右心室;2 岁以后,幼儿心脏由横位逐渐转成斜位,心尖冲动下移至第五肋间隙,心尖部分主要为左心室。2～5 岁时左心界位于第四肋间左锁骨中线外 1 cm 处,5～12 岁在锁骨中线上,12 岁以后在第五肋间锁骨中线内 0.5～1 cm。从心脏的容积看,新生儿的约为 20～22 mL,2 岁半时增至 3 倍,7 岁时约为 100～120 mL,以后增长速度减慢。12 岁左右心脏再次迅速增长,到 18 岁时心脏的容积增至 240～250 mL,接近成年人水平。

在幼儿期,心脏左、右心室壁的厚度几乎相等。儿童 6～7 岁以后,由于左心室的工作负担大于右心室,左心室的壁就逐渐比右心室的壁厚,心脏的功能增强。随着年龄的增长和心脏活动的加强,儿童的心肌纤维增多、增粗,心脏的收缩功能也逐渐加强。

3. 心脏的功能

在循环系统中,心脏起着泵血的功能,推动血液循环。心脏每收缩和舒张一次为一个心动周期,它包括心房收缩、心房舒张、心室收缩、心室舒张四个过程。每分钟心脏搏动的次数称为心率,成年人的正常心率为 60～100 次/分钟。在一个周期中,心房和心室各自按照一定的时程和顺序先后进行收缩和舒张交替活动,而左右心房的活动、左右心室的活动几乎是同步的,心房和心室的收缩期均比舒张期短,使心脏在收缩后能够得到充分的时间舒张,有利于血液流回心室及心脏。

儿童心脏发育尚未完善,心肌收缩力弱,心室容积小,加之主动脉管径相对肺动脉小,因此,儿童的每搏排血量和每分排血量都比成年人少。儿童正处在生长发育时期,新陈代谢旺盛,交感神经的兴奋性较强,所以心率比成年人的快。他们依靠心脏收缩的次数,即用加快心率的方式来满足旺盛的新陈代谢需要。儿童年龄越小,心率越快。同一年龄的儿童心率有一定的差异,经常参加体育锻炼的幼儿心脏功能强,心率更慢。随着年龄增长,心肌纤维逐渐增粗,收缩力加强,心排血量增加,并且迷走神经的兴奋性逐渐提高,对心脏活动的抑制能力增加,心率逐渐减慢。

(二)血管

血管包括动脉、毛细血管和静脉。动脉是将血液从心脏输送到毛细血管的管道。其从心室发出后,反复分支,越分越细,最后形成毛细血管。毛细血管是连于动、静脉末梢之间的细小血管,管径 $8\sim10\ \mu m$,相互连接成网。毛细血管中最重要的是真毛细血管,又称为交换血管,其管壁仅由单层内皮细胞构成,外面有一层基膜,故通透性很高,为血管内血液和血管外组织液进行物质交换的场所。静脉则是运送血液回流至心脏的血管。根据血管大小,动脉和静脉又分为大、中、小和微动、静脉四级。除毛细血管外,所有的血管壁都由内膜、中膜和外膜构成,内膜主要由内皮、内皮下层和内弹性膜构成;中膜主要由平滑肌细胞、弹性纤维、胶原纤维等构成;外膜主要由结缔组织构成,但各级血管具有各自的特点。

儿童的毛细血管数量多,尤其在脑、肺、肾脏、皮肤等处分布很多。同时,儿童毛细血管和动脉的内径比成年人的宽,血管里的血流量也就比成年人的多,因此,使器官能够获得充足的养料和氧,以满足儿童旺盛的新陈代谢。儿童血管的发育有两个特点,一是在10 岁以前,肺动脉的内径比主动脉的宽,而在 12 岁左右青春期开始后,主动脉的发育超过肺动脉的发育,初步具有成年人的血管构造;二是在 6 岁以前,血管的发育比心脏的发育快,而在 12 岁左右青春期开始后,血管的发育比心脏的发育慢。

(三)血液

人体所含血液的总量称血容量或血量。一个 60 kg 的正常成年人血液总量为4 200~4 800 mL,约占体重的 7%~8%。儿童的血液量与体重的比例大于成年人。如 1 岁儿童的血液量占体重的 11%,7 岁占 12%,14 岁的少年血量约占体重的 9%,15 岁达到成年人水平。由此看出,7~18 岁血量占体重的比例逐年下降[①]。另外,儿童毛细血管内腔大于成年人,因此,儿童外周血管里的血量比成年人多,供给组织里的血液多于成年人。这对儿童身体的生长发育、体力恢复及创伤愈合都有好处。

人体血液包括血浆和血细胞,血细胞又包含红细胞、白细胞和血小板。血浆是黄色透明液体,含水 92%,溶质主要是血浆蛋白,占 6.2%~7.9%,此外无机盐占 0.9%,非蛋白有机物占 1%~2%。血浆蛋白是多种蛋白的总称,白蛋白和球蛋白在人体免疫方面起作

---

① 杨培禾.儿童生理与卫生学基础[M].北京:首都师范大学出版社,2011.

第一章 儿童的解剖生理

用,纤维蛋白原在凝血过程中起作用。儿童血浆里所含的水分较多,无机物和纤维蛋白原较少。因此,儿童一旦出血,凝血所需的时间比较长。故应特别注意儿童的安全,防止出血事故。一旦发生出血,要注意及时止血,压迫止血处理时间要长些。

血液中的红细胞数根据年龄、性别、生活环境等不同有所差异。正常男性红细胞数为$(4.0 \sim 5.5) \times 10^{12} \ L^{-1}$,女性为$(3.5 \sim 5.0) \times 10^{12} \ L^{-1}$。红细胞平均寿命120天。红细胞由红骨髓制造,雄性激素能够促进红细胞生成,因而男性血液中红细胞数明显高于女性。儿童体内红细胞的数量及红细胞内血红蛋白含量都随年龄的增长不断变化,如表1-3-1所示。儿童红细胞运氧能力强,从而满足儿童旺盛的新陈代谢。如果儿童户外活动少、睡眠不够、营养不良、精神过度紧张等,都会引起血红蛋白和红细胞减少,发生贫血。

表 1-3-1　不同年龄红细胞数量、血红蛋白数量表

年龄	红细胞数量(L^{-1})	血红蛋白(g/L)
新生儿	$(5.0 \sim 7.0) \times 10^{12}$	$150 \sim 220$
2~3个月	3.0×10^{12}	100
7岁	$(4.0 \sim 4.5) \times 10^{12}$	110
12岁	达成年人水平	达成年人水平

正常人血液中白细胞的含量为$(4 \sim 10) \times 10^{9} \ L^{-1}$,无性别差异。白细胞分三类:粒细胞、淋巴细胞和单核细胞。粒细胞又分为中性粒细胞、嗜酸性粒细胞和嗜碱性粒细胞,不同的白细胞在不同的疾病中发挥作用,如在急性化脓性疾病发生时,白细胞总数增加的同时,其中中性粒细胞的数目也显著增加。儿童白细胞中的中性粒细胞含量较成年人少,而杀死病菌能力较差的淋巴细胞数量较多,因而容易患病。

血小板是从骨髓成熟的巨核细胞胞浆裂解脱落下来的小块胞质。血小板为圆盘形,相比白细胞和红细胞要小得多。血小板因能运动和变形,故用一般方法观察时表现为多形态。血小板计数的正常值为$125 \sim 320 \times 109/L$。血小板的主要功能是凝血和止血。

 知识拓展

什么是心血管疾病

心血管疾病(CVD)是一类涉及心脏或血管的疾病。CVD包括冠心病(CAD),如心绞痛和心肌梗死(通常称为心脏病发作)。其他CVD包括中风、心力衰竭、高血压心脏病、风湿性心脏病、心肌病、异常心律、先天性心脏病、瓣膜性心脏病、心肌炎等。这可能是由高血压、吸烟、糖尿病、缺乏运动、肥胖、高胆固醇、不良饮食和过量饮酒引起的。高血压估计约占CVD

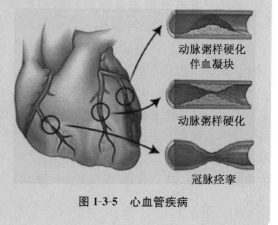

图 1-3-5　心血管疾病

死亡原因的 13%，而烟草占 9%、糖尿病占 6%、缺乏运动占 6%、肥胖占 5%。据估计，高达 90% 的 CVD 是可以预防的。预防心血管疾病的方法有健康饮食、运动、避免吸烟和限制酒精摄入。

（四）血压

动脉血压一般简称血压，是血液对动脉管壁的侧压力。在每一心动周期中，动脉血压呈现周期性变化。心室收缩时，动脉血压升高，其最高值称为心缩压或收缩压；心室舒张时血压下降，其最低值称为心舒压或舒张压。通常临床多以上臂肱动脉血压代表动脉血压。正常人的血压随性别和年龄而异，一般男性高于女性、老年高于幼年。收缩压的正常值为 90~139 mmHg，舒张压为 60~89 mmHg。

成年人收缩压正常值的变动范围在 12~17.3 kPa，舒张压在 8~12 kPa。由于儿童的年龄越小，血管的内径相对越宽，血液水分较多，血液在血管中流动的阻力较小，因此，血压也较低。随着年龄的增大，血压逐渐上升。国际规定血压在 80~160 mmHg 以内可以四舍五入，血压在 80 mmHg 以下必须精确计算。

预防高血压应多吃一些低盐、低糖、低脂的食物，同时要注意限制胆固醇的摄入量，多吃新鲜蔬菜、水果和含钾的食物，日常饮食多增加粗纤维摄入。适当的运动能够帮助人体缓解压力，亦有降压的作用，除此之外，运动之后能够保证优质的睡眠。

知识拓展

什么是高血压及其危害

高血压也称血压升高，是血液在血管中流动时对血管壁造成的压力值持续高于正常的现象。2018 年修订的《中国高血压防治指南》对高血压的定义是，在未使用降压药物的情况下，有 3 次诊室血压值均高于正常，即诊室收缩压（俗称高压）≥140mmHg 和/或舒张压（俗称低压）≥90mmHg，而且这 3 次血压测量不在同一天内。

高血压常被称为"无声的杀手"，大多数患者可在没有任何症状的情况下发病。血管壁长期承受着高于正常的压力还会导致冠心病、脑卒中等严重疾病。

二、儿童淋巴系统的结构、功能、发育特点及其卫生保健

（一）淋巴系统的结构及组成

淋巴系统由淋巴管道、淋巴器官和淋巴组织组成。淋巴管道根据结构和功能的不同，分为毛细淋巴管、淋巴管、淋巴干和淋巴导管。淋巴器官包括淋巴结、脾和胸腺等（图1-3-6）。

淋巴管道和淋巴结的淋巴窦内含有淋巴液，淋巴管内的淋巴液向心汇集流动的过程中，淋巴管逐渐变粗，最终经胸导管和右淋巴导管分别注入左、右静脉角。淋巴液沿淋巴管道向心流动，最后注入静脉。因此，淋巴管道常被看作静脉的辅助管道。血液经动脉运行到毛细血管动脉端时，其中一部分液体经毛细血管壁滤出，进入组织间隙形成组织液。

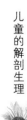

组织液与组织进行物质交换后,大部分在毛细血管静脉端和毛细血管后静脉处被吸收入静脉,小部分(主要是水和从血管逸出的大分子物质,如蛋白质等)则进入毛细淋巴管成为淋巴液。淋巴液沿淋巴管道向心流动,最后归入静脉。

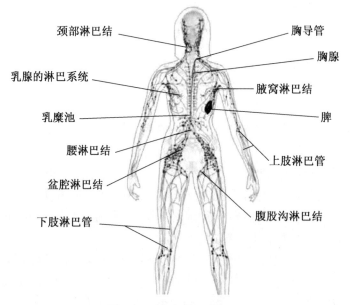

图 1-3-6   全身淋巴分布图

毛细淋巴管的管壁由单层内皮细胞构成,内皮细胞之间多呈叠瓦状连接,连接处的间隙较大。相互重叠的内皮细胞具有瓣膜作用,可允许液体移向管内,但不允许向外反流。毛细淋巴管稍膨大的盲端起于组织间隙,管径粗细不匀,具有比毛细血管更大的通透性,一些不易透过毛细血管壁的大分子物质(蛋白质、细菌、异物和癌细胞等),可进入毛细淋巴管内。淋巴管由毛细淋巴管汇合而成,管径细,管壁薄,瓣膜多。全身各部位淋巴管经过相应的淋巴结,最后汇合成较大的淋巴管。

淋巴结为大小不一的圆形或椭圆形小体,新鲜时呈灰红色。淋巴结一侧隆凸,另一侧凹陷,凹陷处有淋巴结的神经和血管出入。与淋巴结凸侧相连的淋巴管称输入管,与凹侧相连的是输出管,输出管的数目少于输入管。淋巴结数目较多,多沿血管周围分布,常成群聚集于身体较为隐蔽之处。淋巴结不仅有滤过淋巴液的功能,而且还与脾和胸腺等淋巴器官以及上皮下淋巴组织一起产生淋巴细胞,参与身体的免疫功能,构成身体重要的防御装置。淋巴结表面有薄层的被膜,被膜深入淋巴结内形成小梁,构成淋巴结的支架。

脾位于左肋部,与第 9～11 肋相对,长轴与第 10 肋一致。活体的脾呈暗红色,质软而脆,受暴力打击时容易破裂(图 1-3-7)。脾是一个淋巴器官,其主要功能是参与身体的免疫反应。胚胎时期,脾能产生各种血细胞,出生后,在正

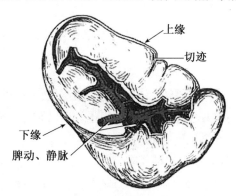

图 1-3-7   人体脾的模式图

常情况下,仅能产生淋巴细胞。脾还可储存血液,当机体需血时,脾内平滑肌的收缩可将所储的血排入血液循环。

知识拓展

什么是淋巴结肿大

　　淋巴结是淋巴系统的一部分,可帮助人体抗击感染和癌症。淋巴结是类似豌豆大小的收集点,可将微生物和细胞从淋巴液中滤除。淋巴结遍布全身,但很多淋巴结聚集在颈部、手臂下方和腹股沟内。若遇到以下情况,则会发生淋巴结肿大:淋巴结附近的组织受到了感染;全身感染;淋巴结感染;癌症等。淋巴结肿大并非一定需要就医,可根据自身疼痛情况及肿大状况判断是否需要就医。

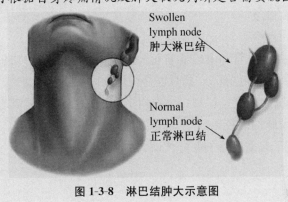

图 1-3-8　淋巴结肿大示意图

(二) 儿童淋巴系统的发育特点及卫生保健

　　幼儿淋巴系统发育较快,淋巴结防御和保护功能比较显著,表现在幼儿时期常出现淋巴结肿大现象。扁桃体在 4～10 岁为发育高峰,14～15 岁逐渐退化。婴幼儿时期淋巴结的屏障功能较差,幼儿时期易患扁桃体炎。幼儿园在对幼儿进行晨、午、晚间检查时,应把检查扁桃体作为重要内容之一,以便及早发现和治疗。淋巴系统在 10 岁以前发展非常迅速,发展量达到成人时期的 200%,10 岁以后发展量迅速下降到成熟期的水平。

儿童保健小常识

幼儿要如何进行有效的循环系统保健

　　幼儿血管的内径较成人粗,毛细血管丰富,血流量大,供氧充足。幼儿血管比成人短,血液在体内循环一周所需要的时间短,对幼儿生长发育和消除疲劳都有良好的作用。幼儿心脏体积比例较成人大。婴幼儿心排血量少,而新陈代谢旺盛,所以幼儿心脏每分钟跳动的次数多,即心率快。幼儿血液中白细胞数量在 5～6 岁时和成人接近,但中性粒细胞较少,而防御功能较差的淋巴细胞较多,因此,这个时期的幼儿抵抗疾病的能力较差,易感染疾病,因此需要加以照顾。

　　1. 预防传染病。

2. 合理饮食,保证营养摄入,防止贫血。

3. 组织适量的体育锻炼,增强体质。

4. 幼儿的衣着要尽量宽松、舒适。

 核心知识点

1. 循环系统的组成:心血管系统、淋巴系统。

2. 心血管系统
{
  心脏 { 形态及功能 / 发育 }
  血液
  血管
}

3. 淋巴系统包括淋巴管和淋巴器官,是血液循环的支流,可协助静脉将体液运回循环系统,属于循环系统的辅助部分,同时也是机体的防御系统。

4. 儿童循环系统的特点及保健:儿童体内毛细血管丰富,尤其在脑部、肺部、肾脏等处。其毛细血管和动脉的内径比成年人宽,血管里血流量也比成年人多,因而器官可获充足的养料和氧,有利于儿童旺盛的新陈代谢。

 思考与探究

1. 为什么儿童年龄越小,心率越快?为什么儿童不适合大运动量的运动?

2. 注射在臀大肌的抗生素是怎样通过循环系统到达发炎的扁桃体的?

3. 设计制作静脉瓣的模型,并演示静脉瓣是怎样阻止血液倒流的。

第四节　呼吸系统

思维导图

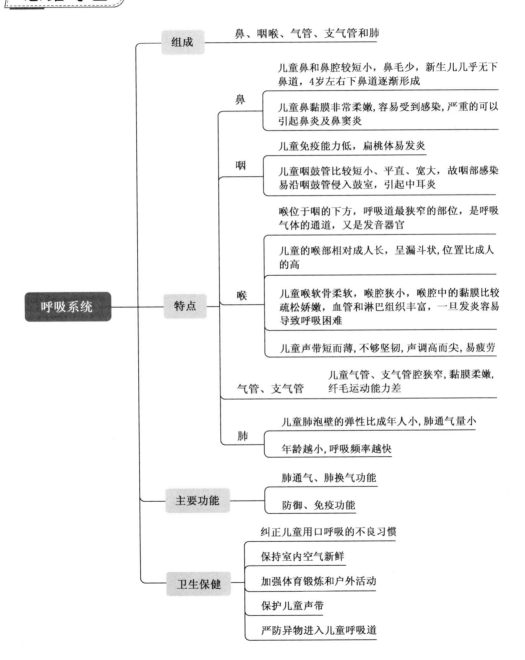

呼吸系统
- 组成：鼻、咽喉、气管、支气管和肺
- 特点
  - 鼻
    - 儿童鼻和鼻腔较短小，鼻毛少，新生儿几乎无下鼻道，4岁左右下鼻道逐渐形成
    - 儿童鼻黏膜非常柔嫩，容易受到感染，严重的可以引起鼻炎及鼻窦炎
  - 咽
    - 儿童免疫能力低，扁桃体易发炎
    - 儿童咽鼓管比较短小、平直、宽大，故咽部感染易沿咽鼓管侵入鼓室，引起中耳炎
  - 喉
    - 喉位于咽的下方，呼吸道最狭窄的部位，是呼吸气体的通道，又是发音器官
    - 儿童的喉部相对成人长，呈漏斗状，位置比成人的高
    - 儿童喉软骨柔软，喉腔狭小，喉腔中的黏膜比较疏松娇嫩，血管和淋巴组织丰富，一旦发炎容易导致呼吸困难
    - 儿童声带短而薄，不够坚韧，声调高而尖，易疲劳
  - 气管、支气管
    - 儿童气管、支气管腔狭窄，黏膜柔嫩，纤毛运动能力差
  - 肺
    - 儿童肺泡壁的弹性比成年人小，肺通气量小
    - 年龄越小，呼吸频率越快
- 主要功能
  - 肺通气、肺换气功能
  - 防御、免疫功能
- 卫生保健
  - 纠正儿童用口呼吸的不良习惯
  - 保持室内空气新鲜
  - 加强体育锻炼和户外活动
  - 保护儿童声带
  - 严防异物进入儿童呼吸道

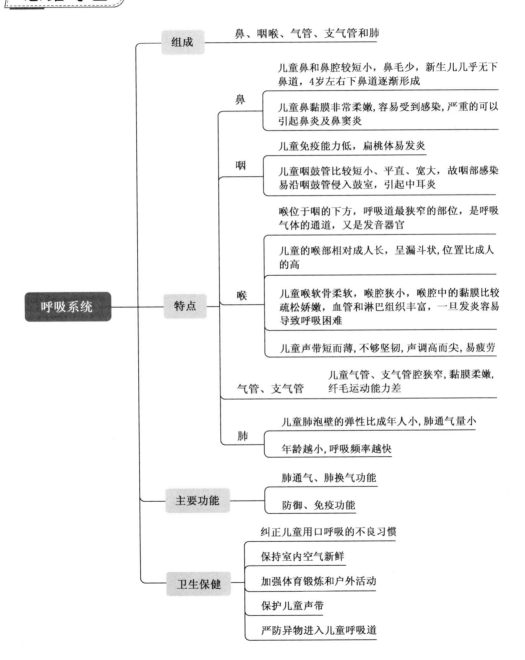

学习要点

1. 呼吸系统的组成及功能。
2. 呼吸系统中各器官的结构、功能和发育特点及其卫生保健。
3. 儿童呼吸系统的卫生保健。

关键词

呼吸道　气管　肺　呼吸运动

机体在新陈代谢过程中,需要不断地进行气体交换,即从大气中摄取所需要的 O_2,并排出代谢产生的 CO_2。机体与外界环境之间的气体交换过程称为呼吸。呼吸是维持机体正常生命活动、保持内环境稳定的基本生理功能之一,一旦呼吸停止,生命也将终止。呼吸的全过程由三个相互衔接并且同时进行的环节组成,即外呼吸、气体在血液中的运输和内呼吸。外呼吸包括肺通气(肺与外界空气之间的气体交换过程)和肺换气(肺泡与肺毛细血管之间的气体交换过程);气体在血液中的运输是指循环血液将 O_2 从肺运输到全身组织以及将 CO_2 从组织运输到肺的过程;呼吸是血液与组织、细胞之间的气体交换过程,也称为组织换气,有时也将细胞内的生物氧化过程包括在内。呼吸系统由呼吸道和肺两部分组成(图 1-4-1)。呼吸道包括鼻、咽、喉、气管和各级支气管,临床上常将鼻、咽、喉称为上呼吸道,把气管和各级支气管称为下呼吸道。肺则是进行气体交换的器官并兼有内分泌功能。

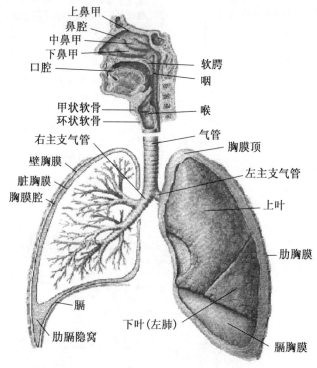

图 1-4-1　呼吸系统全貌图

一、儿童呼吸道的结构、功能、发育特点及其卫生保健

(一) 鼻

1. 鼻的形态结构

鼻由外鼻、鼻腔和鼻旁窦三部分组成。它是呼吸道的起始部,也是嗅觉器官。鼻腔和鼻旁窦在发音中还有共鸣作用。鼻尖两侧呈弧形隆突的部分为鼻翼,当呼吸困难时,可出现鼻翼扇动。鼻腔由骨和软骨围成,内面衬以皮肤和黏膜。鼻腔由位于正中矢状面的鼻中隔分为左、右两腔。鼻腔向前下经鼻孔通外界,向后经鼻后孔通鼻咽部。鼻腔外侧壁的结构复杂(图1-4-2)。自上而下有3个鼻甲突向鼻腔,分别称上鼻甲、中鼻甲和下鼻甲。各鼻甲下方的裂隙分别称为上鼻道、中鼻道和下鼻道。上、中鼻道有鼻旁窦的开口,下鼻道的前方有鼻泪管的开口。鼻黏膜依结构和功能不同分为两区。呼吸区范围较广,正常情况下呈淡红色,表面光滑湿润,上皮有纤毛,含有丰富的血管和鼻腺,对吸入的空气有加温和湿润作用。嗅区分布于上鼻甲内侧面和与其相对的鼻中隔部分,活体呈苍白或淡黄色,内含感受嗅觉刺激的嗅细胞。鼻旁窦是鼻腔周围颅骨内的一些空腔,即骨性鼻旁窦,衬以黏膜而成,共有上颌窦、额窦、筛窦和蝶窦四对,分别开口于上、中鼻道。

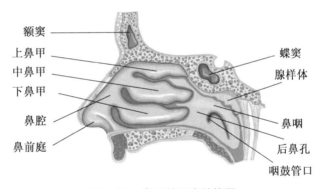

图 1-4-2　鼻子的形态结构图

2. 儿童鼻的发育及卫生保健

儿童的面部和颅骨发育不完全,他们的鼻腔比较窄小,鼻软骨不够坚固,鼻毛不发达,鼻黏膜非常柔嫩,鼻黏膜内有丰富的血管,黏膜分泌黏液不足,黏膜上的纤毛摆动能力较弱。因此,儿童的呼吸道防御能力较弱,鼻黏膜容易受到感染,并且轻微的感染就会引起黏膜充血、流涕、黏膜肿胀,造成鼻阻塞、呼吸困难,影响儿童的睡眠和食欲,严重的可以引起鼻炎及鼻窦炎。鼻炎反复发作就会引起慢性鼻炎。据统计,鼻炎是小学生常见病。特别要注意的是儿童不要养成用手挖鼻腔的习惯,以免损伤鼻黏膜,从而造成鼻出血或鼻的防御功能下降。儿童在5~8岁时易患急性鼻窦炎,由于这个年龄上颌窦和筛窦已发育,所以上颌窦和筛窦发病率较高;儿童6~10岁是额窦发育时期,因此,额窦发生炎症多在7岁以后。急性鼻窦炎往往是感冒引起鼻腔炎症的并发症,儿童预防鼻窦炎的措施主要有加强锻炼,提高免疫力,预防感冒。人们一般都用鼻呼吸,这样可以使吸入的冷空气经过鼻腔过滤、加温、湿润而减少吸入的冷空气对呼吸道和肺的不良刺激。但是,有些儿童习惯于张口呼吸,直接吸入的冷空气会刺激呼吸道和肺,同时吸入气体中的尘埃、病菌等

会直接进入气管、支气管和肺,容易引起呼吸系统疾病。因此,要纠正儿童用口呼吸的不良习惯。

(二)咽

咽为前后略扁的漏斗状肌性管道,上以盲端起自颅底,下续于食管,两侧是颈部的血管和神经。咽的上壁、后壁及两侧壁均完整,只有前壁不完整,自上而下分别与鼻腔、口腔和喉腔相通。因此,咽分为鼻咽、口咽和喉咽三个部分。其中,在鼻咽的两侧壁有咽鼓管咽口,鼻咽腔经此口借咽鼓管通中耳鼓室。咽鼓管可以平衡中耳和外耳的气压,有利于鼓膜的正常振动。儿童咽鼓管比较短小、平直、宽大,故咽部感染易沿咽鼓管侵入鼓室而引起中耳炎。此外,由于儿童免疫能力较低,故腭扁桃体容易发炎,又称为扁桃体炎。预防扁桃体炎要注意均衡饮食,坚持锻炼身体,避免着凉感冒,如患急性扁桃体炎,要积极治疗,以免导致慢性扁桃体炎。

(三)喉

1. 喉的结构

喉既是呼吸的通道又是发音的器官(图1-4-3)。它是以不成对的甲状软骨、环状软骨、会厌软骨和成对的杓状软骨为支架,借关节、韧带和肌连接,内面衬以黏膜而成的管道。甲状软骨最大,它的中部上端向前突出称喉结。环状软骨位于甲状软骨的下方,是呼吸

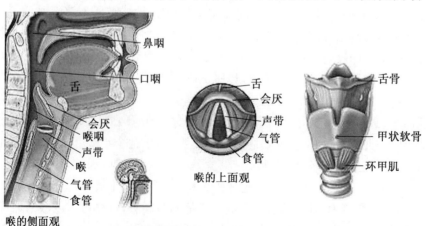

图1-4-3 咽喉的结构

道软骨支架中唯一完整的软骨环，其下缘与第 1 气管软骨环借韧带相连。喉位于颈前部正中，上端为会厌上缘，下端接续气管，后方为咽，两侧为颈部的大血管、神经和甲状腺侧叶。

2. 儿童喉的发育及卫生保健

一般来说，儿童喉的位置比成人的高，女性的比男性的高。人类声音的声调与性别、年龄有关。儿童的喉腔狭窄，黏膜柔弱且血管丰富，因此当喉部发生炎症时，易造成呼吸困难。男、女儿童从出生到青春期，他们的声调差别不大。大约在 12～14 岁，儿童的喉部迅速发育，声带的长短和宽窄出现性别差异。女性声带从儿童时期的 6～8 mm 可以增长到 15～18 mm；而男性声带则可以增长到 20～24 mm。声带发育使男性的声带增长、增宽，女性的声带虽然也增长，但是比男性的短而窄。因此，青春期以后，男性的声音变得低沉，而女性的声音变得细高。在喉头声带发育的过程中，经常会发生"声变"，即声音嘶哑、音域狭窄、发音疲劳、局部充血水肿、分泌物增多等，待喉部发育完成后，这种现象自然消失。小学女童在 11 岁左右开始变声（但不明显），而发育早的男童在 12 岁即开始变声。由于变声期孩子的声带容易患充血、水肿、炎症等疾病，所以要特别注意保护嗓子，不要大声喊叫、长时间用嗓子等，以免引起炎症使孩子的声带变得粗糙松弛，声音嘶哑，造成无可挽回的遗憾。因此，要让小学高年级儿童懂得保护嗓子的卫生常识，顺利度过变声期。

（四）气管和支气管

1. 气管和支气管的形态结构

气管为富有弹性、后壁略平的圆筒形管道，位于食管前方。成人气管长 11～13 cm，上端在第 6 颈椎体下缘高度借韧带连于喉，向下至胸骨角平面分为左、右主支气管。气管由 14～17 个缺口朝后、呈 C 形的气管软骨环以及连接各环之间的结缔组织和平滑肌构成，气管内面衬以由假复层纤毛柱状上皮构成的黏膜，气管的后壁缺少软骨，由弹性纤维和平滑肌封闭，称膜壁。由于气管软骨的支架作用，使管腔保持开放状态，以维持呼吸功能的正常进行。

支气管指由气管分出的各级分支。由气管分出的一级支气管，即左、右主支气管。其中右主支气管较左主支气管短粗而陡直，所以气管异物多坠入右侧。两主支气管再分支为肺叶支气管，进入肺内后再反复分支为各级支气管。

2. 儿童气管和支气管的发育及卫生保健

儿童气管和支气管的管腔比成年人的狭窄，气管壁上的黏膜柔嫩，黏液分泌较少，致使管腔比较干燥，黏膜上纤毛的运动能力也比较差。因此，儿童的气管和支气管比成年人的容易受到损伤，对于有毒气体的刺激所造成的损害也往往比成年人的大，抗病力较弱，易感染病菌。进入青春期后，呼吸道增厚增长，黏膜抗病能力加强。

二、儿童肺的结构、功能、发育特点及其卫生保健

（一）肺的形态结构

肺是与外界进行气体交换的器官（图 1-4-4），由肺内各级支气管及无数肺泡组成。同时，肺还具有内分泌的功能。左、右两肺位于胸腔内纵隔的两侧，膈的上方。右肺因膈下

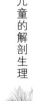

有向上隆凸的肝,故较宽而短;左肺因受偏向左侧的心脏的影响,较窄而长。肺表面为脏胸膜所被覆,光滑润泽。幼儿的新鲜肺呈淡红色,随年龄的增长,由于不断吸入空气中的尘埃、炭末等颗粒,沉积于肺,肺的颜色逐渐变成灰或深灰色,并混有许多黑色斑点。肺内含有大量的空气及弹性纤维,质软而轻,富有弹性,比重小于1,可浮于水中。胎儿和未经呼吸过的新生儿的肺,其内不含空气,比重大于1,入水下沉,法医借此鉴别生前死亡和生后死亡的胎儿。肺略呈圆锥形,上部为肺尖,下部为肺

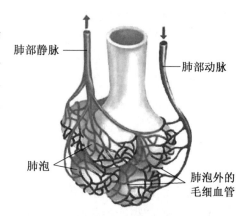

图 1-4-4　肺泡的结构

底,位于膈上;内侧面的中部有一凹陷,称肺门,是支气管、肺动脉、肺静脉等结构出入肺的门户。左肺被肺裂分为上叶和下叶。右肺则被分为上叶、中叶和下叶。大叶性肺炎即指肺叶的病变。支气管入肺后,反复分支,越分越细,最后连于肺泡,其分支呈树枝状,称支气管树。如以气管为0级,主支气管为1级,每有一次分叉就增加一级,则大约有23级分叉。最初的16级为肺的导管部,包括小支气管、细支气管和终末细支气管,均无气体交换功能。最后管壁的软骨逐渐变得不规则直至消失,此时管壁主要由平滑肌构成。平滑肌的收缩和舒张会改变管腔口径的大小,从而影响气道阻力。肺具有两套血管系统,一是组成小循环的肺动脉和肺静脉,是肺的功能血管,具有完成气体交换的作用;二是属于大循环的支气管动脉和支气管静脉,是肺的营养血管。

(二) 肺的功能

肺通气是指肺与外界环境间的气体交换过程。气体出入肺依靠的是肺内外气体的压力差。空气被吸入肺内(吸气),是由于肺扩张,肺内压低于大气压;而肺内气体被呼出体外(呼气),则是由于肺缩小,肺内压高于大气压。而肺本身不能主动扩张和缩小,它的张缩依赖于胸廓运动,即呼吸运动。

呼吸运动是肋间肌和膈肌等呼吸肌群的收缩和舒张,使胸廓扩大和缩小的运动,它是肺通气的动力。主要的吸气肌为膈肌和肋间外肌。以膈肌收缩和舒张为主的呼吸,由于伴随着腹壁起伏,故称为腹式呼吸。膈肌收缩时,其穹隆形圆顶下降,胸廓上、下直径增大,因此,胸腔内容积扩大,肺随之扩张,肺内压下降,产生吸气(气体进入肺)。膈肌舒张时,膈复位,胸廓、肺容积缩小,肺内压升高,产生呼气(被动呼气)。平静吸气时膈穹隆圆顶下降约1~2 cm,深吸气时膈肌收缩加强,膈肌可下降7~10 cm,腹壁外凸更加明显,胸廓、肺扩张的程度也相应增加,如气道阻力不变,则吸入的气量也增加。以肋间外肌收缩、舒张为主的呼吸称为胸式呼吸。肋间外肌收缩时使肋骨上抬并外展,胸骨也向上提,因此胸廓的前后、左右径增大,肺容积也随之增大,产生吸气。肋间外肌舒张,肋骨、胸骨回位,肺容积缩小,产生呼气。肋间外肌收缩增强,胸廓容积增大幅度也增加,肺容积随之增大,通气量也相应增加。

平静呼吸时主要由膈肌和(或)肋间外肌的收缩和舒张来完成,因此,吸气是主动过程,呼气是被动过程。

知识拓展

什么是肺气肿

肺气肿是一种肺部疾病,会导致呼吸急促。这是因为肺气肿患者肺部的气囊(肺泡)受损,随着时间的推移,气囊的内壁会变弱并破裂——形成更大的空气空间,而不是许多小空间。这会减少肺部的表面积,进而减少到达血液的氧气量。当患者呼气时,受损的肺泡不能正常工作,旧空气被困住,没有空间让新鲜的富氧空气进入。大多数肺气肿患者还患有慢性支气管炎,即将空气输送到肺部的管道(支气管)发炎,导致持续咳嗽。

什么是肺结核

肺结核,俗称肺痨,是由结核分枝杆菌感染人体肺部引起的一种慢性传染病,是结核病中最常见的一种。典型肺结核起病缓慢,病程经过较长,常见症状有低热、乏力、食欲不振、咳嗽和咯血等。但多数患者常无明显症状,经 X 射线检查时才被发现;有些患者则因咯血才去检查就诊。肺结核若能及时发现,并予合理治疗,大多可以临床痊愈。

如何提高肺活量

肺活量的大小跟身高、体重、性别,还有个人的体质有关系,平时可以通过做运动来提高肺活量,如经常长跑或者游泳锻炼,能够让肺活量提高。平时最好不要吸烟。吸气的深度越深,或者呼气的时间越长,说明肺活量越大。随着年龄的增长,肺活量会有不同程度地下降。肺活量降低的情况下,可通过以下方式提高肺活量:(1) 加强营养,加强呼吸肌的力度。肺活量低与呼吸肌的力度不够有关,因此增加营养、增加呼吸肌肉的力量比较重要。(2) 适当增加锻炼。散步、广播操、慢跑,都可以增加肺活量。(3) 适当增加腹肌的锻炼,通过增加腹肌的锻炼,增加膈肌的运动。通过膈肌的运动,增加胸廓的上、下径,提高肺活量。

(三) 儿童肺的发育及卫生保健

婴幼儿出生后至 2 岁左右,肺泡结构和肺血管以不同的速度和程度发育。此阶段肺泡隔变薄,肺泡隔中的双层毛细血管融合为单层,肺泡内有新的肺泡隔不断出现,使原有肺泡在数量上增加,但同时肺内血管增长更快,肺中小动脉血管可以出现平滑肌的中层结构。在婴儿早期,以上改变明显。[①] 在儿童 2～10 岁阶段,气道、肺泡和血管发育基本上成比例同步生长,此阶段以肺泡容积增加为主,且肺泡和肺血管生长速度与身体发育速度相适应。此阶段对青春期甚至成年的肺与呼吸系统功能起决定影响。10～12 岁儿童肺泡体积加大明显加快,进入青春期后,肺又进入一个快速生长发育期,肺的横径和纵径先后增大,肺泡的体积扩大。这为肺活量的大幅提高提供了结构基础。儿童肺泡壁的弹性比成年人小,这是导致儿童肺通气量小的原因之一。儿童肺泡数目少,肺容量和肺活量都

---

① 杨培禾. 儿童生理与卫生学基础[M]. 北京:首都师范大学出版社,2011.

第一章 儿童的解剖生理

比较小。儿童的新陈代谢旺盛,需氧量相对较大,因此他们的呼吸频率比较快。随着儿童年龄的增大,肺泡数量逐渐增多,肺容量也逐渐增大,肺活量不断上升,他们的呼吸频率也就逐渐减慢。表1-4-1列述了不同年龄阶段人类的呼吸频率及肺活量。

表1-4-1　不同年龄呼吸频率及肺活量

年龄	呼吸频率(次/分钟)	肺活量(mL)
1个月以内	45～50	140
1岁以内	30～40	300～500
1～3岁	25～30	1 000～1 800
4～7岁	20～25	1 000～1 800
8～14岁	18～20	1 700～4 500
成人	15～18	3 400～6 300(男) 2 700～4 800(女)

儿童保健小常识

儿童口呼吸成因及预防

口呼吸,顾名思义就是用嘴呼吸。正常情况下,人们是以鼻呼吸为主,口呼吸为辅,但是有些儿童总是张着嘴巴睡觉,气流大部分通过嘴巴,只有一小部分通过鼻腔,这就是口呼吸,是一种异常呼吸状态。气流如果全部通过口腔,这是一种不良的睡觉习惯。

口呼吸的成因主要有两方面。一是病理口呼吸:上气道通气受阻导致,腺样体肥大、扁桃体肥大以及过敏性鼻炎、鼻甲肥大等鼻咽部疾病可致上气道狭窄、阻力增加,被迫用口呼吸,多见于2至6岁儿童。二是习惯口呼吸:儿童长期存在病理口呼吸,经治疗后,虽然已解除病因,但有一部分孩子仍用口呼吸,这就是习惯口呼吸,多见于10岁以上儿童。

长期口呼吸,无论是病理口呼吸还是习惯口呼吸,均会导致颅颌面骨发育异常:上颌窄长、腭骨高拱、牙列不齐、上切牙前突、面部呈垂直生长、下颌角增大、颏部后缩。

长期口呼吸还可能导致儿童精神行为发育异常:学习困难、注意力不集中、记忆力下降、反应迟钝等。孩子会变得比较呆滞和愚钝,甚至多动、烦躁、易激动、焦虑和多疑,严重者表现为多动症、抽动症。

此外,口呼吸还会造成儿童生长发育迟缓:儿童会被频繁憋醒破坏正常的睡眠结构,导致出现片段化睡眠,很难进入深睡眠。睡眠质量一旦下降,生长激素势必减少,造成孩子生长发育迟缓;夜间睡眠差也会让孩子白天没精神,食欲差,导致营养不良,再次影响生长发育。

怎样解决

针对源头,祛除病因,治疗原发病,必要时可以中西医结合治疗,内服联合外用药物。通过治疗可减少手术概率,缓解口呼吸症状,解决过敏性鼻炎、腺样体肥大、扁桃体肥大带来的长期困扰,保护儿童呼吸系统,助力儿童健康成长。日常生活中建议侧卧位睡眠,适当抬高床头;控制体重,忌食肥甘厚腻之品,饮食以清淡为主,特别是晚餐,少食肉类、甜食;多喝水,加强营养及保持排便通畅;三餐后、睡前用淡盐水漱口;注意休息,适当运动,避免过度劳累,注意远离生病小朋友。

 核心知识点

1. 呼吸系统的组成:呼吸道和肺。呼吸道又由鼻、咽、喉、气管、支气管构成。

2. 肺是气体交换的器官,位于胸腔内纵隔的两侧,左右各一,左肺有两叶,右肺有三叶。肺泡是气体交换的地方,是肺的呼吸部分。儿童在6~7岁时,肺泡的组织结构与成年人的基本相似,但是肺泡的数量少,肺的弹力组织发育比较差。10岁以前,儿童肺的生长主要是肺泡数目的增加,进入青春期后,肺又进入一个快速生长发育期,肺的横径和纵径又先后增大,肺泡的体积扩大。

3. 肺部与外界进行气体交换的过程称为肺通气。呼吸运动是肋间肌和膈肌等呼吸肌群的收缩和舒张,使胸廓扩大及缩小的运动。

4. 儿童的鼻腔、喉腔、胸廓均比较狭窄,黏膜柔嫩,血管丰富,呼吸肌也比较弱,更容易受到感染,造成呼吸困难。且儿童肺泡数目少,肺容量和肺活量都比较小,呼吸频率更高。

 思考与探究

1. 简述肺部与外界气体交换的运动过程。

2. 为什么儿童年龄越小呼吸频率越快?

3. 从呼吸道的结构分析为什么儿童易患呼吸道疾病。

4. 设计制作一个胸廓扩张与收缩导致肺发生气体交换的模型。

第五节 消化系统

思维导图

1

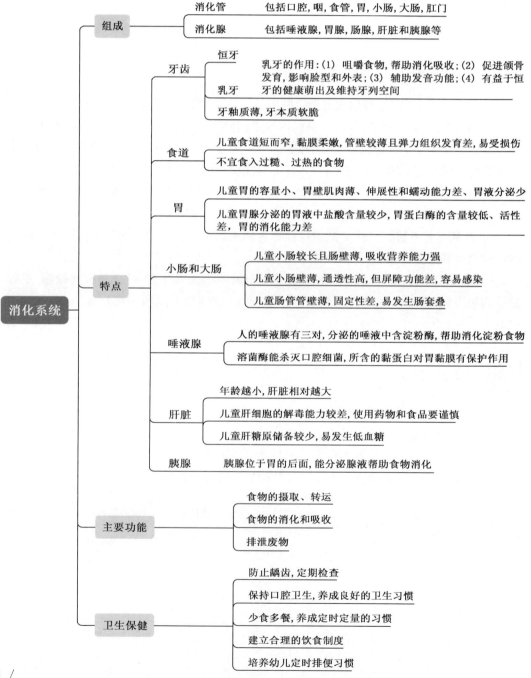

消化系统
├─ 组成
│ ├─ 消化管 —— 包括口腔,咽,食管,胃,小肠,大肠,肛门
│ └─ 消化腺 —— 包括唾液腺,胃腺,肠腺,肝脏和胰腺等
├─ 特点
│ ├─ 牙齿
│ │   ├─ 恒牙
│ │   ├─ 乳牙 —— 乳牙的作用:(1) 咀嚼食物,帮助消化吸收;(2) 促进颌骨发育,影响脸型和外表;(3) 辅助发音功能;(4) 有益于恒牙的健康萌出及维持牙列空间
│ │   └─ 牙釉质薄,牙本质软脆
│ ├─ 食道
│ │   ├─ 儿童食道短而窄,黏膜柔嫩,管壁较薄且弹力组织发育差,易受损伤
│ │   └─ 不宜食入过糙、过热的食物
│ ├─ 胃
│ │   ├─ 儿童胃的容量小、胃壁肌肉薄、伸展性和蠕动能力差、胃液分泌少
│ │   └─ 儿童胃腺分泌的胃液中盐酸含量较少,胃蛋白酶的含量较低、活性差,胃的消化能力差
│ ├─ 小肠和大肠
│ │   ├─ 儿童小肠较长且肠壁薄,吸收营养能力强
│ │   ├─ 儿童小肠壁薄,通透性高,但屏障功能差,容易感染
│ │   └─ 儿童肠管管壁薄,固定性差,易发生肠套叠
│ ├─ 唾液腺
│ │   ├─ 人的唾液腺有三对,分泌的唾液中含淀粉酶,帮助消化淀粉食物
│ │   └─ 溶菌酶能杀灭口腔细菌,所含的黏蛋白对胃黏膜有保护作用
│ ├─ 肝脏
│ │   ├─ 年龄越小,肝脏相对越大
│ │   ├─ 儿童肝细胞的解毒能力较差,使用药物和食品要谨慎
│ │   └─ 儿童肝糖原储备较少,易发生低血糖
│ └─ 胰腺 —— 胰腺位于胃的后面,能分泌腺液帮助食物消化
├─ 主要功能
│ ├─ 食物的摄取、转运
│ ├─ 食物的消化和吸收
│ └─ 排泄废物
└─ 卫生保健
   ├─ 防止龋齿,定期检查
   ├─ 保持口腔卫生,养成良好的卫生习惯
   ├─ 少食多餐,养成定时定量的习惯
   ├─ 建立合理的饮食制度
   └─ 培养幼儿定时排便习惯

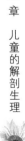

学习要点

1. 消化系统的结构和功能概述。
2. 儿童消化道系统功能及发育特点。
3. 营养物质的消化吸收。
4. 消化系统功能的神经调节。
5. 儿童消化系统的卫生及保健。

关键词　消化系统　消化道　消化腺

一、消化系统的组成和功能

人体的各种生理活动、保持体温恒定所需要的能量、身体的生长发育和组织更新所需要的原料都是由食物供给的。食物中含有的人体所必需的营养成分有糖类、蛋白质、脂类、水、无机盐和维生素等,每种成分对人体都有一定的作用。这些营养成分中,水、无机盐和维生素一般由消化道壁直接吸收,而食物中的糖类、蛋白质、脂类等结构复杂的大分子物质,必须在消化道内分解为结构简单的小分子物质,才能由消化道壁吸收。

(一) 消化系统的组成

消化系统由消化道和消化腺组成(图 1-5-1)。消化道包括口腔、咽、食道、胃、小肠、大肠和肛门。消化腺分两类:一类是位于消化道外的大消化腺,如唾液腺、肝脏和胰腺,这类腺体通过导管开口于消化道;另一类是在消化道壁内的小腺体,这类腺体数量多,都直接开口于消化道,如胃腺、肠腺等。消化腺分泌消化液。

(二) 消化系统的功能

消化系统的功能主要包括消化与吸收。

消化是指食物在消化道内被分解为可吸收的小分子成分的过程,包括物理性消化和化学性消化。物理性消化即通过牙齿的咀嚼和胃肠的蠕动,将食物磨碎、搅拌,与消化

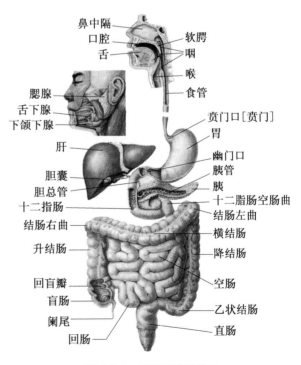

图 1-5-1　消化系统结构图

液混合,并向消化管远端推送的过程。化学性消化即通过消化液中消化酶的作用,使食物中大分子物质分解,变为小分子物质。这两种消化方式同时进行、相互配合。

吸收是指消化管内的成分通过消化道内的黏膜进入血液或淋巴的过程。

二、儿童消化道的结构、功能、发育特点及其卫生保健

(一) 牙齿

口腔是消化道的起始端,前为上、下唇,后界是咽峡,两侧是颊,上界是硬腭和软腭。软腭后缘的正中有突向下后方的悬雍垂,软腭两侧的皱襞间有扁桃体。口腔的下界为口腔底。口腔的上下颌着生牙齿。

牙齿是人体内最坚硬的器官,嵌于上、下颌骨的牙槽内。从外形上看,整个牙齿分为三部分:长在牙槽的部分叫牙根,露在外面的部分叫牙冠,牙根与牙冠之间是牙颈。构成牙齿的主体物质是牙本质(图 1-5-2)。在牙冠部分,牙本质的外面是釉质,乳白色,极坚硬,损坏后不能再生;牙根和牙颈处牙本质表面覆有牙骨质。牙内部的腔为牙髓腔,容纳牙髓(神经、血管等)。

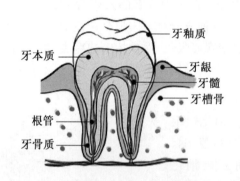

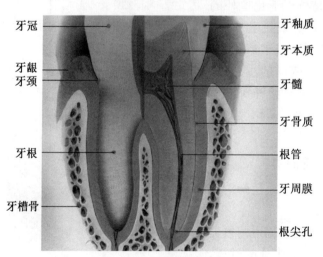

图 1-5-2　牙构造模式图

根据牙的位置和形状,牙齿可以分为切牙(门牙)、尖牙(犬牙)、前磨牙(双尖牙)和磨牙(臼齿)四个类型。人在一生中先后长两副牙齿。第一副牙齿叫乳牙,在婴儿出生后六个月左右开始萌出,2岁半左右全部出齐,共20颗。第二副牙齿为恒牙,约从6岁左右开始,乳牙逐渐被恒牙代替,通常到25岁换齐,共32颗。有的人终生不长第三磨牙(即智齿),恒牙总数只有28颗(图1-5-3)。

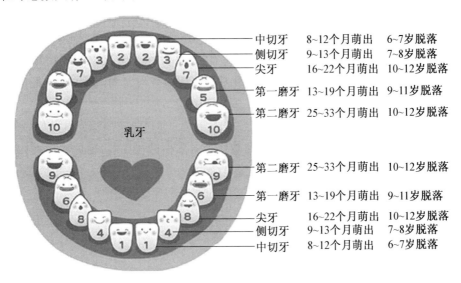

中切牙　　8~12个月萌出　　6~7岁脱落
侧切牙　　9~13个月萌出　　7~8岁脱落
尖牙　　　16~22个月萌出　　10~12岁脱落
第一磨牙　13~19个月萌出　　9~11岁脱落
第二磨牙　25~33个月萌出　　10~12岁脱落

第二磨牙　25~33个月萌出　　10~12岁脱落
第一磨牙　13~19个月萌出　　9~11岁脱落
尖牙　　　16~22个月萌出　　10~12岁脱落
侧切牙　　9~13个月萌出　　7~8岁脱落
中切牙　　8~12个月萌出　　6~7岁脱落

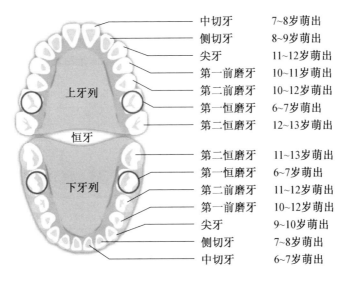

中切牙　　　7~8岁萌出
侧切牙　　　8~9岁萌出
尖牙　　　　11~12岁萌出
第一前磨牙　10~11岁萌出
第二前磨牙　10~12岁萌出
第一恒磨牙　6~7岁萌出
第二恒磨牙　12~13岁萌出

第二恒磨牙　11~13岁萌出
第一恒磨牙　6~7岁萌出
第二前磨牙　11~12岁萌出
第一前磨牙　10~12岁萌出
尖牙　　　　9~10岁萌出
侧切牙　　　7~8岁萌出
中切牙　　　6~7岁萌出

图 1-5-3　牙齿

乳牙的牙釉质钙化程度低,牙釉质较薄,易发生龋齿。另外,乳牙的牙根浅,牢固性差,易被磕伤。从1983年开始,我国每10年左右开展一次全国口腔健康流行病学调查,2017年公布了第四次调查结果。调查显示,我国儿童龋齿,也就是常说的虫牙患病率明显上升。5岁儿童乳牙龋患率为70.9%,平均龋齿数为4.24颗,比十年前上升了5.8个百分点。12岁儿童恒牙龋患率为34.5%,平均龋齿数为0.86颗,比十年前上升了7.8个

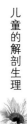

百分点。两个年龄段的龋患率都是农村高于城市。世界卫生组织公布的数据显示，全球12岁儿童平均龋齿数为1.86颗，其中美国是1.2颗，日本为1.4颗。乳牙存在的时间不长，但却是儿童的重要消化器官，对食物的消化、刺激颌骨的正常发育、引导恒牙的正常萌出起着重要的作用。

在32颗恒牙中有20颗替换乳牙，其余12颗恒牙则在原乳牙后方长出。恒牙中最先萌出的是第一恒磨牙，6岁时在乳牙后端萌出，故叫六龄齿，此牙沟隙多，容易发生龋齿。

小学生正处于换牙阶段，恒牙在萌出后牙釉质表面继续成熟，在此过程中，仍是发生龋齿的高峰期[①]。牙齿的好坏，对食物的消化有很大的影响，儿童出现牙病或牙齿缺失时，会影响咀嚼功能，牙齿所担负的物理消化功能不能很好地完成，会增加胃、肠的消化负担，因此，保护好恒牙非常重要。

在临床工作中，记录某牙情况的特定方式叫牙式。通过牙式的标记，可以了解每一颗牙的状态。牙式"十"的竖线代表面对面的被检查者牙弓的正中线，由此将口腔内牙齿分为对称的左右两侧，横线上方为上颌牙（上牙），下方为下颌牙（下牙）。在儿童的病历中会见到罗马数字和阿拉伯数字同时存在，这是因为罗马数字表示乳牙，阿拉伯数字表示恒牙。乳牙和恒牙的牙式排列如下：

乳牙牙式：

	I	II	III	IV	V
	中切牙	侧切牙	尖牙	第一磨牙	第二磨牙

恒牙牙式：

	1	2	3	4	5	6	7	8
	中切牙	侧切牙	尖牙	第一前磨牙	第二前磨牙	第一磨牙	第二磨牙	第三磨牙

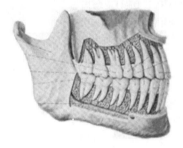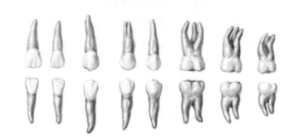

图1-5-4　牙齿形态图

（二）咽

咽是肌性管道，呈漏斗形（图1-5-5）。其自上而下与鼻腔、口腔、喉腔相通，在鼻咽部侧壁左右各有一个咽鼓管，与中耳鼓室相通。平时咽鼓管处于关闭状态，当打哈欠、打喷嚏及吞咽时，咽鼓管开放，以调节中耳内（鼓室）与外耳道压力平衡。儿童的咽鼓管宽而短，在咽部或鼻腔等上呼吸道发生炎症时，细菌易沿咽鼓管进入中耳，引起中耳炎。

---

① 关健.换牙期儿童的特别护理[J].中国保健,2004(6):40.

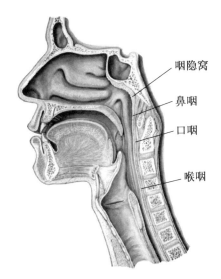

咽隐窝

鼻咽

口咽

喉咽

图 1-5-5　咽形态图

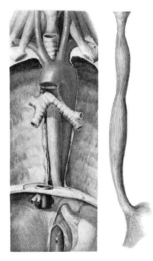

图 1-5-6　食道形态图

（三）食道

　　食道是肌性器官,上部位于第六颈椎高度,与咽相连接;下至第 11 胸椎高度,与胃的贲门相接(图 1-5-6)。儿童的食道较短而窄,食道壁较薄,黏膜细嫩,易损伤,如吃过热的食物易烫伤食道壁,鱼刺、碎骨片等能够刺伤食道黏膜,引起炎症。由于儿童食道窄,黏膜分泌黏液少,因此儿童不宜吞咽过大的食团。有病例报道,儿童因吞入大块牛肉,卡在食道里,引起窒息死亡。

（四）胃和胃里的消化

　　胃是消化道扩大的部分。它的主要功能是暂时贮存食物和对食物进行初步消化,形成食糜,然后借胃的运动将食糜送入十二指肠。胃能吸收少量的水分和酒精。胃位于左上腹部,大体分三部分(图 1-5-7):胃底、胃体、幽门部。胃的上口接食道,叫贲门,下口接十二指肠,叫幽门。胃还有大、小两弯——胃大弯和胃小弯。胃小弯和幽门部是溃疡病的常见部位。

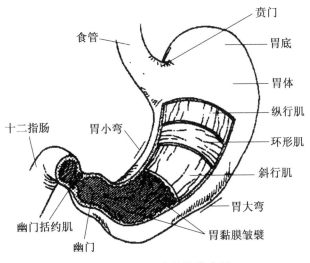

贲门

食管

胃底

胃体

纵行肌

环形肌

斜行肌

十二指肠

胃小弯

胃大弯

胃黏膜皱襞

幽门括约肌

幽门

图 1-5-7　胃形态结构模式图

胃壁的结构由内向外依次是黏膜层、黏膜下层、肌层和浆膜。胃的运动有容受性舒张、紧张性收缩和蠕动。容受性舒张是胃底、胃体部平滑肌舒张,使胃容纳食物;紧张性收缩和蠕动使食物与胃液混合,研磨成食糜并将食糜推向十二指肠。

儿童胃的容积较小,胃黏膜柔嫩而富含血管,胃壁中的肌肉、神经等组织发育还不完善,胃的紧张性收缩和蠕动能力弱,因此,儿童特别是小学低年级儿童要吃些软的食物,食物在口腔中充分咀嚼更有利于食物在胃中形成食糜,减轻胃的物理消化负担,同时避免过硬和未充分咀嚼的食物刺激胃。

(五) 肠

小肠是食物消化和吸收的场所,上接幽门,下连盲肠,全长5～7 m,分十二指肠、空肠和回肠。食糜进入小肠后,在各种消化液的共同作用下,完成消化功能。

小肠腔壁有许多半环状皱襞和皱毛。皱襞由黏膜层和黏膜下层向肠腔突出而形成。在皱襞表面又有许多细小的突起,称绒毛。绒毛是由黏膜的上皮和固有层向肠腔突出形成的。皱襞和绒毛的形成,使小肠的消化吸收面扩大。小肠黏膜上皮细胞下陷到固有层,形成肠腺,分泌小肠液。在小肠绒毛内,有毛细淋巴管,又称中央乳糜管,周围有丰富的毛细血管,对其吸收功能有利。

小肠的运动形式有紧张性收缩、分节运动和蠕动。通过各种形式的运动,可使肠内容物与消化液充分混合,增加食糜与肠壁的接触,推送食糜等。

大肠是消化道的最后肠段,全长1.5米,分为盲肠、升结肠、横结肠、降结肠、乙状结肠、直肠和肛门。盲肠与回肠相接,其盲端连着一条蚯蚓样的突起,叫阑尾。阑尾是一条盲管,肠寄生虫、食物残渣等落入后,可引起阑尾炎。

大肠本身没有消化作用,主要功能是吸收水分,使食物残渣逐渐由流体状态变成半固体状态,形成粪便,再经肛门排出体外。此外,大肠内有大量细菌。某些细菌能利用肠内较简单的物质合成一些维生素K和复合维生素B,由大肠吸收(图1-5-8)。

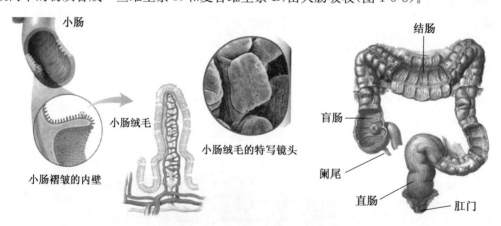

图1-5-8 小肠和大肠形态结构图

儿童小肠黏膜发育较好,小肠绒毛中富含毛细血管及毛细淋巴管,吸收能力相对较强。儿童的年龄越小,肠道与身高的相对长度越长,因此儿童肠道对营养的吸收能力相对较强。儿童肠壁肌肉组织发育不完善,肌层薄,肠道的蠕动能力较成人弱,食物残渣在大肠内停留过久,水分被吸收过多,粪便干燥,这是儿童容易发生便秘的原因之一。由于粪便里含一些有害的物质,可以在大肠吸收水分时一同被吸收,因此,便秘对身体健康不利,儿童要养成每天定时大便的习惯。

科普小知识

　　痔是直肠的黏膜和肛管皮肤下面的直肠静脉丛淤血、扩张和屈曲而形成的柔软静脉团。排便时易因此而引起出血、栓塞或团块脱出。以齿状线为界,其上部的痔为内痔,其下部的痔为外痔,上下同时出现的痔为混合痔。

三、儿童消化腺的结构、功能、发育特点及其卫生保健

　　人体由各种消化腺分泌的消化液约为 6～8 L,消化液由水、无机盐和少量的酶组成。消化液的主要作用包括稀释食物,改变食物的 pH,以利于酶发挥消化作用;水解食物中的复杂有机物(糖、脂肪、蛋白质),以易于吸收;保护消化道黏膜,避免物理性和化学性损伤。

(一) 消化腺

1. 唾液腺

　　口腔中大的唾液腺主要有三对:腮腺、下颌下腺、舌下腺(图 1-5-9)。此外口腔中还有无数的小唾液腺分布。唾液由唾液腺分泌,成人每日分泌唾液量约为 1～1.5 L,中性(pH为 6.6～7.2)。唾液能湿润和溶解食物,引起味觉,利于吞咽;唾液内含有唾液淀粉酶,能促使食物中的淀粉分解成麦芽糖,起消化作用。由于食物在口腔内停留时间很短,所以食团进入胃后,唾液淀粉酶仍然发挥作用,直至胃酸侵入食团,胃内容物变为 pH 约为 4.5的酸性物质为止。儿童吃饭时细嚼慢咽,有利于唾液湿润食物,使消化酶与食物充分混合,加强唾液淀粉酶对食物的消化作用,增加味觉感受,提高食欲。唾液里还含有溶菌酶,能杀死细菌,清洁口腔。有些进入体内的物质可随唾液排出,如铅、汞、乙肝病毒等。

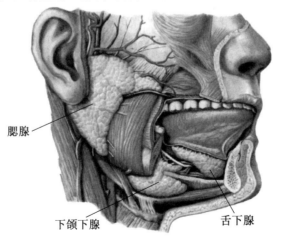

腮腺

下颌下腺　　　　舌下腺

图 1-5-9　咽形态结构图

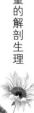

2. 胃腺

胃腺由胃黏膜内的外分泌细胞组成,黏膜上皮凹陷处有胃腺开口,胃黏膜中分布大量胃腺。胃液是胃腺和胃黏膜上皮细胞分泌的混合液体,纯净的胃液是无色透明的,pH 为 0.9～1.5。正常成人每日分泌的胃液量约为 1.5～2.5 L,主要成分为盐酸、胃蛋白酶、黏液和内因子。

胃液中盐酸又称胃酸,其作用是:激活胃蛋白酶原成为有活性的胃蛋白酶,并为蛋白质水解提供必要的酸环境;杀死进入胃中的细菌;进入小肠后促进胰液、胆汁和小肠液的分泌,并有助于小肠对铁、钙的吸收。

胃蛋白酶以酶原的形式合成并分泌,其进入胃腔被盐酸和已激活的胃蛋白酶激活。它可将蛋白质分解成多肽。

黏液覆盖在黏膜表面,形成保护层。它不仅可以使黏膜免遭粗糙食物损伤,现在认为它还能阻挡 H^+ 与胃壁接触,与黏膜上皮细胞分泌的 HCO^- 构成黏液碳酸氢盐屏障,使黏液层的深层保持中性偏碱,防止胃酸和胃蛋白酶对胃黏膜的消化作用。

内因子能与维生素 B12 结合,形成复合物,使维生素 B12 免遭消化液的破坏,并促进其吸收。

儿童胃腺分泌的胃液中盐酸含量较少,胃蛋白酶的含量较低,活性差,胃消化蛋白的能力比成年人弱。随着年龄增长,儿童消化液中盐酸和酶的含量增多,胃消化能力也逐渐增强。

3. 肝

肝是人体最大的腺体,占体重的 1/40 至 1/50,位于右季肋区和腹上区(图 1-5-10)。

肝右下方有胆囊,储存胆汁。胆囊由胆总管通向十二指肠。肝细胞分泌的胆汁呈碱性,pH 约为 7.2～7.7,每日分泌量约为 1 L。胆汁中大部分是水,有机物有胆色素、胆盐、胆固醇、脂肪酸及卵磷脂等。弱碱性胆汁的作用主要是乳化脂肪(没有消化作用),促进脂肪的消化吸收。

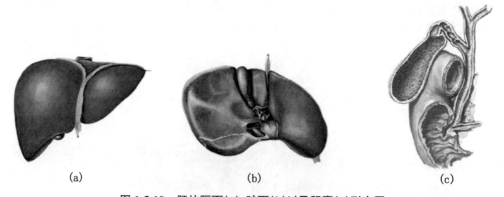

(a)　　　　　　　　(b)　　　　　　　　(c)

图 1-5-10　肝的膈面(a)、脏面(b)以及胆囊(c)形态图

肝脏几乎参与体内一切物质的代谢过程。肝脏除能合成自己细胞的蛋白质外,还能合成大量血浆蛋白,其合成蛋白质占机体合成蛋白质总量的 40%。在糖代谢过程中,肝脏也起着重要的作用。在肝脏中,小肠吸收来的其他单糖可以转化成葡萄糖,肝脏中的

葡萄糖和糖原可以相互转化,脂代谢过程中产生的一些非糖物质,在肝脏中也可转化成葡萄糖。肝脏还是多种维生素的储存场所。

此外,肝脏还参与体内排泄、解毒、免疫等过程,是全身免疫系统的重要组成部分。儿童的肝相对较大,如5~6岁儿童的肝约占体重的3.3%,而成年人的肝只占体重的2.8%。儿童肝细胞分化不全,因此,抗感染能力和解毒能力差,产生蛋白的能力弱(如血浆纤维蛋白原少)。儿童肝对肝糖原贮备能力弱,因此儿童耐饥饿能力差,易发生低血糖。儿童上午课间加餐,有利于补充血糖,弥补肝糖原储备不足的问题。

知识拓展

科学家曾对胆结石病症进行研究,发现其与不吃早饭有一定的关系。因为空腹过久,胆汁中胆酸含量减少,而胆固醇含量不变,形成高胆固醇胆汁,导致胆固醇在胆囊中沉积下来,形成结石的核心物质。科学家认为,胆酸分泌不足和胆固醇过多而又长期不吃早饭的人更易患结石病。

4. 胰

胰位于胃后方,呈三棱柱状,由胰管通向十二指肠(图1-5-11)。胰的实质由外分泌部和内分泌部组成,前者占大部分。胰腺细胞能分泌含有多种消化酶的胰液。胰液的pH为7.8~8.4,成人每日胰液分泌量为1~2 L。胰液的成分有碳酸氢盐、胰淀粉酶、胰脂肪酶、胰蛋白酶、糜蛋白酶等[1]。

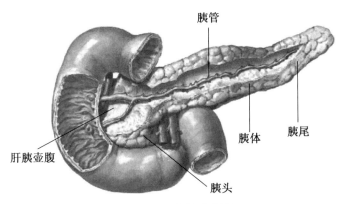

胰管

胰体　　胰尾

肝胰壶腹

胰头

图1-5-11　胰的形态图

儿童胰液中的含酶量低于成年人,这就造成儿童消化能力特别是对蛋白质的消化能力弱。

5. 小肠腺

小肠腺分泌小肠液,小肠液呈弱碱性,pH为7.6,成人每日分泌量为2 L左右。过去认为小肠液中含有多种消化酶,现在研究表明,这些酶并非都是小肠腺分泌的。小肠液中的有机物除黏液蛋白外,还有两种酶:肠致活酶(激活胰蛋白酶原)和肠淀粉酶。有证据证

① 苏传怀. 人体解剖学基础[M]. 南京:东南大学出版社,2009.

明小肠黏膜绒毛上皮细胞刷状缘存在几种酶(寡糖酶、肽酶等),可分解肽和双糖。小肠液有保护小肠黏膜的作用,可使小肠黏膜免受机械损伤、胃液侵蚀及有害抗原。

儿童小肠液分泌能力随年龄的增长而加强,各种酶的活性也逐渐增强,消化各种营养物质的能力随之增强。

(二)营养物质的消化吸收

1. 糖类的消化

糖类是食物中的主要成分,膳食中的糖类成分主要为淀粉,其次为双糖,这些成分必须经过水解才能被小肠黏膜吸收。

淀粉消化始于口腔,唾液中淀粉酶可使淀粉水解,但食物在口腔内停留时间很短,进入胃后,在胃酸的作用下,唾液淀粉酶失去活性,因此淀粉的消化主要在小肠内进行。小肠腔内有胰淀粉酶,可将淀粉水解成麦芽糖等;小肠黏膜表面的刷状缘含有丰富的寡糖酶,可将淀粉水解成的寡糖和从食物中摄入的寡糖(蔗糖、乳糖、麦芽糖等)进一步消化,最后水解为单糖,由小肠吸收。

2. 蛋白质的消化

蛋白质的化学消化始于胃,在胃酸的作用下蛋白质变性,胃蛋白酶可水解蛋白分子的肽键,使蛋白质在胃内水解成多肽和少量氨基酸,其水解程度与食物在胃内停留的时间、与胃液混合的程度有关。蛋白质的消化主要在小肠,胃内的蛋白质消化产物及部分没被消化的蛋白质进入小肠内,经胰蛋白酶、糜蛋白酶和小肠黏膜细胞的蛋白酶和肽酶的作用,进一步水解成氨基酸。

3. 脂类的消化

食物中的脂类包括中性脂肪、磷脂和胆固醇等,其中中性脂肪占食物脂类物质的90%以上。中性脂肪的水解有赖于脂肪酶的作用。舌根部腺体分泌的脂肪酶可使食物中的一些中性脂肪被水解为单甘酯、甘二酯和脂肪酸,但是它主要在婴儿时期起作用,成人的舌脂肪酶少,且作用非常有限。脂肪的消化主要在小肠内进行,进入小肠的胆盐可将脂肪乳化,胰脂肪酶可将脂肪水解成脂肪酸和甘油一脂。

4. 吸收

小肠对营养物质的吸收主要由小肠绒毛上皮细胞的主动转运来完成,即营养物质由小肠绒毛上皮细胞的细胞膜转运过膜而被吸收。这种转运可以使一些物质从低浓度一边转运到高浓度一边,即能使一些物质逆着浓度梯度的方向进行转运,转运时需要消耗能量,如葡萄糖的吸收,葡萄糖先被载体转运入上皮细胞,进入细胞间隙,再入血液。氨基酸的吸收也类似,由载体转运吸收入血。过去认为蛋白质只有水解成氨基酸才能被吸收,现已证明小肠的刷状缘上有能转运二肽和三肽的载体,可将二肽和三肽吸收到细胞内并在酶的作用下将其水解成氨基酸,而后进入细胞间隙再进入血液[1]。甘油、脂肪酸等在胆盐和载体蛋白的协助下,可被吸收入上皮细胞后再进入中央乳糜管,通过淋巴循环进入血液。还有一些物质以扩散、渗透和滤过等物理作用而被小肠绒毛吸收,如水是以渗透的方

---

① 孙炳伟,李宁,黎介寿.肠上皮细胞二肽转运载体的生物学功能及研究进展[J].肠外与肠内营养,2003,10(1):44-47.

式被吸收,无机盐在溶解状态下被吸收,水溶性维生素以扩散的方式被吸收。

(三) 消化系统功能的神经调节

消化道和消化腺的活动受自主神经调节。副交感神经(主要是迷走神经)兴奋时,末梢释放乙酰胆碱,消化腺分泌活动加强,唾液、胃液等各种消化液分泌量增多,消化管运动加强,胃排空和胃内容物推进速度加快,促进胃、肠激素释放。因此,副交感神经兴奋可引起消化功能增强。交感神经兴奋时,神经末梢释放去甲肾上腺素,作用与副交感神经相反。在情绪激动时,交感神经兴奋,各消化器官功能活动减弱,如消化道的蠕动变慢、消化液分泌减少;另外,中枢神经系统也参与消化器官的功能调节,如条件反射可增强唾液腺分泌。因此,在吃饭的时候,要使儿童情绪愉快,并注意食物的色、香、味及语言,通过条件反射及自主神经调节,促进食欲,以利于儿童消化吸收。

知识拓展

哪些饮食习惯与食道癌、胃癌、直肠癌有关?

(1) 食道癌:食用过烫的食物。

(2) 胃癌:食用冰箱里的剩菜(幽门螺杆菌)。

(3) 直肠癌:喜欢吃肥肉和辛辣食物(食物中的致癌物质大多数是脂溶性的,可随脂肪消化吸收进入体内,可以储存在人体的脂肪内,故引起癌症的机会增多)。

核心知识点

1. 消化系统的结构。

2. 根据牙的位置和形状,牙齿可以分为切牙(门牙)、尖牙(犬牙)、前磨牙(双尖牙)和磨牙(白齿)四个类型。人在一生中先后长两副牙齿。第一副牙齿叫乳牙,共20颗。第二副牙齿为恒牙,通常到25岁换齐,共32颗。有的人终生不长第三磨牙(即智齿),恒牙总数只有28颗。

3. 乳牙的牙釉质钙化程度低,牙釉质较薄,极易发生龋齿。另外,乳牙的牙根浅,牢固性差,易被磕伤。

4. 儿童胃的容积较小,胃黏膜柔嫩而富含血管,胃壁中的肌肉、神经等组织发育还不完善,胃的紧张性收缩和蠕动能力弱。

5. 儿童小肠黏膜发育较好,小肠绒毛中富含毛细血管及毛细淋巴管,吸收能力相对较强。儿童的年龄越小,肠道与身高的相对长度越长。儿童肠壁肌肉组织发育不完善,肌层薄,肠道的蠕动能力较成年弱,消化能力较差。

6. 唾液能湿润和溶解食物。唾液内的唾液淀粉酶,能使食物中的淀粉分解成麦芽糖。唾液里还含有溶菌酶,能杀死细菌,清洁口腔。

7. 肝是人体最大的腺体。肝右下方有胆囊,储存胆汁。胆汁的作用主要是乳化脂肪,促进脂肪的消化吸收。儿童肝细胞分化不全,因此,抗感染能力和解毒能力差,产生蛋

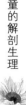

白的能力弱(如血浆纤维蛋白原少);儿童肝对肝糖原贮备能力弱,儿童耐饥饿能力差,易发生低血糖。

8. 胰液的成分有:碳酸氢盐、胰淀粉酶、胰脂肪酶、胰蛋白酶、糜蛋白酶等。儿童胰液中含酶量低于成年人,这就造成儿童消化能力特别是对蛋白质的消化能力弱。

 思考与探究

1. 口腔内有哪些重要器官,其功能是什么?

2. 模拟脂肪在小肠中的分解过程。在两个试管中各倒入一半的水,在每个试管中各滴入几滴油。在其中一个试管中加入一匙的小苏打。搅拌晃动两个试管中的液体,观察哪个试管中的油开始分解? 小苏打代表了什么物质?

3. 儿童消化系统的健康是儿童生长发育的基础,我们平时有哪些做法能促进儿童消化系统健康?

第六节　泌尿系统

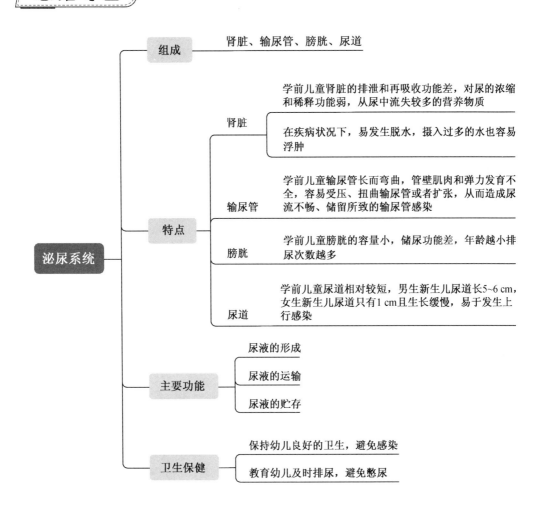

思维导图

泌尿系统
- 组成　肾脏、输尿管、膀胱、尿道
- 特点
  - 肾脏
    - 学前儿童肾脏的排泄和再吸收功能差，对尿的浓缩和稀释功能弱，从尿中流失较多的营养物质
    - 在疾病状况下，易发生脱水，摄入过多的水也容易浮肿
  - 输尿管　学前儿童输尿管长而弯曲，管壁肌肉和弹力发育不全，容易受压、扭曲输尿管或者扩张，从而造成尿流不畅、储留所致的输尿管感染
  - 膀胱　学前儿童膀胱的容量小，储尿功能差，年龄越小排尿次数越多
  - 尿道　学前儿童尿道相对较短，男生新生儿尿道长5~6 cm，女生新生儿尿道只有1 cm且生长缓慢，易于发生上行感染
- 主要功能
  - 尿液的形成
  - 尿液的运输
  - 尿液的贮存
- 卫生保健
  - 保持幼儿良好的卫生，避免感染
  - 教育幼儿及时排尿，避免憋尿

学习要点

1. 泌尿系统的组成及功能。
2. 泌尿器官的结构、功能、发育特点及其卫生保健。
3. 排尿器官的结构、功能、发育特点及其卫生保健。

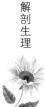

泌尿系统由一对肾脏、两条输尿管、一个膀胱及一条尿道组成(图1-6-1)。其主要功能为排泄人体在物质代谢中产生的最终产物。机体代谢过程中所产生的不为机体所利用或者有害的物质(如尿素、尿酸、肌酐、二氧化碳),以及随食物摄入的多余物质(如多余的水和无机盐等)会在血液中积累。为了保持人体内环境的稳定,保证细胞健康生存,人体通过排尿、排汗及呼吸等方式将这部分物质向体外输送,这个生理过程叫作排泄。泌尿系排出的尿中所含的排泄物为水溶性并具有非挥发性的物质和异物,排尿为人体主要代谢废物的排泄途径。肾脏是形成尿液的器官,输尿管将尿液送入膀胱暂时贮存,尿道是将尿液排出体外的通道,男女的尿道略有不同(图1-6-2)。肾脏同时还有内分泌功能,可生成肾素、促红细胞生成素、激肽等。

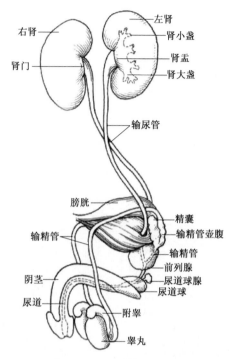

图 1-6-1　泌尿系统模式图

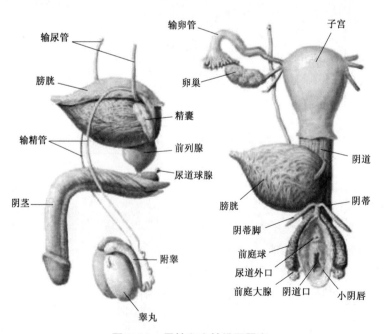

图 1-6-2　男性和女性排尿器官

一、儿童泌尿器官的结构、功能、发育特点及其卫生保健

(一) 肾脏的结构功能

1. 肾脏的形态结构

两肾位于腹腔后壁脊柱两侧。左肾上端平第11胸椎下缘,下端平第2腰椎下缘(图1-6-3)。因肝脏的影响,右肾比左肾低半个椎体。肾脏形似蚕豆,红褐色,一侧有一凹陷,叫作肾门,它是肾静脉、肾动脉出入肾脏以及输尿管与肾脏连接的部位。这些出入肾门的结构,被结缔组织包裹,合称肾蒂。

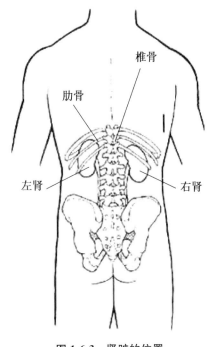

图 1-6-3　肾脏的位置

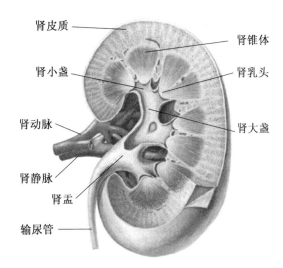

图 1-6-4　肾脏的结构

从肾纵切面可以看出,肾脏可分为肾实质和肾盂。肾实质分内、外两层:外层颜色较深的为肾皮质,内层颜色较浅的为肾髓质。肾髓质由10~20个锥体构成。肾锥体在切面上呈三角形,锥体底部向肾皮质,尖端向肾门。锥体的主要组成为集合管,锥体尖端称肾乳头,肾锥体与肾小盏相连接。肾小盏为漏斗形的膜状小管,围绕肾乳头。相邻2~3个肾小盏合成一个肾大盏,肾大盏汇合成扁漏斗状的肾盂。肾盂出肾门后逐渐缩窄变细,与输尿管相通(图1-6-4)。

肾单位是肾脏结构和功能的基本单位。每个肾脏的肾实质里有一百多万个肾单位。肾单位包括肾小体和肾小管两部分。肾小体包括肾小球和肾小囊。肾小球是一个毛细血管球,两端分别连接入球小动脉和出球小动脉。肾小球外有肾小囊包绕。肾小囊分两层,两层之间有囊腔与肾小管的管腔相通,内层与毛细血管紧贴,两者共同形成滤过膜。肾小管汇成集合管;集合管开口于肾乳头,尿液由此流入肾小盏。

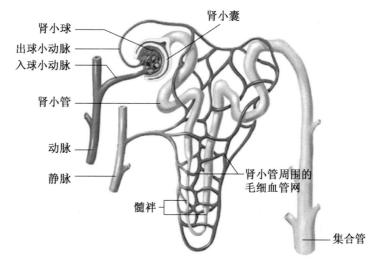

图 1-6-5　肾单位结构模式图

2. 肾脏的主要功能

肾脏的主要功能是形成尿液，排泄机体代谢终末产物，维持体内水、电解质和酸碱平衡；肾脏同时还有内分泌功能，通过分泌肾素、促红细胞生成素、活性维生素 D3、前列腺素、激肽等生物活性物质来调节血压，促进红细胞生成及维生素 D 的活化。肾脏还是机体部分激素的降解场所和肾外激素的靶器官。

尿液形成过程的第一步是肾小球的滤过，肾小球滤过膜由毛细血管内皮细胞、基膜和肾小囊脏层上皮细胞组成。正常人双肾共有 200 万个肾单位，其滤过膜的总面积为 1.5 平方米以上。血液通过入球小动脉进入肾小球，又从出球小动脉流出，滤过膜两侧的压力不平衡形成了滤过动力。滤过膜两侧的压力由肾小球毛细血管血压、血浆胶体渗透压和囊内压三种力量相互作用而形成。由于这一压力，滤过膜将大分子的蛋白质以及血液中的有形成分（如红细胞）阻于血管内，而将相对分子质量较小的蛋白质以及氨基酸、葡萄糖、盐类、水分等滤出，进入肾小囊形成原尿。

正常人平均每天形成 150～180 L 原尿，但仅有 1‰ 形成最终的尿液排出体外。原尿要在肾小管和集合管中进行重吸收，其中对人体有用的物质又被肾小管吸收回体内。肾小管是由单层上皮细胞紧密连接而成的通道，肾小管细胞具有细胞转运功能，可以对管腔内外的水及电解质进行转运，通过被动转运及主动转运，肾小管内有用的物质被转运到肾小管周围毛细血管。肾小管上皮细胞将代谢产生的物质或血浆中的某些物质向肾小管腔内转运，称为肾小管的分泌作用。远曲小管和集合管能分泌 H^+ 和氨，并排出钾、磷等物质；进入人体的某些药物，如青霉素等绝大部分抗生素也是由肾小管排入原尿中的。由于肾小管各段和集合管的结构各有特点，因此，重吸收能力差异很大。近球小管的重吸收能力最强，这是因为该段小管上皮细胞的管腔侧膜上有丰富的微绒毛形成刷状缘，且微绒毛中含有与许多物质重吸收有密切关系的多种酶，所以原尿中的各种营养物质几乎全部在近球小管被重吸收[①]。

知识拓展

什么是糖尿病

糖尿病是一组由多病因引起的以慢性高血糖为特征的代谢性疾病,而高血糖是由于胰岛素分泌或利用缺陷所引起。长期的碳水化合物、脂肪、蛋白质代谢紊乱,可引起多系统损害,导致眼、肾、神经、心脏、血管等组织器官出现慢性进行性病变、功能减退及衰竭。病情严重或应激时,可发生急性严重代谢紊乱,导致尿毒症。

一般来说,肾小管可重吸收所有的葡萄糖,为什么糖尿病人尿里会有葡萄糖呢?

肾小管的重吸收功能有一定限度。当血浆中某物质浓度过高,使原尿中该物质含量过高而超过肾小管重吸收限度时,尿中便出现该物质。原尿中的葡萄糖来自血糖,当血糖浓度过高,原尿中葡萄糖含量超过肾小管重吸收限度时,尿中即出现葡萄糖,这样的尿称为糖尿。

(二) 儿童肾脏的发育特点及卫生保健

婴儿出生时,肾脏就具备了基本的功能,其重量是体重的 1‰(成年人的肾脏是体重的 0.5‰),肾小球的平均直径只有成人的 1/3~1/2,肾小管平均长度相当于成人的 1/10。这种结构上的差异约在 1~1.5 岁消失。儿童的肾脏功能与成年人存在差异,其肾小球的滤过率较低,肾小管的重吸收与分泌功能较差,产尿相对较多。学龄儿童每天产尿量为 800~1 400 mL。儿童对代谢产物和药物的排泄能力不如成年人,因此在营养结构搭配和服用药物方面应注意不要损伤肾功能。

知识拓展

什么是急性肾小球肾炎

儿童机体感染了溶血性链球菌之后,如发生扁桃体感染、猩红热、黄水疮等疾病 2~3 周之后,可能引起急性肾小球肾炎。急性肾小球肾炎,是由于溶血性链球菌刺激人体免疫系统产生抗体,产生的抗原抗体复合物在滤过膜上沉积,沉积物刺激机体产生异常的免疫反应,大量白细胞吞噬抗原抗体复合物,同时白细胞死亡破裂,释放出蛋白酶,此酶使肾小球滤过膜发生炎症,造成功能正常的滤过膜面积减少、渗透性加大,使滤过率降低,尿量减少,红细胞和大分子蛋白通过滤过膜,从而造成蛋白尿和血尿。因此,儿童发生上呼吸道感染、猩红热等疾病时,一定要及时治疗,注意休息,防止急性肾小球肾炎发生。

---

① 张志雄. 生理学[M]. 2 版. 上海:上海科学技术出版社,2011.

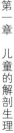

二、儿童排尿器官的结构、功能、发育特点及其卫生保健

（一）排尿器官的结构、功能

1. 输尿管

连接肾盂的是输尿管，其下端连膀胱，是一对由肌肉黏膜所组成的扁圆柱状细长管道，沿腰大肌内侧的前方垂直下降进入骨盆。输尿管有三个狭窄部：一个在输尿管起始处，一个在越过小骨盆入口处，最后一个在进入膀胱壁的内部。这些狭窄处是结石、血块及坏死组织容易停留的部位。

输尿管主要由平滑肌组成，能做蠕动运动，从肾盂向下传导，随着蠕动波的进行，可将尿液喷入膀胱。输尿管的下端斜着穿入膀胱三角区的两侧。当蠕动波到达时，即引起入口开放。但膀胱接受尿液而膨胀时，却使入口处受压而关闭，这样就阻止了膀胱内尿液倒流。

2. 膀胱

膀胱是储存尿液的肌性囊状器官，位于盆腔中间下部，与男性的前列腺和女性的子宫相毗邻（图 1-6-6）。空虚的膀胱呈三棱椎体形，分尖、体、底和颈四部分，膀胱尖朝向前上方，膀胱尖与膀胱底之间为膀胱体，膀胱的最下部为膀胱颈。膀胱壁外层有平滑肌构成的逼尿肌。成人的膀胱容量平均为 350～500 mL，膀胱的最大容量为 700～800 mL。

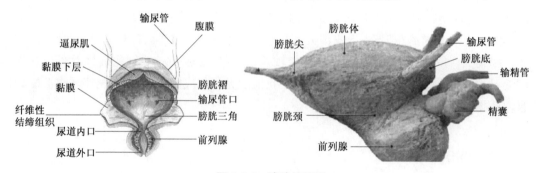

图 1-6-6　膀胱的结构

3. 尿道

尿道是从膀胱通向体外的管道。男性尿道细长，约 18 cm，起自膀胱的尿道内口，止于尿道外口，行程中通过前列腺部、膜部和阴茎海绵体部，男性尿道兼有排尿和排精功能。男性尿道膜部有一环形横纹肌构成的括约肌，称为尿道外括约肌，由意识控制。

女性尿道粗而短，长约 5 cm，起于尿道内口，经阴道前方，开口于阴道前庭。女性尿道在会阴穿过尿生殖膈时，有尿道阴道括约肌环绕，受意识控制。女性的尿道有短、直、宽的特点，并且临近阴道、肛门这些容易被污染的部位，因此很容易受到感染。

在膀胱和尿道的连接处，平滑肌纤维束较多，称为尿道内括约肌，它只在功能上起到括约肌的作用，而在结构上并不是真正的环状括约肌。平时，膀胱逼尿肌舒张，尿道括约肌收缩，膀胱内贮存的尿液不致外流；排尿时，膀胱逼尿肌收缩而尿道括约肌舒张，尿液得

以从膀胱经尿道排出体外。[①]

4. 排尿

引起排尿的原发性刺激是膀胱扩张，使膀胱壁的张力增加，牵拉了膀胱壁内的感受器产生充胀感觉。随着尿量增加，充胀感觉渐强。

排尿的基本反射中枢位于脊髓，由两个相联系的反射活动组成。一是盆神经传入膀胱充胀的感觉冲动，到达脊髓的排尿中枢，经神经传出，引起逼尿肌收缩与尿道内括约肌松弛，后尿道放宽，阻力减小，尿液被压入后尿道。二是当尿液进入后尿道，刺激其中的感受器，经神经传入脊髓排尿中枢，减少阴部神经的紧张性传出冲动而使尿道外括约肌松弛，尿液被迫驱出。

排尿的高级中枢在大脑。逼尿肌的收缩加强了对膀胱内感受器的刺激。冲动经由神经传入脊髓，并经脊髓-丘脑通路向上传导，最终投射于大脑。正常成人的排尿受大脑皮层的控制，在没有合适的时机或场所时，能够憋尿。

（二）儿童排尿器官的发育特点及其卫生保健

儿童膀胱的位置比成年人的高，随着年龄的增长，膀胱逐渐下降到腹腔下部的盆腔内。儿童膀胱壁上的黏膜比较柔嫩，膀胱壁中的平滑肌不发达，弹性不够，因此，储尿能力差，容易发生尿失禁现象（尤其是夜间）；新生儿的膀胱容量约为成人的十分之一，随着年龄的增长而逐渐增大，儿童在7～8岁时每次尿量大约是150 mL，15岁时接近成年人的水平。

由于大脑功能的发育不完善，婴儿排尿因反射作用，不受意识控制，3岁以后才能自我控制。但控制排尿的能力比较差，排尿次数较多。有些儿童刚入小学时，不适应正规的课堂学习，加上情绪紧张，在课堂上常会发生尿急、尿裤子的现象。因此，在课间休息时，教师应提醒他们上厕所。有些儿童由于睡前喝水或白天过于疲劳等因素，夜间排尿冲动传到大脑，大脑也传出起床排尿的信息，但未真正清醒，在睡眠中膀胱壁和尿道口接到了排尿的冲动，于是就会发生尿床的现象。长期夜间尿床叫遗尿症。有遗尿症的儿童，白天不要过累，不要精神紧张，生活要规律，夜间大人应提醒按时起床排尿，时间长了形成条件反射，遗尿现象会消失。

儿童保健小常识

什么是遗尿症

遗尿症是指3岁以上的小儿无神经系统或泌尿生殖系统器质性疾病，夜间睡眠无意识地排尿。遗尿可分为夜间遗尿及白天遗尿，以夜间遗尿为多。

怎样解决

1. 了解详细症状。

---

① 黄嫦斌. 生理学基础[M].3版.北京：科学出版社，2022.

第一章 儿童的解剖生理

2. 进行身体检查,找到原因,如有无感染,有无包茎、包皮过长、尿道口狭窄;注意腰骶部有无毛发或脂肪瘤,以期检出有无隐性骶椎裂、脊管闭合不全。

3. 进行排尿及憋尿训练,养成良好习惯。

4. 使用中西医药物,帮助减少遗尿发生。

5. 当儿童面临挫折和意外时,家长应善于疏导,帮助儿童消除心理紧张,当儿童出现遗尿后,不应责备或体罚,应寻找原因,对症治疗。

核心知识点

1. 泌尿系统的组成:肾脏、输尿管、膀胱和尿道。

2. 肾脏的结构 $\begin{cases} \text{肾实质} \begin{cases} \text{皮质} \\ \text{髓质} \end{cases} \\ \text{肾盂} \end{cases}$

3. 肾单位的构成

肾单位 $\begin{cases} \text{肾小体} \begin{cases} \text{肾小球} \\ \text{肾小囊} \end{cases} \\ \text{肾小管} \end{cases}$

4. 尿形成过程:一是肾小球的滤过作用。血液流经肾小球的毛细血管时,除了血液中的血细胞和大分子蛋白质之外,其余的成分都通过肾小球毛细血管壁滤过到肾小囊内,形成原尿。二是肾小管的重吸收作用和分泌作用。原尿流经肾小管时,原尿中的所有的葡萄糖、大部分的水和部分无机盐等有用的物质重新吸收进入血液中,肾小管和集合管将一些需要排出的物质分泌出来,与剩下一些水、无机盐和尿素形成尿液(终尿)。[①]

5. 儿童泌尿系统的特点及卫生保健

儿童肾功能较差,膀胱容量小,弹性差,3岁后才能自主排尿。

 思考与探究

1. 儿童的生长发育离不开优质蛋白质食物的摄取,但为什么营养专家不提倡儿童的营养结构中蛋白质过多? 请从泌尿系统结构功能特点解释。

2. 3岁儿童在自主排尿功能完善后为什么还经常发生尿裤子、尿床的现象?

---

① 黄嫦斌.生理学基础[M].3版.北京:科学出版社,2022.

第七节 神经系统

思维导图

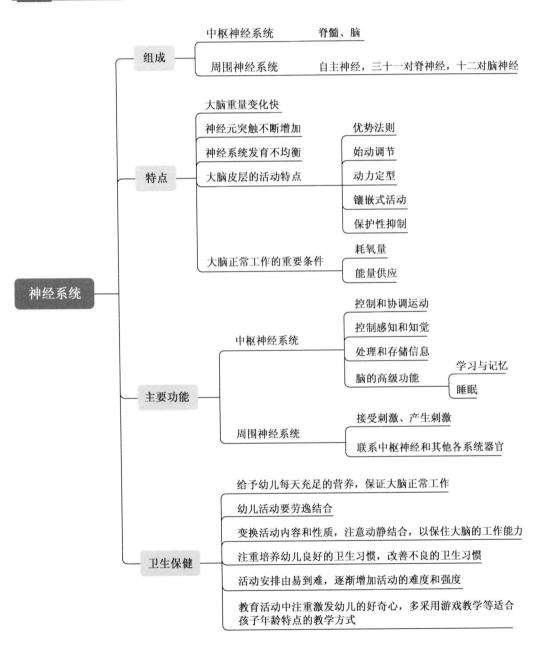

神经系统

组成
- 中枢神经系统　　脊髓、脑
- 周围神经系统　　自主神经，三十一对脊神经，十二对脑神经

特点
- 大脑重量变化快
- 神经元突触不断增加
- 神经系统发育不均衡
- 大脑皮层的活动特点
  - 优势法则
  - 始动调节
  - 动力定型
  - 镶嵌式活动
  - 保护性抑制
- 大脑正常工作的重要条件
  - 耗氧量
  - 能量供应

主要功能
- 中枢神经系统
  - 控制和协调运动
  - 控制感知和知觉
  - 处理和存储信息
  - 脑的高级功能
    - 学习与记忆
    - 睡眠
- 周围神经系统
  - 接受刺激、产生刺激
  - 联系中枢神经和其他各系统器官

卫生保健
- 给予幼儿每天充足的营养，保证大脑正常工作
- 幼儿活动要劳逸结合
- 变换活动内容和性质，注意动静结合，以保住大脑的工作能力
- 注重培养幼儿良好的卫生习惯，改善不良的卫生习惯
- 活动安排由易到难，逐渐增加活动的难度和强度
- 教育活动中注重激发幼儿的好奇心，多采用游戏教学等适合孩子年龄特点的教学方式

学习要点

1. 神经系统的组成及功能。
2. 儿童中枢神经系统的结构、功能、发育特点及其卫生保健。
3. 脑的高级功能。
4. 睡眠与觉醒。

关键词

中枢神经　周围神经　条件反射　反射弧　记忆　睡眠

人体的神经系统,由脑、脊髓以及与其相连的脑神经和脊神经共同组成。人体的结构与功能均极为复杂,人体内各器官、系统的功能和各种生理过程都不是各自孤立地进行的。神经系统一方面协调机体内部各系统的活动,使机体成为一个完整的统一体;另一方面又可感受外界各种刺激,在神经系统的直接或间接调节控制下,各器官系统相互联系、相互影响、密切配合,对体内各种功能不断进行迅速而完善的调整,使人体适应体内、外环境的变化,因而神经系统在机体各系统中处于主导和调节地位。人类的神经系统高度发展,特别是大脑皮层,不仅进化成为调节控制的最高中枢,而且进化成为能进行思维活动的器官。因此,人类不但能适应环境,还能认识和改造世界。

人体神经系统由中枢神经和周围神经所组成(图1-7-1)。中枢神经包括脑和脊髓,分别位于颅腔和椎管内。周围神经按解剖分为由脑发出的12对脑神经和由脊髓发出的31对脊神经;按功能分为感觉神经和运动神经。

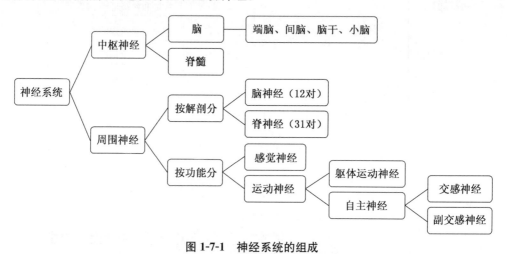

图 1-7-1　神经系统的组成

知识拓展

神经病和精神病有区别吗

根据神经所在的位置和功能不同,可以把神经系统分为中枢神经系统和周围神经系统。神经病,以往也称神经炎,是指解剖学上周围神经损害表现出的病理特征,其主要特征是周围神经有器质性的病变。而精神病也称为心理障碍,是指一个人由于生理、心理或社会原因而导致的各种异常心理过程、异常人格特征的异常行为方式,是一个人表现为没有能力按照社会认可的适宜方式行动,以致其行为的后果对本人和社会都是不适应的。使用心理障碍一词容易被人们所接受,能减轻社会的歧视。在非专业领域中,神经病通常与精神病相混淆。精神疾病往往以精神症状为主,而神经病的表现是疼痛、麻木,或无力、瘫痪。医生根据症状、检查以及各种化验等可以把这两者区别开来。

一、儿童中枢神经系统的结构、功能、发育特点及其卫生保健

(一) 脊髓

脊髓是中枢神经的一部分,位于椎管内,呈扁圆柱形,全长粗细不等。其前面有一纵行的前正中裂,后面相应地有后正中沟。脊髓上端平枕骨大孔与延髓相接,下端呈圆锥状,称脊髓圆锥。成年人圆锥末端位于第一或第二腰椎处,新生儿平第三腰椎。

1. 脊髓的结构

脊髓两侧的前后方分别与脊神经的前根和后根相连。脊髓全长可分为颈段、胸段、腰段、骶段与尾段。

脊髓(图 1-7-2)横切面中央有一蝴蝶形的灰色部分,称灰质。灰质周围颜色发白的部

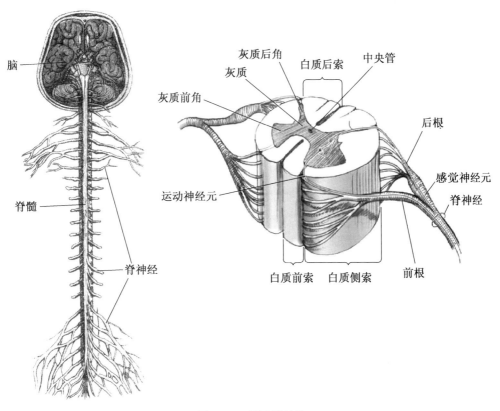

图 1-7-2　脊髓的结构

分,称白质。灰质主要由神经元的胞体组成,其中心有中央管。灰质的每一半由前角和后角组成。前角内含有大型运动细胞,其轴突贯穿白质,经前外侧沟走出脊髓,组成前根。颈部脊髓的前角特别发达,前角细胞发出纤维支配上肢肌肉。灰质后端狭长,称后角,内含联络神经元,接受来自脊神经后根的纤维。胸1到腰3节段脊髓,灰质前、后角之间向外侧突出的部分,称侧角,内含交感神经元,其轴突参与脊神经前根的组成。

白质主要由上、下纵行的神经纤维构成,因神经纤维的髓鞘色泽发亮,故外观为白色。脊髓的白质以前、后外侧沟为界,分为3个索。各索主要由密集的纤维束组成,分别为上行(感觉)纤维束和下行(运动)纤维束。另外,还有联系脊髓各节段的上、下行的纤维束,称脊髓固有束。

2. 脊髓的功能

(1) 传导功能

脊髓是脑与躯干和四肢感受器、效应器联系的重要枢纽,脊髓白质内的上、下行纤维束是传导功能的主要结构。来自四肢和躯干的各种感觉冲动(除面部以外的痛觉、温度觉和粗触觉),通过脊髓的上行纤维束传导至丘脑进行整合,然后传入端脑,进行高级综合分析;脑的活动通过脊髓的下行纤维束(包括执行传导随意运动的皮质脊髓束),调整锥体系统的活动并调整肌张力、协调肌肉活动,维持姿势和习惯性动作,使动作协调、准确。

(2) 反射功能

脊髓反射是指脊髓固有的反射,其反射弧为:感受器、脊神经节内感觉神经元及后根传入纤维、脊髓固有束神经元及固有束、脊髓运动神经元及前根传出纤维、效应器。

正常情况下,反射活动在脑的控制下进行。人的脊髓灰质里有许多低级中枢,可以完成一些基本的反射活动,如膝跳反射、腱反射、屈肌反射、排尿和排便反射等。

3. 脊髓的发育

新生儿出生时脊髓已有较好发育,且已具备功能,2岁时与成人接近。脊髓的发育与运动功能的发育是平行的,随年龄增长而加长、增重。在胎儿期,脊髓下端位于第2腰椎下缘,4岁时上移至第1腰椎。脊髓的髓鞘化是其成熟的重要标志,自上而下的顺序逐渐形成,3岁左右髓鞘化完成。

(二) 脑

脑是神经系统的高级中枢,位于颅腔内。脑被分为端脑(大脑)、间脑、小脑、脑干四个部分,其中分布着很多由神经细胞集中而成的神经核或神经中枢,并有大量上、下行的神经纤维束通过,连接大脑、小脑和脊髓,把中枢神经各部分联系为一个整体。

1. 脑干

脑干(图1-7-3)位于大脑下方,脊髓和间脑之间,是脊髓向上延伸的部分,其下端与脊髓相连,上端与大脑相接。脑干自下而上可分为延髓、脑桥和中脑。

(1) 脑干的内部结构

脑干由灰质、白质和网状结构组成。

脑干内的灰质形成了一些团块并分散在白质中,称为神经核,分为脑神经核和非脑神经核。脑神经核与脑神经相连,可分为运动核和感觉核。

脑干白质由上、下行的传导束,以及脑干各部所发出的神经纤维构成,是大脑、小脑与

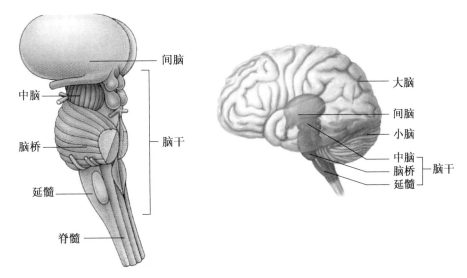

图 1-7-3　脑干

脊髓相互联系的重要通路。多密集于脑干腹侧及两外侧部。

　　脑干除了脑神经核、特异性传导束和一些范围明显的灰质团块以外,其他地区的神经纤维交织成网,并有大小不等的神经细胞分散在其中,称为脑干的网状结构。脑干的网状结构范围较广,遍及上自丘脑、下至脊髓上部等处。

　　(2) 脑干的机能

　　脑干的结构较脊髓复杂,其功能也较脊髓复杂得多。但它也有反射与传导两大功能。其中,反射功能如中脑内有瞳孔对光的反射中枢,脑桥内有角膜反射中枢,延髓可以调节心血管活动与呼吸运动,故脑干被称为"生命中枢"。

　　传导功能如大脑皮质与脊髓、小脑相互联系的上、下行纤维束都要通过脑干。经由脊髓传至脑的神经冲动,呈交叉方式进入。即左传右再入脑,右同理。

　　另外,脑干网状结构功能复杂,有维持大脑皮质觉醒、警觉,调节骨骼肌张力和调节内脏活动等功能。

　　2. 间脑

　　(1) 间脑的结构

　　人的间脑主要分为背侧丘脑(简称丘脑)和下丘脑。丘脑是间脑中最大的卵圆形灰质核团,位于中脑和大脑半球之间,左右各一,包埋在大脑两半球内。下丘脑位于背侧丘脑的前下方,由前向后有视交叉、灰结节和乳头体。灰结节向下延为漏斗,漏斗下端连垂体。左右间脑之间的腔隙为第三脑室,其底部与脑下垂体连接,后上部有松果体。

　　(2) 间脑的功能

　　丘脑不仅是除嗅觉外一切感觉冲动传向大脑皮层的转换站,而且是重要的感觉整合机构之一。丘脑在维持和调节意识状态、警觉和注意力方面也起重要作用。丘脑不仅与一般和特殊型式的激醒有关,而且和情绪联想有关。某些丘脑核团还可作为运动整合中枢。

　　下丘脑是调节内脏及内分泌活动的中枢。它不仅能把内脏活动和其他生理活动联系起来,通过神经和血管途径调节脑垂体前、后叶激素的分泌和释放,而且还能参与调节自

第一章　儿童的解剖生理

主神经系统,如控制水盐代谢,调节体温、摄食、睡眠、生殖、内脏活动以及情绪等。

3. 小脑

小脑位于大脑的后下方,颅后窝内,延髓和脑桥的背面。

(1) 小脑的形态结构

小脑(图 1-7-4)可分为中间的蚓部和两侧膨大的小脑半球。小脑半球下面近枕骨大孔处膨出部分,称小脑扁桃体。小脑表面有许多大致平行的浅沟,沟间为一个叶片。叶片表面的灰质为小脑皮层;深部为白质,也称髓质。白质内有数对核团,称中央核。

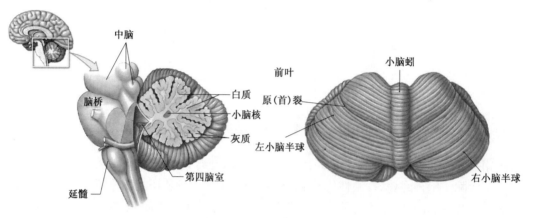

图 1-7-4 小脑

(2) 小脑的功能

小脑不发起运动,也不决定以哪种方式运动,它是运动的重要调节中枢,有大量的传入和传出联系。大脑皮质发向肌肉的运动信息和执行运动时来自肌肉和关节等的信息,都可传入小脑。小脑经常对这两种传来的神经冲动进行整合,并通过传出纤维调整和纠正各有关肌肉的运动,使随意运动保持协调。此外,小脑在维持身体平衡上也起着重要作用。它接受来自前庭器官的信息,通过传出联系,改变躯体不同部分肌肉的张力,使肌体在重力作用下,做加速或旋转运动时保持姿势平衡。

4. 端脑

(1) 端脑的形态结构

端脑(大脑)由左、右两个大脑半球组成,是脑的最主要部分。在人脑中,大脑是中枢神经系统最上层的部分,一般分为额叶、顶叶、颞叶和枕叶四个脑叶。两个半球除了胼胝体相连以外完全左右分开。

端脑(大脑)皮层表面布满脑沟,沟与沟之间所夹细长的部分称为脑回。脑沟与脑回的形态基本左右半球对称,是对脑进行分叶和定位的重要标志。比较重要的脑沟有外侧沟、中央沟和顶枕沟,将大脑分为额叶、顶叶、颞叶和枕叶四个脑叶(图 1-7-5)。

左右端脑(大脑)半球有各自的称为侧脑室的腔隙。侧脑室与间脑的第三脑室,以及小脑和延髓、脑桥之间的第四脑室之间有孔道连通。脑室中的脉络丛产生的液体称为脑脊液。脑脊液在各脑室与蛛网膜下腔之间循环,如果脑室的通道阻塞,脑室中的脑脊液积多,将形成脑积水。

端脑(大脑)的断面分为白质与灰质。端脑(大脑)的灰质是指表层的数厘米厚的被称

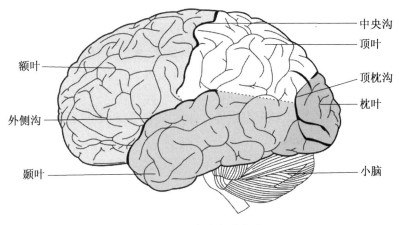

图 1-7-5　大脑半球分叶

为"大脑皮层"的结构,是神经细胞(细胞体)聚集的部分,是思考等活动的中枢。灰质之下是白质,由大量纤维束组成,端脑(大脑)通过这些神经纤维在大脑回与回之间、叶与叶之间、两半球之间等广泛联系,更好地执行其功能。

(2)端脑的功能

端脑是高级中枢最大的组成部分,也是功能最复杂的部分,端脑是产生意识的中枢,包括接受感觉器官的信息、发出运动指令、进行身体的调节、接收处理语言信息、记录信息、将信息分析整合、进行创造等。通过对大脑皮层损伤病例的研究,发现了大脑完成某些反射活动的相对集中区,称为大脑皮质的功能定位(图 1-7-6)。如躯体运动区,位于中央前回和中央旁小叶前部,管理对侧半身骨骼肌的运动。躯体感觉区,位于中央后回和中央旁小叶后部,接受对侧半身感觉传导纤维的冲动。视区,位于枕叶内侧面距状沟两侧的皮质。听区,位于颞横回,每侧听区接受双侧的听觉冲动。语言区是人类大脑皮质与动物

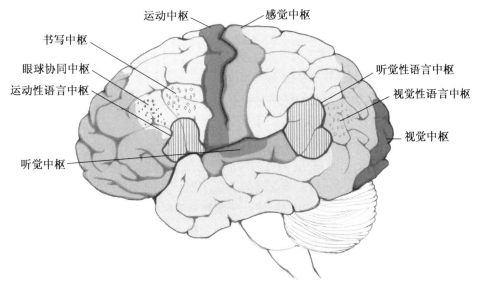

图 1-7-6　大脑皮层功能分区

的本质区别,左侧半球被认为是语言区的"优势半球"。说话中枢(运动性语言中枢),位于额下回后部。此区受损,患者能发音,但不能说出有意义的语言,称运动性失语症。听话中枢(听觉性语言中枢),位于颞上回后部。此区受损,患者听觉正常,但听不懂别人讲话的意思,自己讲的话也不理解,所以不能正常回答问题和正常说话,称感觉性失语症。阅读中枢(视觉性语言中枢),位于角回。此区受损,虽视觉正常,但不能理解文字符号的意义,称失读症。书写中枢,位于额中回后部。此区受损,患者手的运动正常,但写字、绘图等精细动作有障碍,称失写症。

 知识拓展

左撇子真的更聪明吗

人类两侧大脑半球的功能是不对等的。语言活动中枢集中在左侧皮层;右侧半球在非语词性认知功能上占优势,如对空间的辨认、深度知觉、触-压觉认识、图像视觉认识、音乐欣赏分辨等。主要使用右手的人,左侧大脑皮层在语言活动功能上占优势,这种现象称为一侧优势。但是这种优势也是相对的,因为左半球有一定的非词语性认识功能,而右半球也有一定的简单语言活动功能。一侧优势现象虽与遗传有一定关系,但主要在后天生活实践中逐步形成,这与人类习惯使用右手有关。

右撇子的大脑左半球功能较为发达,右半球开发利用相对较少;而左撇子在日常生活中迫于大多数人的习惯,他们会使用右手,因此左脑也得到开发和利用,故极大地提高了整个大脑的工作效率。左撇子有可能将左半脑的抽象思维与右半脑的形象思维功能合二为一,因而具有更强的形象思维和洞察全局的能力,更富知觉,更具创意。

研究结果显示,左撇子和右撇子的智商其实并无显著差异。他们只是擅长的领域不同,从智商认知上来说,其实无法说谁比谁更聪明。

5. 脑的发育特点及其卫生保健

婴幼儿神经的髓鞘化进程依脑的不同部位而异。出生后脑干和小脑神经首先开始髓鞘化,大脑则较晚,幼儿由于神经的髓鞘化尚不完善,兴奋过程相较于抑制占优势,并且容易扩散,因此,儿童易兴奋,易疲劳。

儿童5岁时脑神经纤维的分枝加深、加长,各个神经细胞之间的联系也更加广泛。这时大脑半球的多数神经纤维已经髓鞘化,身体在接受外界的各种刺激以后,可以比较迅速、准确地沿着神经通路,传导到大脑皮层的各个中枢。儿童到6岁时,大脑皮层各区发育接近成年人的水平,它的成熟顺序是:枕叶→颞叶→顶叶→额叶。这时儿童对外来刺激的反应比较灵敏和准确,运动控制的准确性、协调性提高,有意识的学习思维活动比较活跃,大脑皮层的各个区域之间频繁出现各种复杂的暂时联系,使它们反射能力增强,能形成比较稳定的条件反射。因此,这个时期是儿童智力发育的重要阶段。

儿童在7~8岁期间,脑神经细胞的体积加大,细胞分化基本完成,细胞之间的轴突和树突间的联系更加密集,出现了许多新的神经通路,颞叶发育接近成人,额叶比较成熟,使儿童运动的准确性、协调性得到进一步发展,大脑皮层的抑制能力和分析综合能力加强,这个时期的儿童已经能够对语言文字形成条件反射,但是这种能力还不完善,表现在学习上对直观的、形象的事物容易接受,模仿能力较强,而抽象、概括思维能力则较差。儿童期是大脑广泛存储信息、发展智力的重要时期。

9~16岁的儿童,大脑的重量没有大的变化,但是大脑皮层的内部结构和功能进一步复杂化,神经联络纤维的数量增多,联络神经元的结构和功能以及皮层细胞的结构和功能都在迅速地发展,为他们进行联想、推理、概括、归纳等思维活动奠定了物质基础[1]。

儿童神经系统正处于发育阶段,大脑的兴奋与抑制过程不平衡,往往兴奋占优势。由于神经髓鞘化不完善,兴奋很容易扩散,表现为儿童开始进行某项学习活动时兴奋性非常高,但兴奋保持的时间不够长,很短时间后儿童的兴趣就开始迁移,注意力集中时间短。儿童易于建立条件反射,特别是对第一信号系统的条件反射建立较快,形象思维能力强,对学习的内容掌握快,但条件反射保持的时间短,需要经常强化,否则容易遗忘。

幼儿神经系统对肌肉的调节与支配还不完善。随着年龄的增长,神经对肌肉活动的调节逐渐集中于大脑皮层,因而动作逐渐准确,各部肌肉紧张的分配比较均匀。但是,由于脑发育不成熟,神经髓鞘化不完善,儿童动作的协调性、准确性,对于身体的控制能力、平衡能力和对肌肉运动的感觉能力明显比成年人差。运动体现了儿童脑的发展,适当的运动锻炼可以促进脑的发育。

二、脑的高级功能

脑是机体进行有意识和无意识活动的高级指挥和调节中枢,人们能够完成的简单或复杂的任务几乎都有脑的参与和活动。脑主要有四大功能:感觉、运动、调节和高级功能。脑的高级功能包括认知、注意、学习、记忆、思维和语言等。大脑活动时伴有生物电变化,它是研究皮层活动的重要指标之一。人脑高级功能的许多机制还有待深入探讨。

(一) 学习与记忆

学习与记忆是脑的重要功能之一。学习是指通过神经系统接受外界环境信息而影响自身行为的过程;记忆是指将学习获得的信息贮存和提取再现的神经过程。学习是经验的获得,记忆是经验的保持,二者密不可分。

1. 条件反射

中枢神经系统活动的基本方式是反射,反射是指中枢神经系统参与下的机体对内外环境刺激的规律性应答。反射需要通过反射弧(图 1-7-7)来完成。其过程是:感受器感受刺激,产生的兴奋以神经冲动的方式经过传入神经传向神经中枢;通过中枢的分析与综合活动,中枢产生的兴奋又经一定的传出神经到达效应器。如果反射弧中任何一个环节中断,反射即不能发生。反射分为非条件反射和条件反射两类。

非条件反射是指人生来就有的先天性反射,是一种比较低级的神经活动,由大脑皮层以下的神经中枢(如脑干、脊髓)参与即可完成。如膝跳反射、眨眼反射、缩手反射、婴儿的吮

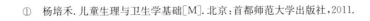

① 杨培禾. 儿童生理与卫生学基础[M].北京:首都师范大学出版社,2011.

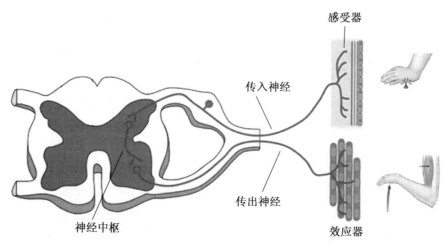

感受器

传入神经

传出神经

神经中枢

效应器

图 1-7-7　反射弧

乳、排尿反射等。条件反射是指在一定条件下,外界刺激与有机体反应之间建立起来的暂时神经联系,为后天形成,有经典条件反射和操作性条件反射两种形式。非条件反射是条件反射形成的基础。条件反射的形成与巩固是一种最基本的学习与记忆过程。

根据信号系统的性质来划分,条件反射可分为第一信号系统的反射和第二信号系统的反射。第一信号系统是以具体事物(视觉的、听觉的、触觉的、嗅觉的、味觉的具体信号)为条件刺激建立的条件反射,是人和动物共有的。第二信号系统是以词语为条件刺激建立的条件反射,是人类所特有的[①]。

2. 学习的形式

联合型学习指两个事件在时间上很靠近地重复发生,最后在脑内逐渐形成联系的学习形式,如经典条件反射和操作式条件反射。经典条件反射由巴甫洛夫创立,其建立的基本条件是在时间上把某一无关刺激与非条件刺激多次结合,即为强化,并且无关刺激要先出现。例如,狗的唾液分泌条件反射:进食引起唾液分泌是非条件反射,铃声是无关刺激,若每次给狗进食时,先给听铃声然后进食,经多次结合后,当铃声一出现狗的唾液就分泌,此时铃声已成为条件刺激,这时条件刺激与非条件刺激建立了联系。操作式条件反射属于运动性条件反射,比较复杂,要求动物完成一定的操作。例如,大鼠在实验箱内由于偶然踩在杠杆上而得到食物,如此重复多次,则大鼠学会自动踩杠杆而得食。在此基础上进一步训练,只有当某种信号(如灯光)出现时踩杠杆而得食。这种条件反射的特点是动物必须通过自己的某种运动或操作才能得到强化,所以称为操作式条件反射。

非联合型学习指不需经两种刺激建立联系,即一种刺激可产生的一种较简单的学习形式,包括习惯化和敏感化。习惯化指机体对非伤害性刺激的反应逐渐减弱的过程。敏感化指机体对一种新的、强烈的伤害性刺激可引起另一种弱刺激增强的反应,即反射反应加强的过程。习惯化有助于去掉许多无意义的信息应答;敏感化有助于避开伤害性刺激。

3. 记忆的过程

外界环境中经常有大量的信息通过感觉进入大脑。据估计只有 1% 的信息能较长期

① 张志雄.生理学[M].2 版.上海:上海科学技术出版社,2011.

地被贮存起来,而大部分都被遗忘了。能被长期贮存的信息是反复作用于大脑,并且对个体具有重要意义的信息。记忆过程分为四个连续的阶段:感觉性记忆、第一级记忆、第二级记忆和第三级记忆。感觉性记忆是指信息通过感觉器官进入大脑感觉区内贮存的阶段,贮存的时间不超过1秒。若经过处理,把那些不连续的、先后进入的信息整合成新的连续的印象,则由感觉性记忆转入第一级记忆。信号在第一级记忆中贮存的时间也只有几秒。如果进一步反复学习运用,信息便在第一级记忆中循环,延长第一级记忆的时间,这样便可转入第二级记忆,记忆持续时间可达几分钟到几年。有些记忆的痕迹,如自己的名字和每天都在进行的操作手艺等,通过长年累月地运用,是不容易遗忘的,这类记忆属于第三级记忆。前两者相当于短时性记忆,后两者相当于长时性记忆。

4. 学习和记忆的机制

早年根据巴甫洛夫提出的"暂时性联系接通"的概念,提出脑的不同部位建立新的功能联系是学习和记忆的神经基础。近年来根据对突触的研究,提出突触的可发生变化是学习和记忆的神经基础。突触的可塑性变化包括突触结构可塑性和传递可塑性。即在学习过程中,由于强刺激作用,突触在形态和功能上发生改变(可塑性),突触的效能发生改变,产生了突触传递的易化作用。目前认为短时性记忆和长时性记忆的神经机制不同。短时性记忆可能与神经元生理活动、神经元之间的环路联系、神经递质传递有关;长时性记忆可能与新的突触关系建立有关,并且有赖于脑内RNA和新蛋白质的合成。

(二) 睡眠

人一生中有三分之一的时间是在睡眠中度过的,睡眠是生命的需要,不同年龄对睡眠时间要求不一样,一般来说婴儿需要18~20小时,儿童需要12~14小时,成人一般每天需要7~9小时,而老人仅需要5~7小时。

1. 睡眠的生理

睡眠是一种重要的生理现象和必要的生理过程。通过睡眠能使机体消除疲劳,恢复体力和精力,然后保持良好的觉醒状态以提高工作效率。睡眠时许多生理功能发生了变化。

睡眠有两种不同的时相状态。慢波睡眠时相的表现为嗅、视、听、触等感觉功能减退;骨骼肌的肌紧张降低,腱反射减弱;自主性神经系统功能出现一系列的变化,如瞳孔缩小、心率减慢、血压降低、呼吸变慢、尿量减少、代谢率降低、体温下降、发汗增多、胃液分泌增多、唾液分泌减少等。在这一时相中脑电波呈现慢波。通过对睡眠时持续的脑电图观察,发现在慢波睡眠之间还间断地出现快波睡眠时相。[①]

快波睡眠时脑电波呈现快波,由于脑电波表现与慢波睡眠时表现非常异样,因此又被称为异相睡眠;由于快波睡眠时常伴有快速眼球运动,因此又被称为快速眼球运动睡眠。在快波睡眠时相出现时,各种感觉功能进一步减退而更难唤醒、肌肉紧张性进一步降低而处于几乎完全松弛的状态;但不时可出现间断的阵发性表现,如眼球快速运动、部分肢体抽动、心率和血压升高、呼吸加快而不规则。慢波睡眠与快波睡眠是两个能相互转化的时相。睡眠一开始,一般先进入慢波睡眠,慢波睡眠持续80~120分钟后就转入快波睡眠,

---

① 库宝善.慢波睡眠的药理学研究[J].北京医科大学学报,1999,31(3):204-208.

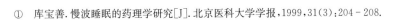

第一章　儿童的解剖生理

快波睡眠20～30分钟后又转入慢波睡眠,如此反复进行。在整个睡眠过程中,这种反复转化约4～5次,越接近睡眠后期快波睡眠持续时间越长。成年人慢波睡眠和快波睡眠均可直接转为觉醒状态,但入睡时一般只能进入慢波睡眠再转化成快波睡眠。在快波睡眠期间,如果将被试者唤醒,他往往会讲述正在做梦;在慢波睡眠期间被唤醒,则较少会讲述正在做梦。由此看来,做梦是快波睡眠的特征之一。

实验观察到,在慢波睡眠期间生长激素分泌明显增高,转入异相睡眠或觉醒后,生长激素分泌减少,所以有人认为慢波睡眠有利于体力恢复和促进生长。实验还观察到,在快波睡眠期间,脑内的蛋白质合成加快,因此认为,快波睡眠有利于精力恢复,并能促进记忆功能。

目前认为,睡眠是中枢神经系统内部发生了一个主动过程而造成的,中枢内存在着产生睡眠的中枢。有人认为,在脑干尾端存在能引起睡眠和脑电出现慢波的中枢,这一中枢向上传导可作用于大脑皮质,与脑干网状结构上行激动系统的作用相对抗,从而调节睡眠与觉醒的相互转化。随着研究工作的进展,已经有人把睡眠的发生机制与不同的中枢递质系统功能联系了起来。

2. 儿童睡眠障碍

儿童睡眠障碍是由睡眠时间不足及一系列相关症状构成的,包括打呼噜、喉头哽咽、呼吸暂停、张口呼吸、睡眠不安、多汗、肢体抽搐、梦话、磨牙、梦游、遗尿等。睡眠障碍的形式主要包括:

夜惊,常见于2～5岁儿童,一般在入睡后半小时左右发作,表现为突然惊叫、哭闹、惊恐表情、手足乱动、呼吸急促、心跳增快、出汗、瞳孔散大。发作时脑电图出现觉醒的α节律。每次夜惊发作可持续1～10分钟,发作后再入睡,醒后完全遗忘。一般随着年龄增长,夜惊可自行消失。

梦游症,在儿童中较为常见,常伴有夜间遗尿。部分患儿有家族遗传史。主要表现为反复出现在入睡后0.5～2小时熟睡中突然坐起或下床活动,意识不清、东抚西摸、徘徊走路或做游戏动作,此时不易唤醒,大约数分钟或半小时后又可安静入睡,事后完全遗忘。

儿童睡眠障碍如果偶尔发生,无须专门治疗,让孩子保持轻松愉快的心情,创造好的睡眠环境,养成良好的睡眠习惯即可。如果经常发生就需要专业检查,找到病因,对症治疗。

 知识拓展

梦游的人不可以被叫醒吗

梦游的人虽然在走路、在说话,但是自己是完全不知道的,也控制不了自己。这时他们处于深度睡眠不容易被叫醒,如果被叫醒了,可能会感觉到迷惑,非常的不适应,也不舒服,同时也会对自己的这些行为感到恐惧,但一般不会被吓傻、吓疯。如果梦游的人的行为没有伤害性,可以引导其回到床上继续睡眠。如果梦游的行为有可能伤害到自己或者他人,用缓和的方式将其叫醒,并安抚情绪也是一种不得已的保护措施。

核心知识点

1. 神经系统的组成：人体神经系统由中枢神经和周围神经组成。中枢神经包括脑和脊髓。周围神经按解剖分为由脑发出的 12 对脑神经和由脊髓发出的 31 对脊神经；按功能分为感觉神经和运动神经。

2. 脊髓是低级中枢，位于椎管内，其中部暗灰色部分叫作灰质，周围颜色较白的叫作白质。脊髓可传导几乎全部躯体感觉信息；脊髓是躯体运动的基本反射中枢和内脏反射的低级中枢。

3. 脑是神经系统的高级中枢，位于颅腔内，可被分为端脑（大脑）、间脑、小脑、脑干四个部分。

脑干位于脊髓和间脑之间，脑干自下而上可分为延髓、脑桥和中脑。脑干的功能有：传导神经冲动的功能、反射功能、维持大脑觉醒状态。

间脑主要分为背侧丘脑（简称丘脑）和下丘脑。丘脑是感觉冲动传向大脑皮层的转换站，是重要的感觉整合机构之一。丘脑在维持和调节意识状态、警觉和注意力方面也起重要作用。下丘脑是调节内脏及内分泌活动的中枢。

小脑位于大脑的后下方，颅后窝内，延髓和脑桥的背面。小脑表面的灰质为小脑皮层、深部为白质。小脑是运动的重要调节中枢，小脑在维持身体平衡上也起着重要作用。

端脑（大脑）由左右两个大脑半球组成，两个半球除了胼胝体相连以外完全左右分开。端脑（大脑）表面布满脑沟，沟与沟之间称为脑回。外侧沟、中央沟和顶枕沟，将大脑分为额叶、顶叶、颞叶和枕叶。端脑（大脑）的断面分为白质与灰质。灰质是神经细胞（细胞体）聚集的部分，是思考等活动的中枢。灰质之下是白质，由大量纤维束组成，端脑（大脑）通过这些神经纤维广泛联系，更好地执行其功能。端脑是高级中枢最大的组成部分，也是功能最复杂的部分。端脑是产生意识的中枢，包括接受感觉器官的信息、发出运动指令、进行身体的调节，接收处理语言信息、记录信息、将信息分析整合，进行创造等。大脑完成某些反射活动的相对集中区，称为大脑皮质的功能定位。

4. 脑的发育：大脑的发育主要是脑细胞体积的增大、突触的增多和功能的加强。6 岁儿童大脑皮层各区发育接近成年人的水平。大脑的成熟顺序是：枕叶→颞叶→顶叶→额叶。

5. 中枢神经系统活动的基本方式是反射。反射是指中枢神经系统参与下的机体对内外环境刺激的规律性应答。反射需要通过反射弧来完成。反射分为非条件反射和条件反射两类。条件反射又可分为第一信号系统的反射和第二信号系统的反射。

6. 人类的记忆过程可分成四个连续的阶段，即感觉性记忆、第一级记忆、第二级记忆和第三级记忆。前两个阶段相当于短时性记忆，后两个阶段相当于长时性记忆。

7. 睡眠可分为两个时相，即慢波睡眠和异相睡眠。慢波睡眠时腺垂体生长素分泌显著增多，因此，睡眠有利于儿童生长和体力恢复。异相睡眠伴有眼球快速运动，此期睡眠更深。异相睡眠时，脑内蛋白质合成加快，有利于儿童神经系统的发育成熟和建立新的突触联系，可增强记忆力，促进精力的恢复。

第一章 儿童的解剖生理

1

思考与探究

　　1. 当人侧身靠墙站立,靠墙的一侧从脚到肩紧贴墙壁,这时远离墙壁的腿无法抬起,请从大脑和小脑对运动的控制来说明这个现象。

　　2. 用尺子初步测量反应速度。两个同学为一组,测试的同学拿着尺子上端,被测同学的手虎口张开,放在离尺子下端约 20 厘米的位置。拿着尺子的同学放开尺子,被测同学用最快速度抓住下落的尺子,然后测量尺子下滑的距离。距离越短,说明人的反应能力越快。

1

第八节 感觉器官

思维导图

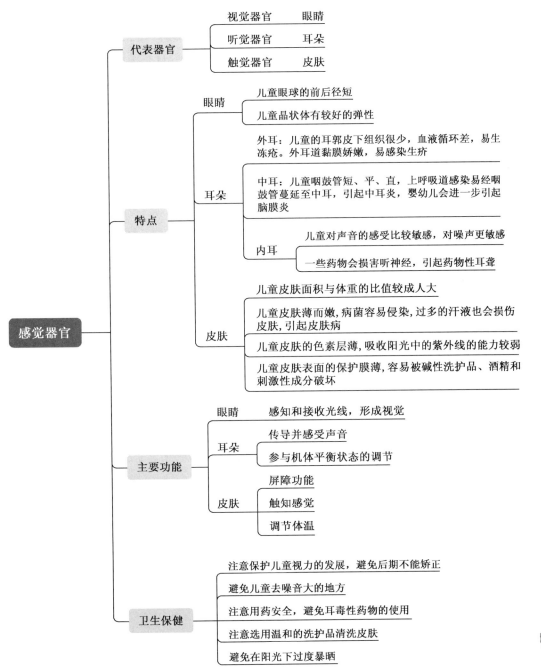

学习要点

1. 儿童眼的结构、功能、发育特点及其卫生保健。
2. 儿童耳的结构、功能、发育特点及其卫生保健。
3. 儿童皮肤的结构、功能、发育特点及其卫生保健。

关键词

眼球　晶状体　视网膜　鼓膜　耳蜗　半规管

感受器接受人体内外环境的各种特定的适宜刺激,并将刺激转化为神经冲动,通过神经传到脑的特定部位而产生感觉。感受器广泛地分布于人体各部,其构造各不相同,有的感受器结构很简单,如皮肤内与痛觉有关的神经末梢,仅为感受神经的简单末梢;有的则较复杂,除感觉神经末梢外,还有一些细胞或数层结构共同形成的末梢器官,如接受触、压等刺激的触觉小体;有的则更加复杂,除末梢器官外,还有很多附属器,如视器,除眼球外还有泪腺和眼球外肌等附属器官,这些通称感觉器官。感觉器官包括眼、耳、鼻、舌等。

一、儿童眼的结构、功能、发育特点及其卫生保健

视觉器官由眼球及眼副器组成。眼球是视觉形成的部分,它具有折光成像和感光换能两种作用。眼副器包括眼睑、结膜、泪器、眼肌及眼眶内筋膜和脂肪等,对眼球有保护、运动和支持作用。眼各部结构的完善,对眼完成视觉功能具有重要意义。

(一)眼球的结构

眼球包括眼球壁及眼球内容物。

1. 眼球壁的结构

眼球壁(图 1-8-1)是包围眼球的组织。眼球壁由外向内可分为三层:外膜(纤维膜)、中膜(眼球血管膜)、内膜(视网膜)。

外膜由纤维组织构成,较硬,坚韧而有弹性,对眼球有保护作用,并能维持眼球的形状,似鸡蛋壳。外膜又可分为角膜、巩膜两部分。角膜占眼球外膜的前 1/6,呈向前微突的圆盘状,具有屈光作用。角膜无色透明,没有血管,但有丰富的感觉神经末梢,故对感觉敏锐。巩膜占眼球外膜的后 5/6,呈现乳白色,不透明,厚而坚韧,能保护眼球,维持眼球形状。

中膜含有丰富的血管和色素细胞,又称为眼球血管膜,有遮挡光线和营养眼球壁的作用。中膜自前向后又可分为虹膜、睫状体、脉络膜三部分。

虹膜位于中膜的前部,角膜后方圆盘状薄膜中间的小孔称瞳孔。虹膜内有两种不同方向排列的平滑肌,一种是瞳孔周围呈环形排列的,称瞳孔括约肌,收缩时可缩小瞳孔;另一种是以瞳孔为中心向周围呈放射状排列的,称瞳孔开大肌,收缩时开大瞳孔。瞳孔对于进入眼球的光线有调节作用。

睫状体是眼球中膜环形增厚的部分,位于巩膜与角膜移行部分的内面。睫状体的前方有许多突起,称睫状突,其突上有睫状小带与晶状体相连。睫状体内有平滑肌,称睫状肌。该肌

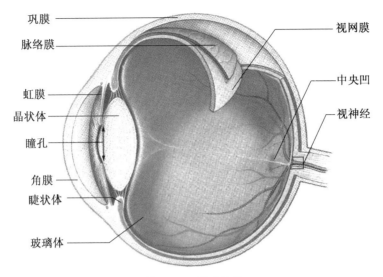

图 1-8-1 眼球结构

收缩和舒张时,可松弛和紧张睫状小带,以调节晶状体的曲度。睫状体还可以产生房水。

脉络膜占眼球中膜的后 2/3,贴于巩膜的内面。因该膜含有丰富的血管和色素细胞,故有营养眼内组织并吸收眼内分散光线的作用。

内膜也就是视网膜,为眼球壁的最内层,位于虹膜和睫状体内面的部分无感光作用,位于脉络膜内面的部分有感光作用。在视网膜后部中央稍偏鼻侧处有一白色圆盘状隆起,称视神经盘(视神经乳头),是视神经起始和视网膜中央动、静脉出入处,不能感光,为生理性盲点。在视神经盘颞侧,有一黄色小区称黄斑,黄斑中央凹陷,称中央凹,是感光最敏锐的部分。

2. 眼球内容物

眼内容物包括房水、晶状体和玻璃体。这三部分加上外层中的角膜,就构成了眼的屈光系统。

房水为无色透明的液体,具有屈光、营养和维持眼内压力的作用。房水由睫状体产生于虹膜后的后房,经过瞳孔进入前房为虹膜、角膜等输送营养。

晶状体位于虹膜后面、玻璃体前面,借助悬韧带与睫状体相联系,无血管和神经,表面包有晶状体囊,是一种富有弹性的透明组织。晶状体有调焦的作用。

玻璃体为无色透明胶状体,充满晶状体后面的空腔,具有折射光、固定视网膜的作用。玻璃体和晶状体、房水、角膜等一起构成了眼的屈光间质,并且对视网膜和眼球壁起支撑作用,使视网膜与脉络膜相贴。

3. 眼副器

人的眼睛除了眼球壁和眼内容物外,还有一些附属器,分别是眼睑、结膜、泪器、眼外肌和眼眶。

眼睑分为上睑和下睑,遮盖于眼球的前方,具有保护眼球的作用。上、下睑缘生有睫毛;睫毛根部的皮脂腺,称睑缘腺。当睑缘腺发炎时,局部可出现红肿,称睑腺炎(麦粒肿),儿童及青少年常见。

第一章 儿童的解剖生理

结膜为一层富有血管的薄而透明的黏膜,覆盖于眼睑的内面和眼球的前面。结膜有助于防止异物和感染对眼球的损害,但结膜本身也会受到化学物质或过敏物质的刺激,或受到病毒、细菌的感染,出现眼痛、眼痒及充血。

泪器由泪腺和泪道组成(图 1-8-2)。泪腺位于眼眶外上方的泪腺窝内,排泄管开口于结膜上穹。其分泌的泪液可冲洗结膜囊异物,湿润角膜,对眼球有保护作用。

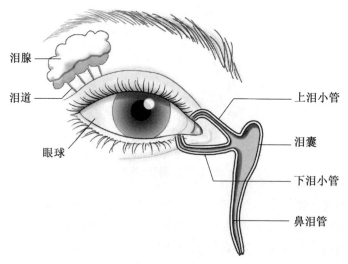

图 1-8-2　泪器

泪道由泪点、泪小管、泪囊和鼻泪管组成。泪点是泪小管的入口,有上泪点和下泪点,分别位于上、下睑缘的内侧端。泪小管为连接泪点与泪囊之间的小管,分为上、下泪小管,共同开口于泪囊。泪囊位于眼眶内侧壁的泪囊窝内。鼻泪管开口于下鼻道,能将多余的眼泪倒入鼻腔。

眼球外肌分布在眼球周围,共七块,均为骨骼肌(图 1-8-3)。除一块上睑提肌提上睑外,其余六块均作用于眼球,按其走行方向分直肌和斜肌。直肌四条,即上、下、内、外直

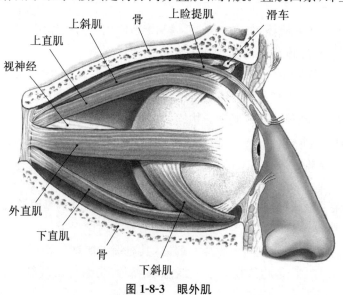

图 1-8-3　眼外肌

肌;斜肌两条,即上斜肌和下斜肌。在视觉活动中,为保持双眼共同聚焦同一目标,需要大脑眼球运动中枢,支配两眼眼外肌的平衡和协调运动。任何原因导致的功能性眼外肌肌力不平衡,或眼外肌器质性病变,引起一条或多条眼外肌不能协调运动,不能够保持正常眼位,均可造成双眼单视功能异常。

知识拓展

几种常见的儿童眼疾

沙眼是一种由病毒引起的慢性传染性眼病。翻开眼睑,可见睑结膜被大小不同、混浊不清的滤泡和乳头所占据。严重的可造成睑下垂、睑内翻、倒睫、角膜混浊溃疡,甚至引起视力障碍或失明。预防沙眼,在个人方面,即要养成良好的卫生习惯,不用手揉眼睛,不共用脸盆、手巾、手帕等,经常保持清洁;在集体方面,应改善环境卫生,加强卫生教育,重视沙眼的治疗。

急性结膜炎(俗名红眼病)是细菌感染所致。传染途径是经手、手帕、毛巾及用具将细菌带入。开始眼内痒、有异物感,然后眼睑充血肿胀,有黏液脓性分泌物。重者眼睑坠重、灼热和畏光。此病极易传染,发生此病应及时隔离,共用的卫生用品均要分开。若是单眼患病,应注意防护,不用手或不干净物品接触眼或者脸部,预防感染。

睑板腺囊肿是因睑板腺排出管道阻塞和分泌物潴留而形成的睑板腺慢性炎性肉芽肿。儿童和成人均可患此病。该病进展缓慢,可反复发生,可在眼睑上触及坚硬肿块,但无疼痛,表面皮肤隆起。

(二) 眼的功能及调节

眼是视觉器官,由折光系统和感光系统两部分构成。外界物体发出的光,透过眼的折光系统,折射成像于视网膜上,刺激视网膜的感光细胞,继而产生神经冲动,将光能转变成电信号,再通过视神经将冲动传入视觉中枢,从而产生视觉。据估计,人脑获得的全部信息中,大约有 85%～95%,甚至更多来自视觉系统,因而眼无疑是人体最重要的感觉器官。

1. 眼的折光功能及其调节

眼的折光系统是一个复杂的光学系统,由四种折光能力不同的介质(角膜、房水、晶状体、玻璃体)构成。正常情况下,除晶状体外,其他折光介质的曲率半径是不变的。由于晶状体能改变其曲率半径,借以改变折光系统的折光能力,因此具有调节折光能力的生理意义。眼的折光成像原理类似凸透镜的成像,即外界物体光线入眼时,被凸透镜折射聚焦于视网膜,形成一个缩小倒立的实像。这个实像刺激视网膜感光细胞,从而引起视觉。

按照光学原理。距离眼睛 6 m 以外的物体发出的光线近似平行,经过眼的折射后不需要调节,恰好成像在视网膜上,可以看清。若看距离眼睛 6 m 以内的物体时,物体各点发出的光线是辐射状的,经折射后物象必然落在视网膜之后,因而图像模糊不清。但正常

第一章 儿童的解剖生理

眼在看静物时也十分清楚,这是由于眼在看近物时,晶状体进行了调节。[1]

晶状体的调节过程是:当看近物时,视网膜上模糊物像的信息传到大脑皮质视觉中枢,反射性引起动眼神经中的副交感神经兴奋,使睫状肌收缩,睫状体向前、向内移动,引起睫状小带松弛,晶状体因自身弹性回位而变凸,折光力增加,使物像前移于视网膜上。

晶状体纤维在人一生中不断生长,并将旧的纤维挤向晶状体的中心,并逐渐硬化成为晶状体核,晶状体核外较新的纤维称为晶状体皮质。因此随着年龄的增长,晶状体核逐渐浓缩、扩大,并失去弹性,这时眼的调节能力就会变差,出现老视。

眼视近物的调节能力是有一定限度的。眼的调节能力是指眼做最大限度的调节所能增加的折光力,其大小可用近点表示。近点是指眼做最大调节所能看清物体的最近距离。正常眼的近点越近,调节能力越强,说明晶状体的弹性越好。儿童的晶状体弹性比成年人大,调节范围比较广,近点距离小,即使把物体移到距眼球只有 5~6 cm 的地方,他们也能看清楚。晶状体的调节能力随年龄的增长而逐渐减弱,6 岁左右的儿童近点距离平均为 5.65 cm,14 岁近点距离平均为 7.13 cm,20 岁时平均近点距离为 10.4 cm,而 60 岁时近点距离可达 83.3 cm。一般情况下,年过 40 岁的人,眼的调节能力显著减弱,看远物正常,而看不清近物,这种情况称为老视,即通常所说的老花眼。

瞳孔的调节包括两种反射:一种是看近物时,在晶状体凸度增加的同时,出现瞳孔缩小,称为瞳孔近反射,其意义是调节进入眼内的光量和减少球面像差,增加视觉的清晰度。另一种称瞳孔对光反射,即看强光时瞳孔缩小,减少强光进入眼内,以保护视网膜;看弱光时瞳孔扩大,进入眼内的光量增加,使成像清晰。另外,瞳孔还会在情绪变化时发生变化。

眼球会聚调节:当双眼凝视一个向前移动的物体时,两眼球同时向鼻侧会聚的现象称为眼球会聚。它也是一种反射活动,眼球会聚可使物像分别落在两眼视网膜的对称点上,使视觉更加清晰并防止复视的产生。

 知识拓展

假性近视

近视一般分为假性近视、真性近视以及混合性近视。假性近视是由于用眼过度致使睫状肌持续收缩痉挛,晶状体厚度增加,视物模糊不清。利用药物、针灸、埋耳针及理疗仪器,或通过患者自身强化眼肌锻炼都可放松肌肉、缓解疲劳,使视力恢复到正常状态。一般儿童用眼过度,开始会出现假性近视,若不及时缓解,终究会导致眼轴变大而成为真性近视。

2. 眼球感光系统的功能

眼的感光系统主要由视网膜构成,它是光的感受器,能将光能转换为视神经冲动,沿视觉传导通路传到大脑皮质枕叶视觉中枢,产生视觉。

视网膜上的感光细胞由视锥细胞和视杆细胞组成,视锥细胞在强光下起作用,并能产

---

[1] 黄嫦斌.生理学基础[M].3 版.北京:科学出版社,2022.

生色觉；视杆细胞对弱光敏感，不能产生色觉。感光细胞能够感受光的刺激发生反应，是因为细胞内含有感光物质。视杆细胞所含的感光物质是视紫红质，它在光的作用下，分解为视黄醛和视蛋白，这种分解可引起视杆细胞的去极化，产生神经冲动；而在暗处视蛋白和视黄醛又重新合成视紫红质。在暗处视物时，视紫红质既有分解又有合成，总体上是合成大于分解，这是人在暗处能连续视物的基础。在视紫红质分解与合成的过程中，有一部分视黄醛被消耗，需要维生素 A 来补充。如果长期缺乏维生素 A，视紫红质合成减少，造成暗光下视力障碍，称为夜盲症。

从明处突然进入暗处，最初看不清物体，经过一段时间才能渐渐恢复视觉，这种适应暗光的视觉过程叫暗适应。这是因为在强光下视杆细胞的感光物质剩余量很少，达不到易产生兴奋的程度。

从暗光突然来到强光下，眼前呈现一片耀眼光亮，暂时不能看清物体，片刻后，逐渐能看清物体，这种适应过程叫明适应。明适应是由于视紫红质对光的敏感度高，在强光下迅速分解而造成眼前一片光亮。

通过眼的折光系统和眼的感光机能，在视网膜上可以得到一个缩小的色感不同的倒像。由于两眼位置略有不同，视物在视网膜上形成的像并不完全相同，左眼看物的左侧较多，右眼看物的右侧较多，经两侧视神经传到中枢，在神经中枢融合成单一的物象，从而产生立体视觉。

（三）眼的发育及卫生保健

1. 眼的发育

幼儿眼球的前后轴短，眼球呈扁圆形，物象呈在视网膜后，即幼儿的眼有生理性远视的特点。儿童的眼轴长度随年龄的增加而增长，这主要由玻璃体腔长度的增大而引起。新生儿眼球前后轴约 15 mm，垂直轴约 17 mm。1～3 岁的儿童眼球生长速度很快，眼球轴长度共增长 5～8 mm，3 岁时眼球轴长度为 23 mm 左右。3 岁后眼球发育减缓，3～14 岁眼轴长仅增长 1 mm。14 岁以后，眼球发育达到成年人水平（24 mm 左右）。[1]

2. 眼的保健

儿童时期是眼部发育的高速期，也是保护眼睛的关键期。儿童养成均衡饮食的良好生活习惯可为视力健康提供营养保障，如应多摄取富含维生素 A 和 B 族维生素的食物，富含胡萝卜素、叶黄素及花青素等的食物对视力也有帮助。另外，应养成良好的生活习惯，多参加户外活动，积极参加体育锻炼，保证充足的睡眠。

注意用眼卫生，保持坐姿端正，不要躺在床上看书或者看电视节目；不要在走路时或在行走的车辆内看书；不要在昏暗的环境里看书；看书写字半小时后应远眺一会儿；不要盯着太阳光或强烈的灯光看；不要用脏手或脏手帕擦眼睛，以免损伤眼睛、降低视力或患眼疾。

重视儿童眼部检查。做到早预防、早发现、早治疗，以免错过治疗最佳时期。对儿童进行眼部疾病预防知识的普及，提高儿童保护意识。

---

① 杨培禾. 儿童生理与卫生学基础［M］. 北京：首都师范大学出版社，2011.

二、儿童耳的结构、功能、发育特点及其卫生保健

（一）儿童耳的结构功能

1. 耳的结构

耳包括外耳、中耳和内耳三部分。

外耳包括耳郭和外耳道两部分（图 1-8-4）。耳郭位于头部两侧，大部分由弹性软骨作支架，下方的小部分在皮下只含有结缔组织和脂肪，这部分叫耳垂，有收集外来声波的作用。外耳道长约 2.5～3.5 cm。外侧 1/3 的外耳道壁由软骨组成，内侧 2/3 的外耳道壁由骨质组成。软骨部分的皮肤上有耳毛、皮脂腺和耵聍腺。

鼓膜（图 1-8-4）为半透明的薄膜，呈浅漏斗状，凹面向外，边缘固定在骨上。外耳道与中耳以它为界。经过外耳道传来的声波，能引起鼓膜的机械波动。

鼓室位于鼓膜和内耳之间，是一个含有气体的小腔。鼓室里面有三块听小骨（图 1-8-4）：锤骨、砧骨和镫骨。镫骨的底板附着在内耳的前庭窗上。三块听小骨之间由韧带和关节衔接，组成为听骨链。鼓膜的机械波动可以通过听骨链传到前庭窗，引起内耳里淋巴的共振。[1]

咽鼓管（图 1-8-4）是从鼓室前下方通到鼻咽部的一条小管，小管靠近鼻咽部的开口，平时闭合着，只有在吞咽、打呵欠时才开放。咽鼓管的主要作用是使鼓室内的空气与外界空气相通，从而使鼓膜内、外的气压维持平衡，这样，鼓膜才能很好地共振。

内耳（图 1-8-4）包括前庭、半规管和耳蜗三部分。半规管是三个相互垂直的半环形小管。前庭和半规管是位觉感受器的所在处，与身体的平衡有关。耳蜗形似蜗牛，是听觉感受器的所在处，与听觉有关。

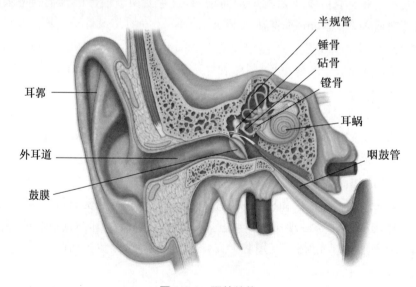

图 1-8-4　耳的结构

---

① 黄嫦斌.生理学基础［M］.3 版.北京:科学出版社,2022.

知识拓展

为什么飞机起降时,咀嚼口香糖会缓解耳部不适

鼓室内气压高,鼓膜将向外凸;鼓室内气压低,鼓膜将向内凹陷,这两种情况都会影响鼓膜的正常共振,影响声波的传导。人们乘坐飞机,当飞机上升或下降时,气压急剧降低或升高,因咽鼓管口未开,鼓室内气压相对增高或降低,就会使鼓膜外凸或内陷,因而使人感到耳痛或耳闷热。此时,如果咀嚼口香糖,主动做吞咽动作,咽鼓管口开放,就可以平衡鼓膜内外的气压,使上述症状得到缓解。

2. 耳的功能

耳是听觉和位觉的外周器官。人类的听觉范围是波长 1.7 cm～17 m 的声波。当外界声音由耳郭收集以后,从外耳道传到鼓膜,引起鼓膜的机械波动。鼓膜机械波动的强度和声波的机械波强度完全一致。声音越响,鼓膜的机械波动幅度也越大。鼓膜的共振再引起三块听小骨同样强度的共振。由于听骨链的作用,大大加强了能量,起到扩音的作用。听骨链的共振引起耳蜗内淋巴的共振,刺激内耳的听觉感受器,听觉感受器兴奋后所产生的神经冲动沿前庭蜗神经中的耳蜗神经传到大脑皮层的听觉中枢,产生听觉。

前庭可以感受头部位置的变化和直线运动时速度的变化,半规管可以感受头部的旋转变速运动,这些感受到的刺激反映到中枢以后,就引起一系列反射来维持身体的平衡。当头做旋转加速运动(如旋转开始或旋转停止)时,壶腹嵴毛细胞的兴奋性改变,这种信息通过前庭神经传入中枢,除了引起旋转感觉外,还会引起旋转反应,包括肢体肌紧张的改变、眼球震颤、自主神经性反应(如出汗、呕吐等)。当前庭器官受到过强、过长时间的刺激时,常会引起恶心、呕吐、眩晕、皮肤苍白等症状,称为前庭自主神经性反应。有些人前庭功能非常敏感,前庭器官受到轻微刺激就可引起不适应反应,严重时称为晕动病,如晕车、晕船、航空病等。

(二) 耳的发育特点及卫生保健

幼儿外耳道较狭窄,鼓膜较厚。有些儿童耳中的耵聍难以排出会形成栓塞,堵住外耳道,影响听力。应经常关注儿童外耳道卫生,用安全的方式清理耳道,避免损伤儿童骨膜;教育儿童不要养成自己挖耳朵的习惯,以免伤及外耳道皮肤或鼓膜。

咽鼓管是沟通鼻咽部和鼓室的一个扁管,咽鼓管鼓口起始于鼓室的前壁,经咽鼓管咽口开口于鼻咽部侧壁。靠近鼻咽部的部分平时闭合,仅在吞咽或打哈欠时才开放,以调节鼓室内的压力,使鼓室内外气体压力保持平衡,以此保证鼓膜正常震动。成年人咽鼓管鼓口比咽口高 20 mm 左右。儿童的咽鼓管较成人短、宽、平直,咽鼓管的两个口几乎在同一个平面上,儿童鼻、咽、喉部感染时,病菌很容易从鼻咽部侵入中耳,引起中耳炎,如果不及时治疗,会形成化脓性中耳炎,有可能导致鼓膜穿孔、听骨链粘连,造成传导性耳聋。由于分隔鼓室与颅中窝的骨板很薄,中耳疾患还可侵犯此骨板引起耳源性颅内并发症。鼻咽部感染还可造成咽鼓管阻塞,使鼓室内外气压不平衡,形成非化脓性中耳炎,引起中耳积

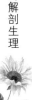

液,影响听力,严重时也可引起听骨链粘连,造成传导性耳聋①。因此,儿童感冒引起鼻咽部炎症一定要及时治疗。

 知识拓展

为什么儿童中耳炎危害大

鼓室的顶部有一层薄的骨板把鼓室和颅腔隔开。某些类型的中耳炎能腐蚀、破坏这层薄骨板,侵入脑内,引起脑脓肿、脑膜炎。所以患了中耳炎要及时治疗,不能大意。由于儿童难以描述耳痛、耳闷或听力下降等情况,临床上常易漏诊和误诊,家属也容易忽视,病情容易转为比较难治的慢性中耳炎,因此应当重视对儿童中耳炎的认识。对于儿童来说,感冒时必须要观察其有无耳痛、流脓表现;平日需注意儿童听力表现,看电视的声音是否过响;要积极处理鼻腔鼻咽病变。

幼儿听力较成人强,但容易出现听觉疲劳。噪声对于儿童的听力会产生严重的影响,因此,应该采取有效的措施使教室外的噪声低于 40 分贝。

儿童皮肤柔嫩,耳郭容易冻伤,因此应注意冬季保暖。某些药物如链霉素、奎宁、新霉素、卡那霉素、庆大霉素等,会因为使用不当造成儿童耳聋。有些对药物过敏的儿童,使用一次新霉素就可能造成耳聋。链霉素对前庭蜗神经的毒副作用也很大,1%~10%的短期使用者会出现不同程度的前庭蜗神经功能损伤,长期使用者则有 30%~75% 出现不同程度的前庭蜗神经功能损伤。使用链霉素引起的耳聋出现较迟缓,有时在停药后数月才会发现。因此,儿童治病时应该慎用以上这些药物,并且在使用过程中要随时密切观察其反应情况。

三、儿童皮肤的结构、功能、发育特点及其卫生保健

皮肤覆盖于人体的表面,是人体最大的器官。由于皮肤功能复杂,也有将皮肤单列为系统的。皮肤总面积可达 1.2~2 m²,重量约为人体重量的 16%。最厚的皮肤在足底部,厚度达 4 mm,眼皮上的皮肤最薄,只有不到 1 mm。皮肤具有保护、感受刺激、调节体温、排泄废物和吸收等功能。

(一)皮肤的结构和功能

1. 皮肤的结构

皮肤由表皮、真皮和皮下组织构成,并含有附属器官(汗腺、皮脂腺、指甲、趾甲)以及血管、淋巴管、神经和肌肉等(图 1-8-5)。

表皮最外面的一层是角质层,由数层角化细胞组成,含有角蛋白,能抵抗摩擦,防止体液外渗和化学物质内侵。由于部位不同,其厚度差异甚大,如眼睑、包皮、额部、腹部、肘窝等部位较薄,掌、跖部位最厚。角质层的细胞无细胞核。表皮的最下面是生发层,由一层排列呈栅状的圆柱细胞组成。此层细胞不断分裂逐渐向上推移、角化、变形,形成表皮其

---

① 布卢斯通.咽鼓管:结构、功能及在中耳炎中的作用[M].陈家祥,陈舒华,译.北京:人民卫生出版社,2009.

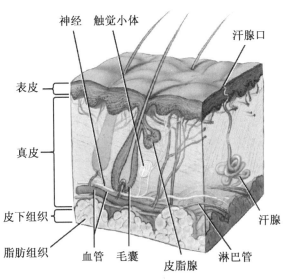

图 1-8-5　皮肤的结构

他各层,最后角化脱落。基底细胞间夹杂一种来源于神经嵴的黑色素细胞,能产生黑色素,决定着皮肤颜色的深浅,能抵御紫外线的伤害。

真皮由排列比较紧密的致密结缔组织形成,由胶原纤维、弹力纤维、网状纤维和基质构成,分布有丰富的毛细血管和神经末梢。动脉进入皮下组织后分支,上行至皮下组织与真皮交界处形成深部血管网,给毛乳头、汗腺、神经和肌肉供给营养。真皮层里神经末梢有触觉、温度觉、痛觉等感受器,使皮肤成为最大的感觉器官。[1]

皮肤的附属器官包括毛发、皮脂腺、汗腺和指甲等。

汗腺位于皮下组织的真皮网状层。除唇部、龟头、包皮内面和阴蒂外,分布全身,而以掌、跖、腋窝、腹股沟等处较多。汗腺可以分泌汗液,调节体温。

皮脂腺位于真皮内,靠近毛囊。除掌、跖外,分布全身。皮脂腺可以分泌皮脂,润滑皮肤和毛发,防止皮肤干燥,青春期以后分泌旺盛。

毛发在皮肤表面以上的部分称为毛干,在毛囊内的部分称为毛根。

指(趾)甲是指(趾)端背面扁平的甲状结构,属于结缔组织,其主要成分是角蛋白。

2. 皮肤的功能

皮肤的功能比较多。作为身体的第一道屏障,皮肤具有保护作用。角质层耐摩擦,透水性能差,能防止组织液外流和有毒物质侵入体内,还能防止烫伤,这对维持体内环境的稳定和保护人体免受外界侵害是很重要的。受日光照射,黑色素能吸收紫外线而保护皮肤。汗液呈弱酸性,限制了细菌繁殖,也增强了皮肤的抗感染能力。

皮肤对体温有一定的调节作用。真皮供血丰富,血管舒张和分泌汗液可增加散热,反之则减少散热。

皮肤内的游离神经末梢、触觉小体、环层小体等不同的感受器能感受痛、温、触、压觉等。

---

① 黄嫦斌.生理学基础[M].3 版.北京:科学出版社,2022.

第一章　儿童的解剖生理

1

此外,皮肤还有合成维生素 D,通过汗腺排泄废物等多种功能。

保健小常识

伤口的皮肤由新生的毛细血管和增生的成纤维细胞构成的肉芽组织填平。成纤维细胞产生纤维和基质,使胶原纤维不断增多,肉芽组织改建成纤维性结缔组织,伤口愈合。产生胶原纤维的过程中,需要维生素 C 等辅助因子参加,因此创伤病人摄入足量的维生素 C 有助于伤口愈合。另外清理消毒伤口避免感染,避免异物永久留在疤痕处都是促进伤口愈合的关键。

(二) 儿童皮肤的发育特点及卫生保健

儿童皮肤面积与体重之比较成人要大,6 岁小学生皮肤的平均表面积是 10 500 cm²,平均体重为 30 kg,两者之比为 1∶350。成人皮肤的平均表面积为 18 000 cm²,平均体重为65 kg,两者之比约为 1∶270。对于同样的洗护品,小学生吸收的量相对比成人多,同时对过敏性物质或毒性物质的反应也强烈得多。因此,小学生在清洗皮肤时,应选择安全性更高的洗护用品,即经过严格医学检测,证明品质纯正温和,且其中成分完全适合小学生皮肤特性的洗护品。

儿童皮肤的表皮细胞层数少,角质层薄,真皮中含水量大,胶原纤维较少,因而皮肤较成年人薄而嫩,病菌容易侵染,过多的汗液也会损伤皮肤,引起皮肤病。所以小学生要做到勤洗澡、勤洗脸、勤洗手、勤换衣服,保持皮肤的清洁干净,防止病菌感染。同时要防止因外力摩擦或者高温导致皮肤受损。

儿童皮肤的色素层薄,黑色素较成年人少,因而肤色较白,吸收阳光中的紫外线的能力较弱,故要避免过度暴晒在阳光下,尤其要防止过度暴晒在强烈的阳光下。

人体皮肤表面有一层天然酸性保护膜,以防止病菌感染,并维持皮肤滋润嫩滑。小学生的皮肤表面保护膜较成年人薄,容易被碱性洗护品、酒精和刺激性成分破坏。因此,小学生应选用温和的洗护品,尽量不带首饰,以免破坏保护膜。

儿童保健小常识

儿童皮肤保健要点

1. 保持清洁但不过度清洗,因为儿童角质层薄,皮脂少。

2. 常晒太阳,但要注意防止晒伤。因为儿童皮肤形成色素能力差,不容易晒黑,也就意味着容易晒伤。

3. 防冻、防干裂。儿童皮肤的血管非常发达,特别是脸部、手部微循环差。皮下的小动脉遇冷收缩,静脉血流不畅,血管的液体渗入组织间隙中形成水肿,导致儿童生冻疮。

核心知识点

1. 视觉器官由眼球及眼副器组成。眼球包括眼球壁及眼球内容物。眼球壁是包围眼球的组织。眼球壁由外向内可分为三层：外膜、中膜、内膜。眼内容物包括房水、晶状体和玻璃体。眼副器包括眼睑、结膜、泪器、眼肌及眼眶内筋膜和脂肪等。

2. 眼球是视觉形成的部分，它具有折光成像和感光换能两种作用。虹膜调节入眼光线明暗，晶状体调节焦距。角膜、房水、晶状体和玻璃体成为眼的折光系统，视网膜感知图像。

3. 耳包括外耳、中耳和内耳三部分。

4. 耳是听觉和位觉的外周器官。听觉形成的路径如下：

外界声音→耳郭→外耳道→鼓膜→听小骨→耳蜗→前庭蜗神经→听觉中枢

前庭可以感受头部位置的变化和直线运动时速度的变化，半规管可以感受头部的旋转变速运动，用以维持身体的平衡。

5. 皮肤由表皮、真皮和皮下组织构成，并含有附属器官（汗腺、皮脂腺、指甲、趾甲）以及血管、淋巴管、神经和肌肉等。

6. 皮肤有保护、调节体温、感觉、排泄等作用。

思考与探究

1. 人分别有两只眼睛和耳朵，这对视觉和听觉的形成有什么作用？

2. 当我们走进科学馆的倾斜小屋，为什么睁开眼睛站不稳，闭上眼睛却要稳定些？

3. 为什么打皮试针比静脉注射要疼一些？以皮肤结构特点说明。

第九节　内分泌系统

思维导图

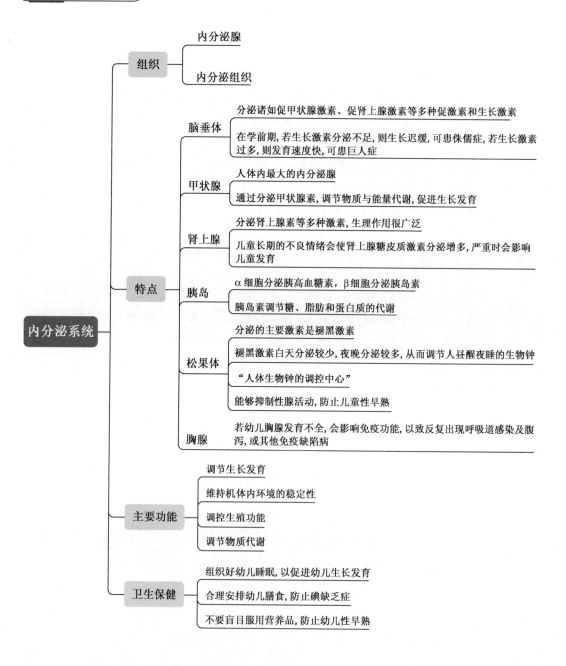

内分泌系统

组织
- 内分泌腺
- 内分泌组织

特点

脑垂体
- 分泌诸如促甲状腺激素、促肾上腺激素等多种促激素和生长激素
- 在学前期,若生长激素分泌不足,则生长迟缓,可患侏儒症,若生长激素过多,则发育速度快,可患巨人症

甲状腺
- 人体内最大的内分泌腺
- 通过分泌甲状腺素,调节物质与能量代谢,促进生长发育

肾上腺
- 分泌肾上腺素等多种激素,生理作用很广泛
- 儿童长期的不良情绪会使肾上腺糖皮质激素分泌增多,严重时会影响儿童发育

胰岛
- α细胞分泌胰高血糖素,β细胞分泌胰岛素
- 胰岛素调节糖、脂肪和蛋白质的代谢

松果体
- 分泌的主要激素是褪黑激素
- 褪黑激素白天分泌较少,夜晚分泌较多,从而调节人昼醒夜睡的生物钟
- "人体生物钟的调控中心"
- 能够抑制性腺活动,防止儿童性早熟

胸腺
- 若幼儿胸腺发育不全,会影响免疫功能,以致反复出现呼吸道感染及腹泻,或其他免疫缺陷病

主要功能
- 调节生长发育
- 维持机体内环境的稳定性
- 调控生殖功能
- 调节物质代谢

卫生保健
- 组织好幼儿睡眠,以促进幼儿生长发育
- 合理安排幼儿膳食,防止碘缺乏症
- 不要盲目服用营养品,防止幼儿性早熟

学习要点

1. 内分泌系统的组成及功能。
2. 内分泌器官的结构及发育特点。
3. 儿童内分泌系统的结构、功能特点及卫生保健。

关键词　脑垂体　生长激素　甲状腺　激素分泌　胰岛素

一、内分泌系统的组成

内分泌系统是由内分泌腺和分散于某些组织和器官中的内分泌细胞组成的一个重要的调节系统,该系统与神经系统相互作用,密切配合,共同调节、整合机体的各种功能活动,维持内环境相对稳定(图1-9-1)。内分泌细胞是指具有内分泌功能的细胞,其构成的组织称为内分泌组织。由内分泌组织构成并主要行使内分泌功能的器官称为内分泌腺。内分泌腺没有排泄管,故又称无管腺,其分泌的激素直接进入血液、淋巴液或局部组织液,由体液运送到所作用的靶器官,从而影响功能活动。此外,有一些内分泌组织或细胞分散存在于一些器官、组织中,如胰腺内的胰岛、睾丸内的间质细胞、卵巢内的卵泡颗粒细胞和黄体、消化道管壁内的内分泌细胞以及分泌激素的神经细胞等。内分泌腺主要有垂体、甲状腺、甲状旁腺、肾上腺、胰岛、松果体、胸腺等。

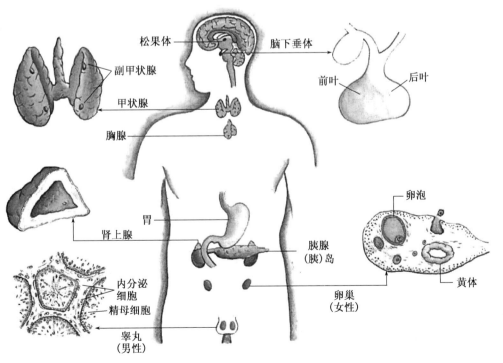

图 1-9-1　人体主要的内分泌腺

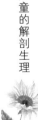

第一章　儿童的解剖生理

二、内分泌腺的结构、功能、发育特点及其卫生保健

（一）下丘脑-垂体的结构、发育特点及其卫生保健

1. 下丘脑-垂体的结构

在神经系统中存在着可以控制内分泌功能的器官——下丘脑,其通过分泌激素或者发出神经纤维进入人体内分泌腺垂体,从而实现调控内分泌功能的目的。因此,在下丘脑与垂体间必定有着密切的结构和功能联系。下丘脑有两组神经内分泌细胞,可分泌肽类激素。垂体位于颅底的垂体窝内,悬垂于脑的底面,通过垂体柄与下丘脑相连。垂体很小,重量不到 1 g,女性的垂体较男性的稍大。垂体分为前叶、中间部、后叶及垂体柄,垂体柄包括结节部和漏斗。前叶、中间部和结节部内主要是腺细胞,后叶充满神经组织,因此,前叶、中间部和结节部合称为腺垂体,后叶和漏斗称为神经垂体。下丘脑和这两种垂体分别组成两种功能型系统(图 1-9-2)。

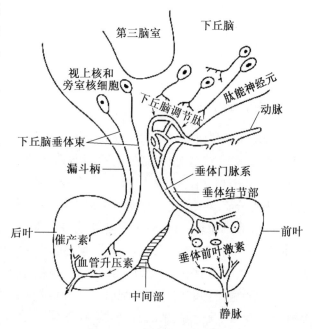

图 1-9-2　下丘脑-垂体系统

2. 垂体分泌的激素

神经垂体和腺垂体统称为脑垂体,呈椭圆形。神经垂体主要由神经纤维、神经胶质、结缔组织构成,分泌垂体后叶素和催产素,前者具有升高血压、抗利尿作用,而后者则可刺激子宫平滑肌收缩。腺垂体占垂体大部分,主要分泌生长激素和促激素。

生长激素是含 191 个氨基酸的多肽,包含以下功能:(1) 促生长作用。可促进全身的生长发育,一方面促进骨骼的生长,使身材高大;另一方面促进蛋白质合成,使肌肉发达。生长激素可使肝脏合成一种生长激素介质,也称胰岛素样生长因子的多肽。(2) 对代谢有影响,即参与物质代谢和能量代谢的调节,通过使 DNA、RNA 合成加速,促进蛋白质的合成。同时使储存状态的脂肪进入细胞,将脂肪作为燃料供能,减少葡萄糖消耗。

从出生到青春期,垂体分泌的生长激素是促进生长最重要的激素,儿童在两个生长高峰期垂体分泌机能十分活跃。生长素在睡眠状态下分泌得较多,尤其进入慢波睡眠后生长素分泌显著升高,觉醒状态下生长素分泌较少。儿童在熟睡后一两个小时内生长激素分泌量最多,占全天生长激素分泌总量的 20%～40%,青春期昼夜都分泌生长激素。儿童在生长发育过程中垂体分泌生长激素无论多少,都会对正常生长发育产生严重的影响,同样,生长激素绝不是促进机体生长的唯一激素,而是对生长起重要作用的激素。生长激素分泌低下的儿童,身材矮小,但智力正常,称为侏儒症。相反,幼年时生长激素分泌量过

多,则使身材发育过于高大,形成巨人症。如果成年后生长激素分泌过多,则将刺激肢端骨及面骨增生,出现肢端肥大症。此类患者的内脏器官,如肝、肾等体积增大。

促激素可调节相应腺体内激素的合成和分泌,维持相应腺体的正常生长发育,如促甲状腺素、促肾上腺素等。

内环境的变化、情绪的变化都可能通过影响脑部特定部位的神经系统功能调节,引起下丘脑分泌肽类激素,通过下丘脑垂体功能系统影响垂体功能活动,进而作用于其他内分泌腺或机体相应靶器官[①]。换言之,很多精神因素如儿童学习压力过大,父母婚姻变故对儿童心理的巨大冲击等,会通过影响脑垂体进而影响儿童内分泌系统的功能,又通过内分泌系统影响儿童的生长发育(图 1-9-3)。

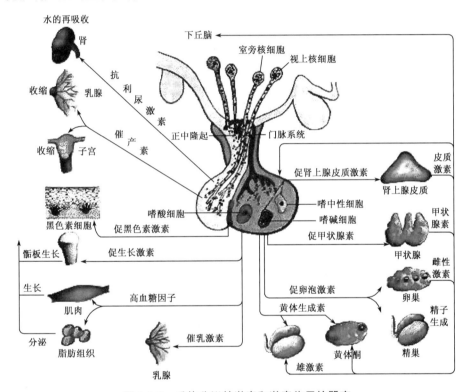

图 1-9-3 垂体分泌的激素和激素作用的器官

(二) 甲状腺的结构、发育特点及其卫生保健

1. 甲状腺的形态结构

甲状腺由许多大小不等的圆形或椭圆形滤泡构成。滤泡由单层上皮细胞围成,是甲状腺激素合成与释放的部位。滤泡腔内充满胶质,为滤泡上皮细胞的分泌物,主要成分为甲状腺球蛋白。因此,滤泡腔是激素的贮存库。滤泡上皮细胞的形态特征及滤泡腔中的胶质量随甲状腺功能的不同而发生相应的变化。滤泡上皮细胞通常为立方形,当甲状腺受到刺激而功能活跃时,细胞变高,胶质减少;反之,细胞变低呈扁平形,而胶质增多。在

① 张志雄. 生理学[M]. 2 版. 上海:上海科学技术出版社,2011.

甲状腺滤泡之间和滤泡上皮细胞之间有滤泡旁细胞,又称 C 细胞或亮细胞,可分泌降钙素(图 1-9-4)。

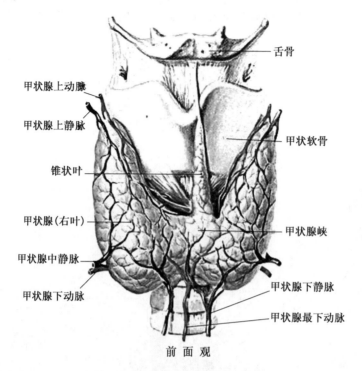

舌骨

甲状腺上动脉

甲状腺上静脉

甲状软骨

锥状叶

甲状腺(右叶)

甲状腺峡

甲状腺中静脉

甲状腺下动脉

甲状腺下静脉

甲状腺最下动脉

前 面 观

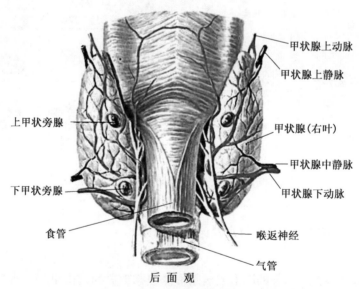

甲状腺上动脉

甲状腺上静脉

上甲状旁腺

甲状腺(右叶)

甲状腺中静脉

下甲状旁腺

甲状腺下动脉

食管

喉返神经

气管

后 面 观

图 1-9-4　甲状腺形态结构图

2. 甲状腺激素及其作用

甲状腺激素是酪氨酸碘化物,主要由碘元素构成,人体每日需碘量为 $150\ \mu g$,碘摄入不足或吸收障碍会严重影响激素合成。甲状腺激素的主要作用有:

(1)产热效应。可提高绝大多数组织的耗氧率,增加氧的利用和产热量。

（2）对物质代谢的影响。第一，可促进蛋白质代谢，促进蛋白质与各种酶的生成，特别是肌肉、肝与肾的蛋白质合成，这对儿童的生长、发育十分重要。第二，可促进糖代谢，促进小肠黏膜对糖的吸收，加速糖原分解，抑制糖原合成，使血糖升高。但同时会提高糖氧化相关酶的活性，促进糖氧化，起到降低血糖的作用。甲状腺功能亢进时，血糖常先升高，甚至出现糖尿，但随后血糖又迅速降低。第三，可促进脂肪代谢。促进脂肪酸氧化，既促进胆固醇的合成，又可通过肝脏加速胆固醇的降解，且分解的速度更快。甲亢时，由于蛋白质、糖和脂肪的分解代谢增强，患者常感到饥饿，食欲旺盛，且明显消瘦。

（3）对生长发育的影响。甲状腺激素是促进生长发育必需的激素，其在婴儿时期作用最明显，婴儿出生后 4 个月内其影响最大。它的作用主要是促进骨和脑组织的生长发育。甲状腺激素缺乏时，垂体分泌的促甲状腺激素也减少，可引起"呆小症"，表现为骨生长停滞导致身材矮小，上下半身比例失调。此外，神经细胞也会变小，突触和轴突、树突均减少，胶质细胞数量也减少，脑的发育明显障碍，造成智力低下。因此，甲状腺激素分泌不足的婴儿最好在出生后 3 个月以内及时补充，否则将错过治疗的最佳时机。

（4）对神经系统的影响。甲状腺激素在胚胎和婴儿时期对中枢神经系统的发育起重要作用，对已分化成熟的神经组织也有作用。甲状腺功能亢进时，中枢神经系统的兴奋性增高，出现失眠、易怒、注意力不集中及肌肉颤动等症状。相反，甲状腺功能低下时，中枢神经系统兴奋性降低，出现抑郁、记忆力下降、反应迟钝等症状。

知识拓展

侏儒症和呆小症有什么不一样

（1）病因、症状不同：侏儒症患者是在生长发育的过程中，先天性或者后天生长激素分泌异常导致的，不影响患者的智力，可以正常生活和工作。而呆小症则是由于甲状腺激素分泌异常导致的病状，患者不但身材矮小，身体免疫力低下，而且智力方面会出现一定的问题。呆小症会导致患者智力低下，是先天性原因引起的病症，不能够彻底治愈。

（2）遗传性病变：侏儒症有一定的遗传性，而且可能会导致其他方面不良的影响。而呆小症有的是遗传因素导致的，更多的是缺碘导致，其遗传性不明显。

临床上发现儿童身高发育不理想时，家长需要带儿童去医院检查，明确是否存在生长激素或甲状腺激素的缺乏，排除疾病的可能性。

如果儿童时期甲状腺功能不足，也会引起发育延迟，但是不像呆小症那么严重，它的临床表现介于呆小症和成年人甲状腺功能不足的症状之间。甲状腺和性腺的发育有密切的关系，正常情况下能够相互促进。甲状腺激素的分泌对男女性腺功能都有影响，尤其是对于女性卵巢分泌雌激素的功能影响较大，甲状腺机能衰退和甲状腺功能亢进都会影响雌二醇的正常形成，从而影响性腺的功能或发育。青春期时，甲状腺激素与生长素起协同作用，通过影响生长素的分泌，促进成骨细胞加大，增加对矿物质的吸收，使骨生长加快，骨质增厚。同时，性腺迅速发育，这时甲状腺激素分泌增多，对碘的需求量也增多，每天碘

第一章 儿童的解剖生理

的需求量达到 500 μg，如果这时碘的供应量不足，就会引起甲状腺代偿性肿大。因此，处在青春期的女孩，她们更容易因为碘缺乏而发生甲状腺代偿性增生，导致脖子变粗，局部有弥漫性肿块，质软而且表面光滑，但是没有其他症状。因此，青春期阶段女孩要注意补碘，预防青春期甲状腺肿大。

（三）肾上腺的结构、发育特点及其卫生保健

肾上腺（图 1-9-5）包括两部分，即中央部的髓质和周围的皮质，两者在发生、结构与功能上均不相同，是两种不同的内分泌腺。皮质是腺垂体激素的一个靶腺，髓质受交感神经节前纤维直接支配，起着交感神经节的作用。

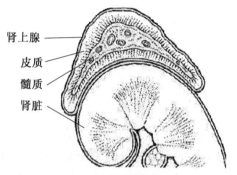

图 1-9-5　肾上腺的结构

在光镜下观察，肾上腺皮质分三层，自外向内依次为球状带、束状带和网状带。球状带较薄，分泌盐皮质激素，主要为醛固酮。束状带位于皮质中间，构成皮质的大部分。网状带位于皮质最内层，束状带与网状带分泌糖皮质激素，网状带还分泌少量性激素。人体内肾上腺糖皮质激素主要是皮质醇，其主要作用是调节蛋白质、脂肪和糖类的物质代谢并参与人体应激和防御反应。儿童若长期用糖皮质激素治病，就会导致骨质疏松、生长发育迟缓，但在停药以后能够得到不同程度的恢复。

肾上腺髓质位于肾上腺的中心，相当于一个交感神经节，受内脏大神经节前纤维支配，形成交感-肾上腺髓质系统。肾上腺髓质分泌肾上腺素和去甲肾上腺素，比例大约为 4∶1，它们的生物学作用与交感神经系统紧密联系，作用很广泛。

儿童长期的不良情绪会通过垂体作用于肾上腺，使肾上腺糖皮质激素分泌增多，将血液中氨基酸转化成葡萄糖，从而影响蛋白合成，儿童表现消瘦，严重时会影响儿童发育。肾上腺皮质分泌的性激素的量很少，对于男性和女性的性生理功能不起主要作用。但是，皮质分泌的雄性激素对于女孩的外生殖器和阴毛、腋毛的生长起到重要的促进作用。不仅如此，女童体内雄性激素还能够和生长激素协同作用，促进女性青春期的生长突增。

（四）胰岛的结构、发育特点及其卫生保健

胰岛中主要的内分泌细胞为 α 细胞和 β 细胞。α 细胞分泌胰高血糖素；β 细胞分泌胰岛素。另有少量 D 细胞分泌生长抑素，PP 细胞分泌胰多肽。（图 1-9-6）

胰岛素是由 A（21 个氨基酸残基）和 B（30 个氨基酸残基）两条肽链，共 51 个氨基酸组成的蛋白质。胰岛素的生物学作用包括：

（1）调节糖代谢。胰岛素作用于细胞膜上的胰岛素受体，通过磷脂酰肌醇激酶及其信号通路使葡萄糖载体安装到细胞膜上，从而转运葡萄糖进入细胞，氧化供能；还促进葡萄糖转化为糖原贮存，并使肝细胞内葡萄糖转变成脂肪酸，再转运到脂肪组织贮存；同时，抑制蛋白和脂肪转化为糖。因此，胰岛素有降低血糖水平的作用。

（2）调节脂肪代谢。胰岛素使葡萄糖进入脂肪细胞，转化成磷酸甘油，促进肝细胞和脂肪细胞合成脂肪酸，磷酸甘油再和脂肪酸形成甘油三酯贮存于脂肪细胞内。此外，胰岛

儿童生理与卫生学基础

1

肾上腺
皮质
髓质
肾脏

/ 94 /

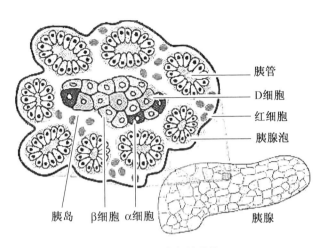

图 1-9-6　胰岛的结构

素还能抑制脂肪分解。

（3）调节蛋白质代谢。胰岛素可促进氨基酸主动转运进入细胞,并直接作用于核糖体,促进蛋白质的合成;抑制蛋白质分解;在机体的生长过程中,胰岛素与生长激素同样重要。

 知识拓展

为什么糖尿病人表现消瘦?

糖尿病是一种由于胰岛功能减退或胰岛素抵抗等引起胰岛素缺乏而导致一系列代谢紊乱的病症。糖尿病患者因为缺少胰岛素或发生胰岛抵抗,血糖不能进入细胞内,引起血液中的血糖浓度上升,即出现高血糖体征。血管中的葡萄糖分子浓度过高,机体发生渗透性失水,细胞失水,神经中枢系统会出现"口渴"信号,人体就会摄入大量的水分,即多饮。糖尿病患者体内胰岛素相对或绝对不足,葡萄糖无法通过胰岛素这一媒介进入细胞被人体消化吸收,就会出现"细胞饥饿"现象。当细胞无法利用血糖时,就会燃烧脂肪和蛋白质,利用糖异生现象,产生一部分血糖来维持基本的生命活动!当体内大量的脂肪和蛋白质被消耗时,人体就会慢慢消瘦,身体免疫力下降,随之而来的是疲乏无力、精神不振、体重减轻。

(五) 松果体与胸腺的结构、发育特点及其卫生保健

松果体是一个约 7 mm×4 mm 大小的扁锥形或椭圆形小体,位于下丘脑的后上方。松果体在儿童时期比较发达,一般在 7 岁以后逐渐萎缩。松果体分泌的主要激素为褪黑素(即所谓的"脑白金"物质),其分泌呈现明显的日周期变化,生理作用也十分广泛。对儿童来说,褪黑素可能通过下丘脑或直接抑制垂体分泌促性腺激素而抑制性腺的活动,抑制性成熟,防止儿童性早熟。

胸腺位于胸骨后面胸腔内上纵隔的前部,分左右两叶,呈长扁条状,上端可达胸腔上口。胸腺能够分泌多肽类物质,如胸腺素、胸腺生长素等,可促进 T 淋巴细胞的分化成

第一章　儿童的解剖生理

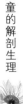

熟,所以胸腺是一个重要的免疫器官。婴儿出生后两年,胸腺生长很快,两岁时可达 10～14 g,至青春期达最高峰,重约 30～40 g,20 岁以后逐渐退化,45 岁后逐渐萎缩,被脂肪组织代替。

 ## 核心知识点

1. 内分泌系统由散布在人体内的一些特殊腺体和内分泌组织或内分泌细胞组成。

2. 下丘脑与垂体的联系非常密切,可将它们看成一个下丘脑-垂体功能单位。下丘脑-垂体功能单位包括下丘脑-腺垂体系统和下丘脑-神经垂体系统两部分,各自分泌不同的激素作用于不同的靶器官。

3. 激素是内分泌腺或内分泌组织、细胞分泌的高效能的有机化合物,分泌量极少,可直接进入组织液、淋巴或血管,并通过血液循环到达全身,作用于靶细胞或靶器官。虽然数量少,但影响极为重要。

 ## 思考与探究

1. 简述甲状腺的形态、位置和功能。

2. 生长激素是促进生长的唯一激素吗? 若不是,请简要说明理由。

第十节 生殖系统

思维导图

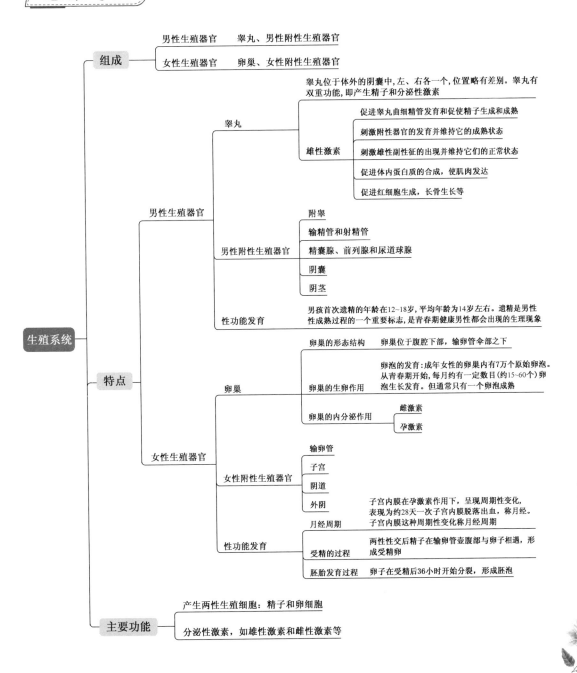

生殖系统
- 组成
  - 男性生殖器官　睾丸、男性附性生殖器官
  - 女性生殖器官　卵巢、女性附性生殖器官
- 特点
  - 男性生殖器官
    - 睾丸
      - 睾丸位于体外的阴囊中,左、右各一个,位置有差别。睾丸有双重功能,即产生精子和分泌性激素
      - 雄性激素
        - 促进睾丸曲细精管发育和促使精子生成和成熟
        - 刺激附性器官的发育并维持它的成熟状态
        - 刺激雄性副性征的出现并维持它们的正常状态
        - 促进体内蛋白质的合成,使肌肉发达
        - 促进红细胞生成,长骨生长等
    - 男性附性生殖器官
      - 附睾
      - 输精管和射精管
      - 精囊腺、前列腺和尿道球腺
      - 阴囊
      - 阴茎
    - 性功能发育　男孩首次遗精的年龄在12~18岁,平均年龄为14岁左右。遗精是男性性成熟过程的一个重要标志,是青春期健康男性都会出现的生理现象
  - 女性生殖器官
    - 卵巢
      - 卵巢的形态结构　卵巢位于腹腔下部,输卵管伞部之下
      - 卵巢的生卵作用　卵泡的发育:成年女性的卵巢内有7万个原始卵泡。从青春期开始,每月约有一定数目(约15~60个)卵泡生长发育。但通常只有一个卵泡成熟
      - 卵巢的内分泌作用
        - 雌激素
        - 孕激素
    - 女性附性生殖器官
      - 输卵管
      - 子宫
      - 阴道
      - 外阴
    - 性功能发育
      - 月经周期　子宫内膜在孕激素作用下,呈现周期性变化,表现为约28天一次子宫内膜脱落出血,称月经。子宫内膜这种周期性变化称月经周期
      - 受精的过程　两性性交后精子在输卵管壶腹部与卵子相遇,形成受精卵
      - 胚胎发育过程　卵子在受精后36小时开始分裂,形成胚泡
- 主要功能
  - 产生两性生殖细胞:精子和卵细胞
  - 分泌性激素,如雄性激素和雌性激素等

学习要点

1. 男童生殖系统的结构、功能与发育特点。
2. 女童生殖系统的结构、功能与发育特点。
3. 受精及胚胎发育过程。

关键词 生殖系统　性激素　性器官　发育　受精　胚胎

　　生殖系统是人体发育最晚的系统,在青春期前处于缓慢发展的状态,直至青春期才快速发育。

　　生殖系统包括男性生殖器官和女性生殖器官。男、女生殖器官均可分为内生殖器官和外生殖器官,两性生殖系统的形态结构不同,通过男、女两性的生殖系统配合,可共同实现生殖过程,保证个体的繁殖和种族的延续。生殖过程包括生殖细胞的形成过程、性交、受精、妊娠(胚胎发育)、分娩和授乳。

一、男童生殖系统的结构、功能、发育特点及其卫生保健

　　对于男性来说,主生殖器官为睾丸,附性生殖器官包括阴囊、附睾、射精管、前列腺、精囊腺、阴茎等。男性的生殖系统组成如图1-10-1所示。

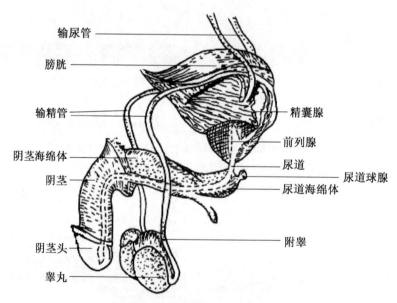

图 1-10-1　男性生殖系统的组成

(一) 睾丸

1. 睾丸的形态结构

睾丸位于体外的阴囊中,左、右各一个,位置也略有差别。成人睾丸体积有个体差异,约 17 mL 左右,体积大者可达 25 mL。睾丸内部有很多小隔,将睾丸分成 100～200 多个锥体形小叶,每个小叶内含 1～4 条卷曲的小管,叫曲细精管,它是男性生殖细胞(精子细胞)发生和形成的场所。曲细精管几经汇合成精直小管,再汇成睾丸网,发出数条输出小管,进入附睾,如图 1-10-2 所示。

曲细精管内壁有两种上皮细胞。一种是生殖细胞,经过减数分裂后形成精子细胞。精子细胞在曲细精管

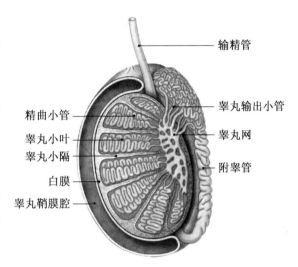

图 1-10-2　睾丸的结构示意图

（图注：输精管、睾丸输出小管、睾丸网、附睾管、精曲小管、睾丸小叶、睾丸小隔、白膜、睾丸鞘膜腔）

内形成后还不能运动,靠小管壁平滑肌收缩推动进入附睾,在此最终成熟为精子。另一种是支持细胞,其在精子细胞的形成过程中,具有支持和营养各级精细胞的作用,并能吞噬精子形成过程中的遗弃物,产生液体有利于精子输送。曲细精管之间还有一种细胞叫间质细胞,能分泌雄性激素。这三种细胞体现了睾丸的双重功能,即产生精子和分泌性激素。

青春期以前,男性生殖器官基本处于幼稚状态,睾丸容积不足 2 mL,睾丸中的曲细精管窄细,呈索条状,内部组织尚未分化只是逐步加长。7～11 岁男孩的曲细精管才开始缓慢发育,这时睾丸约为 2～4 mL,并且出现少量的精原细胞(一种产生精子的最原始的细胞)。男孩 12 岁左右时,睾丸迅速发育,13 岁时发育速度达到高峰,年增长约 3.23 mL,15 岁以后,发育逐渐缓慢,容积增加到 12 mL 以上。随着睾丸的发育,曲细精管的长度增加,曲折、管腔也扩大;管壁基膜上的精原细胞分裂成各级精原细胞,经分裂、发育,最后产生精子。有些感染因素会影响儿童睾丸的发育,如儿童患腮腺炎会导致病毒性睾丸炎,严重者会造成睾丸发育障碍。因此,在这种特殊的阶段,要特别注意预防感染因素。

2. 雄性激素

在睾丸发育的同时,睾丸间质细胞开始分泌雄性激素(睾酮)。雄性激素的主要作用有促进睾丸曲细精管发育,促使精子生成和成熟;刺激附性器官的发育并维持它的成熟状态,如使阴茎逐渐长大,勃起功能逐渐增强等;刺激雄性副性征的出现并维持它们的正常状态,如刺激阴毛、胡须增长,声带变宽,喉结突出等;促进体内蛋白质的合成,使肌肉发达;促进红细胞生成、长骨生长等。

随着青春期的开始,下丘脑分泌的黄体生成素促进睾丸间质细胞的分泌功能,男孩血液中睾酮浓度急剧增加,能达到 10 倍之多,如表 1-10-1 所示。睾酮有促进骨骼肌发育的作用,使进入青春期后的男孩肌肉发育粗壮。另外,睾酮还能促进骨的生长发育,睾酮对

骨的影响机制是促进蛋白质的合成,使骨基质量增加,为钙化创造条件;睾酮还能增加钙的储存与沉积,促进骨的钙化。

表 1-10-1　不同年龄男性血中睾酮的浓度(μg/100 mL)

年龄组(岁)	睾酮	年龄组(岁)	睾酮
4~9	0.01	14	0.21
10~11	0.03	15~19	0.30
12~13	0.29	20 以下	0.66

(二) 男性附性生殖器官

1. 附睾

附睾是暂时贮存精子,为精子发育提供营养并促使其继续发育成熟的器官。一般精子在附睾内的停留时间为 21 天左右,获得运动能力。

2. 输精管和射精管

输精管和射精管是运送精子的管道。管壁具有平滑肌细胞,其收缩可推动精子前行。

3. 精囊腺、前列腺和尿道球腺

精囊腺、前列腺和尿道球腺是分泌液体构成精液的腺体,为精子提供营养和运动的能量。青春期时,这些腺体迅速发育,并分泌精囊液、前列腺液等液体。

4. 阴囊

阴囊是包在睾丸、附睾等外面的皮肤囊。皮下组织有平滑肌构成的肉膜,肉膜正中隆起将阴囊分成两个腔,各容纳一个睾丸和附睾等。肉膜收缩使阴囊形成皱褶,以调节阴囊内温度,利于生精作用。约 97% 的新生儿的睾丸在胚胎后期(约 7~8 个月时)离开腹腔降入阴囊,余者应在出生后 3 个月内下降,否则为隐睾症。青春期后,阴囊皮肤逐渐成熟,出现色素沉着和皱褶。

5. 阴茎

阴茎由两条阴茎海绵体和一条尿道海绵体构成。阴茎海绵体前端膨大形成阴茎头,下面的尿道海绵体内穿行有尿道,开口于阴茎头。尿道兼有排尿和排精的双重功能。进入青春期前,儿童的阴茎一般不超过 5 cm 长,青春期阴茎增大,到青春期末阴茎达到12.4 cm。17~18 岁,外生殖器形态大小达到成人水平。

(三) 性功能发育

精液由成熟的精子和前列腺、精囊腺、尿道球腺分泌物混合形成,由尿道排出。男性每次射精总量为 2~5 mL,含 3 亿~5 亿个精子。

男童进入青春期后性腺迅速发育并开始分泌液体,精液主要是前列腺液。前列腺发育后开始遗精,男孩初期遗精的精液中有活力的成熟精子不多。男孩首次遗精的年龄在12~18 岁,平均年龄为 14 岁左右。遗精是男性性成熟过程的一个重要标志,是青春期健康男性都会出现的生理现象。

聂少萍、沈彬 2007 年在《广东省中小学生月经初潮与首次遗精年龄现状及趋势分析》一文中报道:广东城市男性中小学生首次遗精的平均年龄为 14.23 岁,农村男生首次遗精的平均年龄为 14.79 岁,最早发生遗精年龄为 11 岁。[①]

二、女童生殖系统的结构、功能、发育特点及其卫生保健

对于女性来说,主性器官为卵巢,作用是产生雌性生殖细胞(卵子)和分泌性激素;附属性器官主要有输卵管、子宫、阴道和外阴;乳房也可以认为是一种女性生殖器官。女性的生殖系统组成如图 1-10-3 所示。

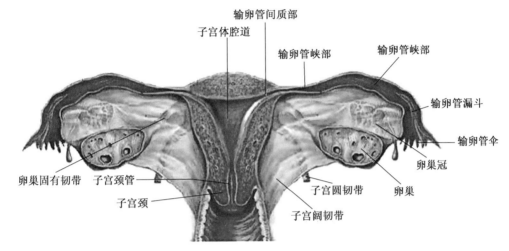

子宫体腔道　输卵管间质部　输卵管峡部　输卵管峡部　输卵管漏斗　输卵管伞　卵巢冠　卵巢　卵巢固有韧带　子宫颈管　子宫颈　子宫圆韧带　子宫阔韧带

图 1-10-3　女性生殖系统的组成

(一) 卵巢

1. 卵巢的形态

卵巢位于腹腔下部,输卵管伞部之下。其靠固有韧带和悬韧带等与子宫及输卵管等结构相联系。卵巢呈扁椭圆形,是一对产生卵子及分泌性激素的器官,成年女性卵巢大小约 3 cm×2 cm×1 cm,其大小存在个体差异。

女孩在 8 岁以前卵巢很小,表面光滑。到 8~10 岁,卵巢开始发育,以后发育迅速。月经初潮前,每侧卵巢重量约 2 g,第一次出现月经后,卵巢继续发育增大;11~15 岁每侧卵巢重量达 4 g,16~20 岁时达 8.34 g。卵巢皮质内出现发育程度不同的大、小卵泡,卵巢的表面也因为逐个排卵后形成瘢痕,而变得凹凸不平。

2. 卵巢的生卵作用

(1) 卵泡的发育

成年女性的卵巢内有 7 万个原始卵泡。从青春期开始,每月约有一定数目(约 15~60 个)卵泡生长发育。但通常只有一个卵泡成熟,如图 1-10-4 所示。卵泡的成熟要经历一系列变化:原始卵泡生长成初级卵泡,再生长为成熟卵泡。卵泡外层由卵泡细胞构成,在卵泡生长过程中,卵泡细胞由一层增加为多层。其内层为颗粒细胞,围绕在卵细胞周围的颗粒细胞称为放射冠,颗粒细胞的分泌物在卵细胞周围形成透明带。卵泡内逐渐出现

---

① 聂少萍,沈彬.广东省中小学生月经初潮与首次遗精年龄现状及趋势分析[J].华南预防医学,2007,33(1):6-10.

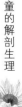

第一章　儿童的解剖生理

卵泡腔,腔内含有卵泡液,卵细胞被推到卵泡的一侧,形成卵丘。成熟的卵泡直径可达1 cm左右,突出卵巢表面。最后卵泡破裂,成熟的卵子连同透明带、放射冠一起被排出。一般是左右卵巢交替排卵。

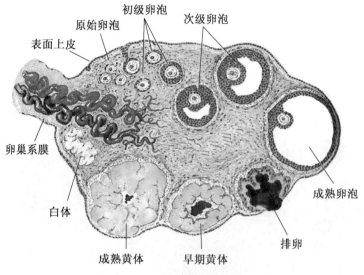

图 1-10-4 卵巢和卵泡的发育过程

(2)卵子的成熟

成人的卵泡发育至排卵平均约需 14 日。每一个原始卵泡内含有一个初级卵母细胞,经过第一次成熟分裂(减数分裂),形成一个次级卵母细胞和一个极体,两者的染色体分别减半,即各含 22 条常染色体和 1 条性染色体(X 染色体)。第二次成熟分裂在排卵前只完成一半,卵排出并受精后才彻底完成。次级卵母细胞被排出后若在 6~24 小时内未受精,就会死亡。

(3)黄体的生成

排卵后,残存的卵泡壁内陷,颗粒细胞变大,和残存的卵泡结构共同形成黄体。排卵后 7~8 天黄体发育达到高峰。若排出的卵未受精,黄体在排卵后 10 天左右开始退化,变为白体;若排出的卵已受精,黄体在促性腺激素作用下,继续发育成为妊娠黄体。

3. 卵巢的内分泌作用

卵巢在排卵前后,还可以分泌大量的雌激素、孕激素和少量的雄激素,这些性激素对于女性的生殖系统乃至全身各系统都有重要的作用。

(1)雌激素

雌激素(雌二醇、雌酮、雌三醇)在女性体内主要由卵巢分泌,而男性体内的雌激素主要由肾上腺分泌。雌激素的主要作用:促进女性生殖器官的发育和副性征的出现,并维持正常状态至更年期;促进子宫内膜增生;促进乳腺导管和结缔组织增生;加速骨生长,因此青春期少女生长比男生快,但雌激素又促进骨骺软骨骨化,干骺愈合,使女孩的生长比男孩的生长停止得早,最终反而身高比男生低;降低血浆胆固醇的含量;使体液向组织间隙转移。[1]另外,雌激素还能促进皮下脂肪的积累,使进入青春期后的女孩皮下脂肪增多。

（2）孕激素

孕激素主要作用于子宫,以适应受精卵着床和维持妊娠。孕激素的大多数作用都要在雌激素作用基础上才能发挥,如促进子宫内膜增厚、乳腺腺泡发育等。孕激素还有产热作用,排卵前体温暂时降低,排卵后体温约升高 0.5 ℃。

在下丘脑的控制下卵巢进行着周期性的排卵（卵巢周期）,一般每 28 天就有一卵泡发育成熟并排卵。伴随着卵泡的发育、成熟、排卵及黄体的形成和萎缩这一周期性变化,卵巢分泌雌性激素和孕激素也呈周期性变化。与此同时,输卵管口径增大,宫腔黏膜上壁出现皱襞,并逐渐纤维化。

（二）女性附性器官

1. 输卵管

输卵管是一对喇叭状弯曲的肌性长管,左右各一,长约 7～15 cm。输卵管可分为子宫部,位于子宫壁内;峡部,为细而直的一段;壶腹部,为管径粗而较弯曲的部分,多为受精部位;漏斗部也称伞部,是接收卵的部分。输卵管是精子与卵子会合受精的地方,同时管内的分泌物也滋养了将输送到子宫的受精卵。

2. 子宫

子宫位于盆腔中部,在膀胱与直肠之间,呈倒梨形。子宫是孕育胎儿和经血形成的地方。子宫分为底、体、颈,下与阴道相连,两侧与输卵管相接。子宫壁由内向外分为内膜、肌层和外膜。卵巢的发育和性激素分泌量的增加,促使子宫开始迅速发育。女孩子宫从 10 岁开始便迅速发育,在 10～18 岁期间,子宫长度大约增加一倍,子宫体也增大。

3. 阴道

阴道长约 7 cm,呈扁管状,是导入精液、分娩胎儿和排出经血的通路,上连子宫,下开口于阴道前庭,位于尿道口和肛门之间。其内部为酸性,防止病菌侵入子宫。青春期后,在卵巢雌性激素作用下,阴道变长变宽,阴道上皮黏液的分泌量增多,而且由碱性变成酸性。

4. 外阴

外阴即外生殖器官,包括阴阜、大阴唇、小阴唇、阴蒂、阴道前庭、前庭大腺、处女膜等。女孩的外生殖器,在青春期的中期迅速发育,由幼稚型变为成人型。

（三）月经周期

子宫内膜在雌、孕激素作用下,呈现周期性变化,表现为约 28 天一次子宫内膜脱落出血,称月经。子宫内膜这种周期性变化称月经周期。除妊娠和授乳期外,月经一直呈有规律的周期性出现,直到绝经。月经周期中卵细胞在卵巢中发育,子宫内膜为受精卵的到来做准备而发生着变化。子宫内膜的变化可分为三个时期,如图 1-10-5 所示。

---

① 聂少萍,沈彬.广东省中小学生月经初潮与首次遗精年龄现状及趋势分析[J].华南预防医学,2007,33(1):6-10.

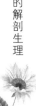

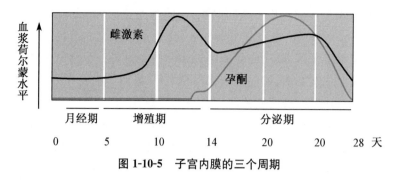

图 1-10-5　子宫内膜的三个周期

1. 月经期

月经期从出血第一天开始,大约持续 3～5 天。由于排出的卵子未受精,黄体退化,变为白体,其分泌的雌激素和孕激素急剧减少,子宫内膜失去两种激素的作用,内膜血管发生持续收缩,引起内膜功能层组织缺血,坏死脱落,坏死组织与血液一起流出即形成经血。一次月经量约为 50～200 mL,其中血液量约为 50 mL。

2. 增生期

月经周期的第 6～14 天,约 8～10 天,卵巢内卵泡从生长卵泡发育为成熟卵泡,卵巢分泌雌激素增多,子宫内膜在雌激素的作用下增厚约达 2 mm,子宫内膜内腺体增生、血管增生,此期末卵巢会排卵。

3. 分泌期

月经周期的第 15～28 天,约 10～14 天,此期内卵巢黄体形成,在黄体分泌的孕激素和雌激素作用下,子宫内膜继续增厚约达 5 mm,内膜内腺体增生并分泌物质,血管增生充血,子宫内膜为受精卵植入做好准备。卵若受精便可植入内膜,发育成胚胎。如果卵未受精,内膜便在排卵后的第 12～14 天脱落并从阴道排出,形成经血。子宫内膜的这种规律性的变化,常以 28 天左右为一个周期,即月经周期。一般以出血的第一天为月经周期的第一天,下一次出血的前一天为本周期的最后一天。月经周期与卵巢排卵的变化周期是一致的,都受到下丘脑和垂体的调控,如图 1-10-6 所示。

第一次出现月经,叫作月经初潮。据调查,我国女学生月经初潮的平均年龄是 13.6 岁。但是,由于自然环境和生活条件等因素的影响,发生月经初潮的平

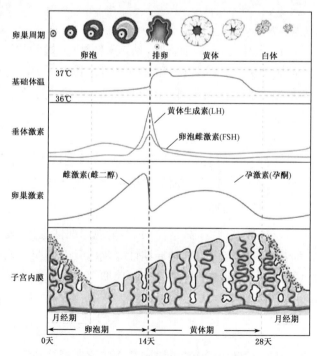

图 1-10-6　月经周期及相关变化

均年龄在各地区之间差异较大。一般来说,城市儿童要早于农村儿童,沿海地区儿童早于西南、西北等边远地区儿童,不同个体之间可以相差 3~4 岁,甚至 5~6 岁。月经初潮的年龄差异最大,但是只要不伴有生殖器官发育畸形或慢性病等其他异常,一般都是正常的。

知识拓展

经期小知识

1. 月经生理期间,身体体质相比平时要虚弱一些,所以保证足够的睡眠和休息,有一定的必要性,应该减少疲劳,避免耐力运动,如拉力跑等。

2. 受月经生理活动的影响,月经期间女性的情绪会比较焦躁,可以喝一些有安神作用的清茶或者纯牛奶,促进睡眠和休息。

3. 月经生理期间,各项机体免疫活动会比较弱,所以不宜熬夜、长时间看书等,因为生理期免疫代谢减慢,容易造成眼疲劳、眼睛充血等症状。另外应少吃一些油腻的东西,以免长痘痘。

4. 痛经是月经生理期常见的一种生理反应,所以痛经的时候不要害怕和紧张,可以找一些厚点的被褥或者热水瓶、暖手宝敷在肚子上,另外喝点生姜红糖水可暖身驱寒,促进月经生理正常进行。

三、受精及胚胎发育过程

(一) 受精的过程

两性性交后精子在输卵管壶腹部与卵子相遇,形成受精卵。受精卵的染色体由精子和卵子的各 23 条染色体共同构成 23 对染色体,胎儿的性别由精子携带的性染色体决定。受精过程如图 1-10-7 所示。

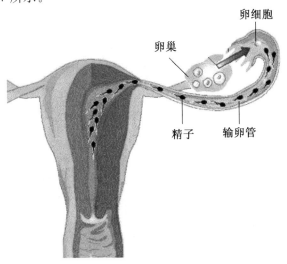

图 1-10-7 受精的过程图

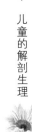

（二）胚胎的发育过程

卵在受精后 36 小时开始分裂，形成胚泡。在输卵管的蠕动和纤毛的作用下，胚泡边移动边分裂，逐渐运行至子宫腔。受精卵在运行过程中，形成桑葚胚期的胚泡，约在受精后的第 4～5 天进入子宫腔。如图 1-10-8 所示。

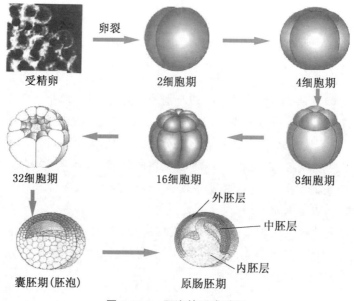

图 1-10-8　胚泡的形成过程

胚泡进入子宫 2～3 天后，如子宫内膜在雌、孕激素作用下增殖分泌良好，则在适宜条件下着床。妊娠前 8 周为胚胎期，9～40 周为胎儿期。

受精卵发育到胚泡期植入子宫内膜。胚泡最外层部分细胞发展成滋养层，其他大部分细胞发展成为胎儿，进入生长发育期。如图 1-10-9 所示。

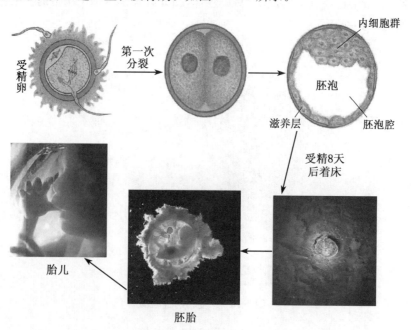

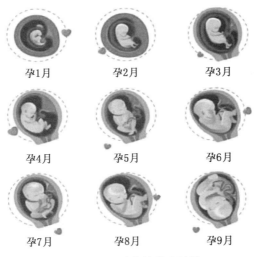

孕1月　　　　　孕2月　　　　　孕3月

孕4月　　　　　孕5月　　　　　孕6月

孕7月　　　　　孕8月　　　　　孕9月

图 1-10-9　胎儿的发育过程

　　胚胎的滋养层形成的绒毛膜和母体子宫内膜形成的蜕膜结合成胎盘,母体血液中的氧和养分可以通过绒毛膜的绒毛弥散到胎儿血液中(母体内的一些病毒、药物也可通过绒毛膜进入胎儿血液中);同时,胎儿的代谢产物也通过绒毛膜弥散到母体血液中。

　　胎儿在母体内发育直到分娩的全过程即为妊娠,约需 280 天。分娩是指胎儿生长发育成熟,从母体子宫向体外排出的过程。具体的分娩过程如图 1-10-10 所示。

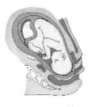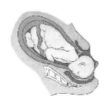

胎头衔接　　　　　　　　　　胎头附屈

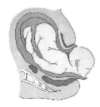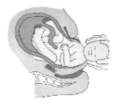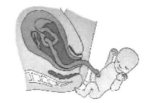

胎头仰伸　　　　外旋转、胎头娩出　　　　胎儿娩出

图 1-10-10　胎儿的分娩过程图

核心知识点

　　1. 男性生殖系统组成:主性器官是睾丸,附性器官包括阴囊、附睾、输精管、前列腺、精囊腺、阴茎等。

　　2. 睾丸内部有很多曲细精管,是男性生殖细胞(精子细胞)发生和形成的场所。位于

第一章　儿童的解剖生理

曲细精管之间还有一种细胞叫间质细胞,能分泌雄性激素。男孩 12 岁左右时,睾丸迅速发育,13 岁发育速度达到高峰,年增长约 3.23 mL,15 岁以后,发育逐渐缓慢,容积增加到 12 mL 以上。

3. 雄性激素的主要作用:(1) 促进睾丸曲细精管发育,促使精子生成和成熟;(2) 刺激附性器官的发育并维持它的成熟状态;(3) 刺激雄性副性征的出现并维持它们的正常状态;(4) 促进体内蛋白质的合成,促进骨骼肌发达;(5) 促进红细胞生成;(6) 长骨生长、钙化等。

4. 女性生殖系统的主性器官为卵巢,可产生雌性生殖细胞(卵子)和分泌性激素;附属性器官有输卵管、子宫、阴道和外阴。

5. 女孩到 8～10 岁,卵巢开始发育,性成熟时卵巢最大,每侧卵巢重量达 4 克,卵巢皮质内出现发育程度不同的大、小卵泡。卵巢在排卵前后,可以分泌大量的雌激素、孕激素和少量的雄激素。

6. 雌激素的主要作用:(1) 促进女性生殖器官的发育和副性征的出现,并维持正常状态至更年期;(2) 促进子宫内膜增生;(3) 促进乳腺导管和结缔组织增生;(4) 加速骨生长,促进骨骺软骨愈合;(5) 降低血浆胆固醇的含量,促进皮下脂肪的积累。

7. 子宫内膜在雌、孕激素作用下,呈现周期性变化,表现为约 28 天一次子宫内膜脱落出血,称月经。子宫内膜这种周期性变化称月经周期。子宫内膜的变化可分为三个时期:月经期、增生期、分泌期。

 思考与探究

1. 母子的血型可以不一样,但母亲体内的药物、酒精、尼古丁等会进入胎儿体内,为什么?

2. 为什么青春期女性脑部供血状况不如男性,并且更容易出现贫血?

第二章 儿童生长发育的规律

思维导图

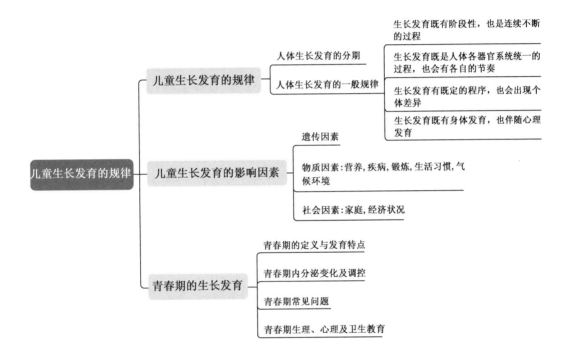

第一节 人体生长发育的一般规律

学习要点

1. 了解生长发育的概念。
2. 熟悉儿童各年龄阶段的划分及其特点。

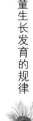

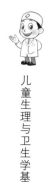

自打孩子出生,很多家长就开始关注孩子的生长发育问题了,家长们相互讨论着、学习着,生怕自己的孩子落后了。然而专家认为,孩子的成长急不得,每个孩子有属于自己的成长轨迹,不可用一个标准来衡量孩子,标准只是参考。作为新时代小学教育师范生或小学教育工作者,对于儿童生长发育的概念及各年龄阶段的特点进行相应了解,有利于更好地开展教育和保健工作。

人体的生长与发育是人体在成长过程中紧密联系、不可分割的两个方面。一般来说,人体的生长是指通过细胞的增殖、增大和细胞间质的增加,使人体各种组织、器官和人体体积及重量增加,表现在各种组织、器官和整个人体的大小、重量的增加,以及人体的化学成分变化。发育是指人体生理功能的分化和不断完善,以及体力、智力和心理的发展。

生长发育有其一般规律,掌握这些规律,为生长发育创造有利条件,就可以使儿童生长发育的潜力得到最大限度的发挥。

一、人体生长发育的分期

人体的生长发育,从受精卵开始一直到发育成熟,是一个既有连续性又有阶段性的过程。根据人体在成长过程中的生长发育水平和特点,人为地划分出数个年龄阶段,称为年龄分期。根据人的生长发育特点,将人体的发育划分为以下八个年龄期。

胎儿期:约 280 天。从受精卵开始直至出生为止。

新生儿期:从胎儿分娩初期开始,至出生后 28 天。出生不满 7 天的阶段为新生儿早期。

婴儿期:出生的第 1 年为婴儿期,又称乳儿期。

幼儿前期:出生后第 2~3 年为幼儿前期。

幼儿期:从幼儿前期结束到进入小学学习以前,称为学前期,即 3~6 岁,又称幼儿期。

学龄期:从入小学到青春发育前的阶段,即 6~12 岁前后为学龄期。

青春期:从第二性征开始出现,到生殖功能基本发育成熟,身高停止增长的时期为青春期,或称青春发育期。一般女性从 10~12 岁起,到 17~19 岁,男性一般晚 2 年左右。

青年期:约 18~25 岁。

(一) 胎儿期

从受孕到分娩前的 280 天,约 40 周,称为胎儿期。

其特点为:胎儿完全依赖母体生存,组织器官正在形成,母亲的身体和生活状况对胎儿健康影响较大。前三个月各系统器官几乎都已分化形成,称为胚胎期;中间三个月为内脏发育趋于完善时期;后三个月为四肢迅速发育时期。母体的健康、情绪、生活及工作条件、营养和卫生状况、用药等都直接影响胎儿的生长发育。

(二) 新生儿期

从胎儿出生到刚满 28 天称为新生儿期。新生儿期是婴儿出生后适应环境的阶段,其特点为:生存方式的巨变——宣告胎内寄生生活的结束。新生儿要靠自己吸吮乳汁来维持生存。胎儿出生前生活在 37 ℃恒温的子宫内,降生后,环境温度不仅低而且冷热多变,因此该时期是人生重大的转折时期。新生儿期保健,重要的是帮助娇嫩的小生命度过"营养关""温度关"和"感染关"。

(三)婴儿期

从胎儿出生 29 天到 1 岁称为婴儿期。

其特点为:婴儿主要从乳类获得营养,生长发育迅速,一年中身高增长 50%,体重增长 2 倍,大脑发育很快,1 周岁时,动作发育已达到能接触周围人物的水平,如能坐,开始学走,能主动接触周围事物,能听懂一些简单的话,能有意识地发几个音。5～6 个月以后,由于来自母体免疫力的消失,婴儿抵抗力较差,易患传染病,应及时接种各种疫苗。

(四)幼儿前期

1～3 岁为幼儿前期。

其特点为:此期生长速度稍减慢,前囟闭合,乳牙出齐,身高、体重增长缓慢,中枢神经系统的发育加快,脑的大小已达到成人的 80%,其生活范围的扩大、接触事物的增多促进了动作、言语、思维和交往能力的发展。但对外界危险事物认识能力不足,容易发生意外伤害和中毒等事故;此时免疫力仍然较低,容易患传染性疾病。膳食从母乳转换为普通饭菜。

(五)幼儿期

3～6 岁为幼儿期。

其特点为:幼儿身高、体重发育减缓,每年体重增加约 2 kg,身高增加约 5 cm,但四肢增长较快,神经系统发育较快,智力进一步增强,表现出很强的求知欲、好奇心,多问,好模仿;运动的协调能力不断完善,能从事一些精细的手工操作,也能学习简单的图画和歌谣,平衡能力已开始发育,此时的发展为以后的学习奠定了生理基础。

(六)学龄期

从 6～7 岁入学到 12～14 岁进入青春期为止为学龄期。

其特点为:除生殖系统以外的其他器官发育水平已经接近于成人,脑的形态结构发育基本完成。智力发育加速,理解、分析、综合能力逐步完善。应注意预防近视、龋齿和脊柱异常弯曲。此时心理、情绪容易波动,学校和社会对其影响较大,应加强思想品德教育。儿童生长速度到 7～8 岁后稍有增快的趋势,皮下脂肪重新开始堆积,脑的形态发育基本完成,淋巴系统的发育处于高潮(常见正常的扁桃体肥大)。一般儿童到 12 岁时,乳牙已全部脱落,长出除第三磨牙外的全部恒牙。早年掌握的运动功能进一步发展。

(七)青春发育期

女童的青春期为 11～12 岁至 17～18 岁;男童为 13～15 岁至 19～21 岁。

其特点为:青春期是个体由儿童向成年人过渡的时期。通常人们把青春期与儿童期加以明显区分,区分的界限是性的成熟。对于男性来说,性成熟的标志是首次遗精(通常在夜间睡眠时遗精);女性是月经初潮。以性成熟为核心的生理方面的发展,使少年具有

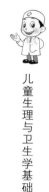

了与儿童明显不同的社会、心理特征。由于身体及性的发育,对少年的心理特征及社会生活产生了重大的影响,由此也产生了一系列的心理卫生问题。因此,在青春期除了进行科学而适当的性教育外,更要重视青春期的心理卫生问题。青春期按其发育特点又分为以下几个阶段。

(1)青春前期,指女孩月经初潮或男孩首次遗精出现前的生长发育激烈增长(突增)阶段,一般持续约2~3年。

(2)青春中期,也称性征发育期,指第二性征发育开始后的3~4年,此期以性征发育为特点。

(3)青春后期,指第二性征已发育如成人,到体格发育停止这一阶段。一般持续约3年。

(八)青年期

18~25岁为青年期。青年期是个体生理发育成熟的时期,也是个体从准备投入社会生活向正式投入社会生活转变的时期。

其特点是:发育基本成熟,功能最强但不够稳定。人的形态生长发育完全成熟的年龄在22岁左右。此时身高、坐高均达最大值。脉搏频率随年龄的增长而逐渐减慢,18~19岁时趋于稳定。肺活量随年龄增长而增大,19~20岁趋于稳定。对于中国青少年身体素质的各项指标,男性的发展高峰均在19~22岁,23岁后缓慢下降,是单峰型;女性在11~14岁出现发展的第一波峰,14~17岁趋于停滞或有所下降,18岁后回升,19~25岁出现发展的第二波峰,是双峰型。对于青春发育期的第二性征,男女均在19~20岁发育完成。进入青春期后,脑的发展不论在形态上还是功能上都已成熟。

二、生长发育的一般规律

小学生正处于生长发育的重要时期,伴随着机体和生理上的生长发育、心理、智力和社会能力等方面也在迅速发展。因而,小学生的生长发育是一个极其复杂的过程,呈现出以下特点。

(一)生长发育是由量变到质变的过程[1]

小学生的生长发育,不仅是身高、体重的增加,而且全身各个器官也在逐渐增大、分化,功能逐渐成熟。量变与质变虽各有一定的缓急阶段,但两者经常交替进行。例如,大脑体积在逐渐增大、重量逐渐增加的过程中,其皮层记忆、分析、思维等功能也在发展,并且大脑在体积和重量长成以后,它的功能还在不断地发展完善。在生长发育过程中,量变是质变的基础,但质变又能促进量变。

(二)生长发育具有不均衡性和统一协调性[2]

小学生生长发育的不均衡性表现在两个方面:

一是身体各部分的生长发育是不均衡的。如成人身体各部分与出生时同一部分比较,

---

① 吴桂清.小学生生理卫生[M].长沙:湖南科学技术出版社,2009.
② 吴桂清.小学生生理卫生[M].长沙:湖南科学技术出版社,2009.

头部增长了 1 倍,躯干增长了 2 倍,上肢增长 3 倍,下肢增长 4 倍,呈现"头尾"发展规律。

二是各个系统的生长发育也是不均衡的,表现为神经系统生长发育最快,6 岁时,大脑的重量约为成人脑重量的 90%;生殖系统在 10 岁以前几乎处于静止状态,到青春期才迅速生长发育。

(三) 生长发育具有程序性

人体各部分生长发育虽不平衡,但却依照一定的程序进行。胎儿时期头生长发育最快;出生后到 1 岁,躯干生长发育最快。青春期前,头部和躯干部生长发育快于四肢,呈现大头,长躯干、短四肢的体态,这种按照头部→躯干→四肢的顺序生长发育的规律叫作"头尾"发展规律。到了青春期的初期和中期,四肢快速生长发育,而躯干部生长发育缓慢,出现四肢较长的体态。在青春后期,躯干生长发育再次加快,逐渐形成了成年人的体态。这种按照四肢→躯干的顺序生长发育规律叫作"向心律"发展规律。

(四) 生长发育具有阶段性和连续性

人体的生长发育不是直线上升的,骨骼、消化、呼吸、排泄等器官与身高、体重的生长发育都呈波浪式,具有阶段性,都有各自的关键生长期,即生长发育是按照各个阶段的顺序进行,不能跳跃;同时各个阶段的生长发育是连续的,前一阶段的生长发育为后一阶段的生长发育奠定了必要的基础,后一阶段是前一阶段生长发育的必然趋势。

(五) 生理发育与心理发育是相互联系、相互影响的

小学生的身体发育和心理发展是统一的,两者密不可分,互相影响,互相作用,相辅相成。各系统的发育,尤其是神经系统的发育,为小学生的心理发展奠定了物质基础,而心理的正常发展也能保证和促进小学生身体的正常发育。某些生理上的缺陷可以引起小学生心理发展的不正常,如斜视的学生如果不及时进行治疗,常会受同学们的讥笑,由此会产生自卑感。小学生的情绪与他们的心理状态有一定关系,一贯情绪正常的学生常常是挺着胸、抬着头,坐、立、行的姿势正确,精神振奋,动作敏捷,积极参加学校的各项活动,能很好地完成任务;相反,情绪长期低落的学生,往往外表也是病态的,弯腰驼背,行动迟缓,精神萎靡不振,注意力不集中。

 知识拓展

小学生至少每半年体检一次

目前国内儿童性早熟的比例是 1%~1.6%。一般认为,女孩在 8 岁前第二性征发育或 10 岁前月经来潮,男孩在 10 岁前开始性发育,可诊断为性早熟。性早熟对孩子的危害很大,首先会导致孩子心理和生理方面不协调,引发孩子恐慌。其次,对家长来说,会有心理负担。最后,还会导致骨骺提前闭合,从而影响身高。

孩子身体出现哪些异常变化,就要到医院检查?

如发现男孩一段时间内吃得多,身高体重增长过快,女孩表现出乳房发育变大、出现阴毛等,则要到医院检查骨龄、B 超、生长激素等,经过专科医生判断才能确诊是否性早熟。

第二章 儿童生长发育的规律

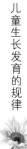

核心知识点

1. 人体的发育划分为以下八个年龄期：胎儿期、新生儿期、婴儿期、幼儿前期、幼儿期、学龄期、青春期和青年期。

2. 生长发育的一般规律：生长发育是由量变到质变的过程；生长发育具有不均衡性和统一协调性；生长发育具有程序性；生长发育具有阶段性和连续性；生理发育与心理发育是相互联系、相互影响的。

 思考与探究

1. 家长都希望孩子健康成长，如果孩子长得比同龄人高，需要进行检查吗，有可能哪些方面出现问题？

2. 为什么青春期的年龄段划分比较模糊，男孩、女孩进入青春期身体发生哪些典型性变化？

2

第二节　儿童生长发育的影响因素

学习要点

了解小学生生长发育的各类影响因素。

关键词

遗传因素　物质因素　社会因素

每个人的生长发育都非常复杂,并受许多因素的影响。遗传因素和外界环境因素是影响儿童生长发育的基本因素,其中遗传决定了儿童生长发育的潜力;而外界环境因素则影响发育的速度及最终可达到的程度。儿童的生长发育过程也就是遗传因素和外界环境因素相互作用的过程。

研究儿童生长发育的各种影响因素,可以帮助人们充分利用有利因素,尽可能消除或控制不利因素,充分发挥遗传潜力。这是儿童卫生保健的重要任务之一。

一、遗传因素

人类健康、人口素质和遗传性疾病均受遗传影响,遗传决定了人类具体的生长、发育、衰老和死亡,很大程度上决定了人类个体的健康状况和后代的遗传素质。

据调查表明,小孩的身高、体重、躯干与四肢的比例,受种族和遗传的影响。遗传影响小孩生长发育的潜力很大,如高个子的父母其子女个子也高,父母矮的子女也矮。在良好的环境下成长,其身高75％取决于遗传因素,只有25％取决于后天生活条件。

二、外界环境因素

(一) 营养

营养是儿童生长发育的物质基础。身体各组织器官的生长发育,机体各种机能的调节,促进性成熟的各种激素的原料,均以营养物质为基础。儿童正处于旺盛的生长发育阶段,必须不断地从外界摄取足够的热能和各种营养素,以满足生长发育的需要。身体各组织器官的发育有早有晚,不同时期需要的营养素不同。由于生长发育旺盛,因此儿童所需热能要显著超过成年人。如在青春发育期,骨骼、肌肉及性器官的发育极快,营养丰富且平衡的膳食能促进儿童的生长发育。反之,营养缺乏的膳食将会推迟青春期的发育。但如果营养过剩,热量供给过多,又可造成热能蓄积,转变为脂肪储存在细胞内,引起肥胖。目前,肥胖已成为威胁儿童健康的一大隐患。因此,应尽量避免膳食热能供给的大幅度波动,以利于儿童健康成长。

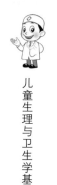

（二）疾病

在儿童的生长发育过程中，患病是不可避免的。任何疾病都可能会影响儿童的生长发育，但影响程度却各不相同，这主要取决于疾病的性质、严重程度、所涉及的范围、病程的长短、是否留下后遗症等因素。比如寄生虫病，以蛔虫为例，蛔虫的成虫寄生在小肠内，依靠消耗宿主的大量营养存活。据世界卫生组织（WHO）资料，小肠内寄生的蛔虫成虫，平均 26 条可使人每天丢失 4 g 蛋白质，相当于两个鸡蛋的蛋白质含量。同时，蛔虫分泌的一些抑制物还可引起食欲减退、偏食和异食癖等，干扰机体对蛋白质的消化、吸收和利用，引起消化不良、生长发育迟缓和贫血等问题。

各种地方病如碘缺乏病、大骨节病、地方性氟中毒等同样会影响生长发育。儿童糖尿病、风湿病、结核病等对生长发育的不利影响也不容忽视。早发现、及时治疗这些慢性消耗性疾病，对儿童的健康成长非常重要。

（三）劳动和体育锻炼因素

生命在于运动，合理的劳动和体育锻炼是促进身体发育，增强体质的重要因素之一。合理的劳动和体育锻炼能有效促进儿童呼吸系统的发育，提高心肺功能水平。经常参加劳动和体育锻炼者，肺活量显著增大，对各种病菌侵袭的抵抗力提高，上呼吸道感染性疾病的发生率明显减少。劳动和体育锻炼还可促进心血管系统发育，提高其功能水平，促进运动系统（包括神经、骨骼和肌肉）的发育。经常参加劳动和锻炼的儿童，其平均身高往往超过那些不锻炼或很少锻炼者。长期的劳动和体育锻炼还可使关节韧带变得更坚韧、结实，关节灵活性增强，使儿童的身体素质明显改善。合理利用各种自然因素，如空气、日光、水等进行锻炼，对增强体质、减少疾病、促进生长也有很大作用。这些温和、反复的刺激可加速机体代谢，增强机体对外环境改变的应激和适应能力，提高机体免疫功能。[①]

（四）生活习惯

生长激素对人体的生长发育起至关重要的作用。幼儿时期缺乏生长激素会导致侏儒症，生长激素分泌过多则会导致巨人症。人的脑垂体分泌生长激素比较旺盛的两个时期分别为婴儿期和青春期，分泌生长激素较多的时间为晚上十点至第二天早上六点，也就是睡眠时间。清醒时，生长激素在血浆中的浓度为 1～5 μg/mL；而睡眠时为 10～20 μg/mL，甚至达 40～50 μg/mL。

为保证小学生的生长发育，充足的睡眠起着相当大的作用，因为促进生长发育的生长激素在睡眠时比清醒时分泌量大，并且充足的睡眠对小学生的影响比成人大。除此之外，睡眠还有利于合成代谢的进行，这也为小学生的生长提供了良好的物质基础。所以应保证小学生充足的睡眠，保证其体内生长激素的含量，使其健康地成长发育，拥有充沛的精力，从而提高学习效率。儿童的年龄愈小，需要的睡眠时间愈长：小学生每日不应少于 10个小时，初中生应不少于 9 个小时，高中生应为 8～9 个小时。

（五）气候与季节

我国多次全国规模的儿童生长发育调查证实，儿童的生长发育水平存在显著的南北

①　张欣，马军.儿童少年卫生学.［M］.2 版.北京：科学出版社，2017.

差异,北方地区男、女青少年的身高、体重均值均大于南方[1]。这表明,地理气候因素在其中发挥着重要影响,且人类对恶劣气候的适应性本身就说明气候对生长发育有影响作用。如居住在北极圈的因纽特人的体重相对重,皮下脂肪层厚,胸廓前后径大,颈和四肢相对较短,这种体型适合在寒冷环境中保持体温。除此之外,季节对生长发育,尤其对身高、体重有明显影响。春夏季身高增长最快,秋季体重增长最快。体重增加的季节差异尤其显著,9～11月体重增加较快,而在炎热的夏季,有些儿童体重不但不增加,还有减轻趋势。

(六) 环境

随着社会的发展,工业生产及日常生活排出大量的废气、废水、废渣等造成严重的环境污染,不仅给人类健康带来威胁,而且严重阻碍着儿童的身心发育。研究表明,大气污染可以使紫外线含量降低,进而导致污染区儿童佝偻病发病率提高。近年来,室内空气污染对儿童少年健康及生长发育的影响日趋严重。如建筑装修材料、日用品(化妆品、杀虫剂、清洁剂等)会释放出挥发性有害气体,儿童正处在生长发育的关键期,长期吸入含有烟尘、有害气体、病菌病毒污染的空气,不仅易诱发各种疾病,如哮喘病、白血病等,而且易使儿童的各种生理功能受到影响,影响身高和智力的发展。再如,铅是环境污染物中毒性最大的重金属之一,随着工业和交通运输业的发展,铅污染日益严重,它主要损害神经、心血管和消化系统,而且儿童年龄越小,机体越稚嫩,对铅的吸收量越大但排泄量少,所以受到的危害也较大,会导致多动症、铅中毒等症状,进而影响机体生长发育。

(七) 社会因素

人类的生存不能离开社会环境。社会因素对儿童生长发育的影响具有多层次、多方面的综合作用,不仅影响儿童的体格发育,同时也影响其心理、智力和行为发展。为儿童营造良好的社会、家庭环境,充分发挥儿童自身的生长潜力,促进生长发育,有着重要的现实意义。如处于动荡不安的社会环境中的儿童明显不如社会和谐环境中的儿童的营养水平条件。

家庭组成了社会,是组成社会的细胞。家庭环境中的许多因素,如生活方式、家庭气氛、生活制度、居住条件、饮食和行为习惯、父母的性格、父母的爱好和对子女的期望及态度等,都在直接或间接地影响着儿童的生长发育。其中,家庭经济状况、双亲的受教育水平和文化素养以及育儿方式等,对儿童身心发育影响很大。良好、融洽的家庭和人际关系有利于儿童的身心健康,而精神因素又影响小孩的食欲以及胃肠道和消化吸收能力。因此,一定要给儿童创造一个良好的家庭环境,使他们保持良好的精神情绪,以利于孩子身心的健康成长。

核心知识点

1. 儿童生长发育的影响因素包括遗传因素和外界环境因素。
2. 遗传因素在儿童生长发育中起到了决定性作用。

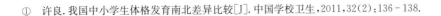

① 许良. 我国中小学生体格发育南北差异比较[J]. 中国学校卫生,2011,32(2):136-138.

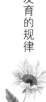

第二章 儿童生长发育的规律

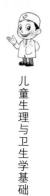

3. 影响生长发育的外界环境因素包括营养、疾病、劳动和体育锻炼、生活习惯、气候与季节、环境及社会因素。

 思考与探究

同卵双胞胎有几乎相同的遗传基因,生长发育过程中仍然会出现一些差异,为什么?请举例说明。

第三节　青春期的生长发育

学习要点

1. 了解青春期的定义与发育特点。
2. 了解青春期心理发展的特点。
3. 掌握青春期生理卫生保健的知识。

关键词　青春期　青春期心理发展　青春期生理卫生保健

青春期是儿童发育过程的特殊时期。这一时期生理变化的特点是:生长发育突增,第二性征开始出现,到体格发育完全,即性成熟。

在此年龄阶段所发生的一系列形态、生理以及心理和行为的改变程度,对每一个人来说,都是一生中其他年龄阶段所不能比拟的。由于生理上很快成熟,即将进入成人,但心理行为和社会学方面的发展相对滞后,会造成青春期发育过程中一些特有的问题,如性困惑、性无知、自卑、焦虑等不良心理状态。青春期问题是全球问题,尽管不同国家、地区和民族的社会背景、文化及生活方式等存在差异,但都有一定的共性,应该给予充分的认识和注意。

一、青春期的定义与发育特点

青春期,是从童年到成年的过渡时期,也是人体生长发育的第二个高峰期,是以性成熟为主的一系列(形态、生理、内分泌、心理、行为)的突变阶段,女性一般从 10 岁到 18 岁,男性比女性一般晚两年,大约从 12 岁到 20 岁。该阶段在生理上有许多变化,最大的变化是身体的急速增长、第二性征的成熟。

(一) 身体外形的变化

1. 男孩

(1) 体型变化

在青春期,由于激素刺激,先天因素和后天环境因素相互作用,骨骼的生长速率明显增加,身体长高。男孩最大生长速率的发生年龄在 14～16 岁;一直到 23 岁,个别的到 26 岁,身体的高矮才定局。青春期下肢骨骼增长很快,成了决定身体高矮的关键因素,但它长势不长久;脊椎骨的增长速度远不及下肢骨,但它的长势长久。因此,17～18 岁以前靠下半身增长来长高;17～18 岁以后则全靠上半身。此外,在青春期,人的体重也和身高一样,迅速增长,反映为内脏增长,肌肉发达,并出现"第二性征"。

(2) 睾丸的发育

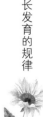

第二章　儿童生长发育的规律

/ 119 /

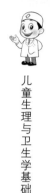

青春期前,男孩的睾丸容积是 1～8 mL,而成人睾丸的容积是 12～25 mL,这种容积的变化,几乎完全是青春期生长和发育的反映。青春期睾丸开始发育增大,睾丸内逐渐有精子生成(15 岁以后可出现遗精),并由睾丸间质细胞分泌睾酮,随着睾酮在血浆中的浓度不断增加,男性生殖器官进一步发育成熟,并逐渐出现第二性征。

（3）外生殖器官的发育

男孩到 9～12 岁后,阴囊开始增大,伴以阴囊变红和皮肤质地的改变;12～15 岁后,阴茎变长,但周径增大程度较小;15～18 岁以后,阴茎和阴囊进一步增大,颜色变深,阴茎头更充分地发育,直到外生殖器官的形状和大小呈成年型。

（4）阴毛的发育

阴毛受睾丸与肾上腺所产生的雄激素的控制。男孩阴毛逐步生长,14 岁左右有细茸毛分布,但无真正阴毛存在,为第一阶段;第二阶段有浅色的阴毛稀疏地生长;第三阶段阴毛逐渐变深、变粗、卷曲,仍是少量分布;第四阶段阴毛具有成年人特征,但未达到大多成年人那种程度;第五阶段阴毛的分布才呈典型成年性。

（5）其他

男孩在青春期,喉结逐步增大,声带加宽,声调变粗,发音低沉,并且有乳房硬结,胡须、腋毛逐渐长出。

2. 女孩

（1）体格发育

青春期女孩体格发育的显著特点是身高和体重迅速增长;心脏由于心肌的增厚而重量迅速增加;肺活量显著增大;神经系统进一步发育完善,其调节功能大大增强,身体在接受外界刺激后,可以将信息很快传到大脑,并能及时准确地做出反应,分析、判断和理解问题的能力也大大提高。

（2）性成熟

青春期开始后,性器官在垂体分泌的激素作用下得到迅速发育。卵巢发育加快,重量增加,能够产生卵子,分泌雌性激素,并且开始出现月经。月经是女孩性发育的主要特征,是指女子进入青春期以后,每月一次的子宫出血现象。第一次月经,叫月经初潮。月经周期为 20～30 天,时间为 3～5 天。月经是一种正常现象,到青春期后期,出现有规律的月经,标志着女性青春期的结束和步入成熟期。

（3）第二性征的出现

雌性激素促进女子第二性征的发育,主要表现在骨盆宽大、乳房增大,出现阴毛,声调较高等。女孩青春期比男孩来得早,通常,乳房首先开始发育,乳头和乳房逐渐隆起,乳房和乳晕不断增大,最终形成明显的凸起,表现出完美的曲线。同时,因为骨骼发育,脂肪沉积,少女的身高和体重等迅速增长,胸部和臀部日益突出,皮肤也变得细腻光滑,柔软而富有弹性,呈现了女人的婀娜多姿,显现出女性的第二性征。

（二）体内机能增强

在青春期的发育过程中,青少年体内的各种生理机能都在迅速增长并逐渐达到成熟。主要表现在以下几个方面。

1. 心脏压缩机能增强

青春期少年的心血管系统出现了一些新的机能特点。

首先,在形态上,为了满足青春期生长发育突增的需要,作为人体运输系统的心血管系统也出现了第二次加速生长。9 岁时,儿童的心脏重量为出生时的 6 倍,在青春期开始后,则增长至 12~14 倍;同时,心脏密度也在青春期阶段成倍地增长。由于青春期少年活动量的增加,构成心室壁的肌肉增厚,心肌纤维更富有弹力,这为心脏每次收缩时能压挤出更多血液创造了条件。

其次,在机能方面主要表现为心律、脉搏开始减慢。这一方面是因为支配心脏活动的神经纤维已发育健全,能更有效地调节心脏活动,另一方面则是由于心脏本身机能的增强,使每次心搏所排出的血量增多,所以心脏每分钟只需搏动 70~80 次便能满足机体的需求。由于心脏收缩力增强以及内分泌系统变化的影响,会导致血压升高,青春期少年的高压一般为 90~110 mmHg(毫米汞柱),低压为 60~75 mmHg(毫米汞柱),已接近成人水平。心血管系统的生长发育存在着一定的性别差异,女孩在心脏重量、大小、每次收缩所排出的血量和血压等方面,均比男孩低 10% 左右,而心率、脉搏则比男孩快 3~10 次/分。

2. 肺的发育

在青春期,肺的发育也明显加速。12 岁左右,儿童肺的重量为出生时的 10 倍,肺叶结构逐渐完善,肺泡容量增大,与呼吸有关的肌肉发育加快,使呼吸功能进一步加快。在整个青春期,肺活量将比青春期前增加 1 倍多。

3. 肌肉力量的增强

青春期少年体重的增加表明肌肉和骨骼发生了变化。在肌肉力量的发展水平上,男女之间也存在着明显的差异,男孩子的肌肉力量普遍要比女孩子大。

4. 大脑的发育

在量的方面,青春期少年脑重及脑容量的增长不显著,因为儿童在 10 岁以前,其脑重已为成人的 95%。但在质的方面,脑的发展则有较大进展。脑电波的研究表明,个体在 4~20 岁期间存在两个脑发展的加速期,第一个发生在 5~6 岁,第二个发生在 13 岁左右,即青春期。青春期少年神经系统也基本与成人没有什么差异,大脑皮质沟回组合完善,神经纤维完成髓鞘化。随着脑和神经系统的发育成熟,青少年的兴奋和抑制也逐渐趋于平衡。

影响青春期少年生长发育的因素很多,诸如遗传、营养、运动、生活条件、气候环境等。目前,由于科学技术的高度发展、现代文明的普及以及全球性气候条件的变化等,个体青春发育期普遍存在提前的趋势,这使青春期少年身心发展的不平衡性及矛盾性更加明显地表现出来。

进入青年初期后,个体身体的发育基本达到稳定状态。身高、体重增长速率减慢,18 岁以后个体的身高增加得很少;其他生理结构和机能也在此阶段发展减缓,并在不同的时段进入成熟状态。心肺、肌肉、骨骼等的生理机能大概在 19 岁达到成人水平;大脑和神经系统处于缓慢持续的发展过程中,要到 20~25 岁之后才达到完全成熟。

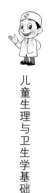

二、青春期心理发展

青春期是一个特殊的时期,这个时期的心理发展是非常复杂,充满矛盾的,因此又称为"叛逆期""困难期""危机期"。其主要特点是孩子的身心发展不平衡,成熟与半成熟状态之间容易出现错综复杂的矛盾,由此导致心理和行为会产生特殊的变化。

(一) 核心特点

青春期是儿童期和成人期的过渡阶段,中学生的身心发展既有儿童期的特点,又具有成年期的特点,处于半幼稚、半成熟的状态,因此,青春期又称为过渡期。

青少年心理的成熟性主要表现为他们产生了对成熟的强烈追求和感受,这来自他们身体的快速发育及性的成熟。在这种感受的作用下,他们在对人、对事的态度,情绪情感的表达方式以及行为的内容和方向等方面都发生了明显的变化,同时也渴望社会、学校和家长能给予他们成人式的信任和尊重。

青少年的幼稚性主要表现在其认知能力、思想方式、人格特点及社会经验上。青少年的思维虽然已经是以抽象逻辑思维为主要形式,能够在大脑中进行概念化的判断和推理,但水平相对还较低,对于各种抽象理论的理解和接受还有一定困难;由于辩证思维刚开始萌发,所以,常常一条道走到底,思想方法上仍带有很大的片面性及表面性;在人格特点上,还缺乏成人那种深刻而稳定的情绪体验,缺乏承受压力、克服困难的意志力;社会经验也十分欠缺,不足以应付千变万化的实际情况[①]。

(二) 一般特点

1. 生理变化对心理活动的冲击

随着青春期的到来,青少年在生理上出现了急剧的变化,这必然给他们的心理活动带来巨大影响。

首先,由于青少年身体外形的变化,使他们产生了成人感,因此,在心理上他们也希望能尽快进入成人世界,希望尽快摆脱童年时的一切,寻找到一种全新的行为准则,扮演一个全新的社会角色,获得一种全新的社会评价,重新体会人生的意义。这种种新的追求中,他们会感到种种困惑。

其次,由于性的成熟,青少年对异性产生了好奇和兴趣,萌发了与性相联系的一些新的情绪情感体验,滋生了对性的渴望,但又不能公开表现这种愿望和情绪,所以,会体会到一种强烈的冲击。

2. 心理上的成人感与幼稚性的矛盾

由于青少年心理上的成人感及幼稚性并存,所以,表现出种种心理冲突和矛盾,具有明显的不平衡性。

(1) 反抗性与依赖性

由于青少年产生了一种强烈的成人感,进而产生了强烈的独立意识,因此他们对一切都不愿顺从,不愿听取父母、教师及其他成人的意见,在生活中,从穿衣戴帽到对人对事的

---

① 杨培禾. 儿童生理与卫生学基础[M]. 北京:首都师范大学出版社,2011.

看法,常处于一种与成人相抵触的情绪状态中。

但是,在青少年的内心中并没有完全摆脱对父母的依赖,只是依赖的方式较之过去有所变化。童年时,对父母的依赖更多的是在情感和生活上,青少年们对父母的依赖则表现为希望从父母处得到精神上的理解、支持和保护。

存在于青少年身上的反抗性也带有较复杂的性质。他们有时是想通过这种途径向外人表明,他已具有了独立人格;有时又是为了撑起个样子给自己看,以掩饰自己的软弱。实际上,在生活中的许多方面,他们还是需要成人帮助的,尤其是在遭受挫折的时候。

(2)闭锁性与开放性

进入青春期的青少年,渐渐地将自己内心封闭起来,他们的心理生活丰富了,但表露于外的东西却少了,加之对外界的不信任和不满意,又增加了这种闭锁性的程度。但与此同时,他们又感到非常孤独和寂寞,希望能有人来关心和理解他们。他们不断地寻找朋友,一旦找到,就会推心置腹,毫不保留。因此,青少年在闭锁的同时,又表现出很明显的开放性。

(3)勇敢和怯懦

在某些情况下,青少年们似乎能表现出很强的勇敢精神,但这时的勇敢带有莽撞和冒失的成分,具有"初生牛犊不怕虎"的特点。这是因为,首先,他们在思想上很少受条条框框的限制和束缚,在主观意识中,不存在过多的顾虑,常能果断地采取某种行动;其次,由于他们在认识能力上的局限性,使其经常不能立刻辨析出某一危险情景。

但在另外一些情况下,青少年们也常常表现得比较怯懦。例如,他们在公众场合,常羞羞答答,不够坦然和从容,未说话先脸红的情况在少男少女中都是常见的。这种行为上的局促与他们缺少生活经验以及这个年龄阶段所特有的心理状态分不开。

(4)高傲和自卑

由于青少年尚不能确切地评价和认识自己的智力潜能和性格特征,很难对自己做出一个全面而恰当的评价,而是凭借一时的感觉对自己轻下结论。这样就导致他们对自己的自信程度把握不当。几次甚至一次偶然的成功,就可以使他们认为自己是一个非常优秀的人才而沾沾自喜;几次偶然的失利,就会使他们认为自己无能透顶而极度自卑。这两种情绪往往交替地出现于同一个青少年身上。

(5)否定童年又眷恋童年

进入青春期的青少年,随着身体的发育成熟,成人的意识越发明显。他们认为自己的一切行为都应该与幼小儿童的表现区分开来,力图从各个方面对自己的童年加以否定,从兴趣爱好到人际交往方式,再到对问题的看法,他们都想抹去过去的痕迹,期望以一种全新的姿态出现于生活的各个方面。

但在否定童年的同时,在青少年的内心又留有几分对自己童年的眷恋。他们留恋童年时那种无忧无虑的心态,留恋童年时那种简单明了的行为方式及宣泄情绪的方法,尤其当他们在各种新的生活和学习任务面前感到惶惑的时候,特别希望仍能像小时候一样,得到父母的关照。

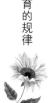

（三）重要特点

1. 自我意识增强

（1）自我意识的觉醒

青春期的孩子由于身体状态的巨变从而推动了他们自我意识的觉醒，这从孩子们经常说的"我又不是小孩子"中就能窥知一二。孩子在这个时期似乎一下子从儿童变成了成人，对自我出现了空前的关注，他们不再愿意被动地做一个适应者、服从者、模仿者以及执行者，而是开始力求成为一个探索者、发现者与选择者。

（2）自我意识开始分化

自我意识的分化促使孩子更多地观察自己，更深刻地剖析自己，努力跳出"我"的束缚，用客观标准来衡量自己。主体我和客体我相互观察，相互评价，从而使孩子更加关注自我。只有到了这个时候，孩子们才仿佛第一次发现了自己，开始认识自己并试图按照自己的意愿塑造自己，统一自己。因此，心理学家把青春期称为"自我的第二次诞生"。

（3）自我认识不断深化

青春期的孩子自我认识的强度和深度不断增加，促使他们逐渐成熟，这主要表现在：第一，评价的独立性日益增强。青春期的孩子已经有了对自己独立的评价，会逐渐变得不盲目地听从他人的看法，这是孩子自我认识不断增强的结果。第二，自我评价逐渐从片面走向全面。随着孩子进入青春期，那种片面性的自我评价会逐渐减少，他们会学会总结、分析，把对自己的评价变得稳定和客观。第三，对自己的评价从身体特征和具体行为向个性品质方面转化。比如是否勇敢、诚实、善于交际、幽默、有无理想和愿望等，青春期的孩子不仅仅开始认识自己是怎样一个人，而且会开始考虑自己将要成为怎样一个人。

总之，青春期的孩子自我意识的发展是逐渐趋于成熟的。在这个过程中，孩子的发展充满矛盾和冲突，这就需要家长了解并帮助孩子向更深、更高层次的意识领域发展。

2. 高级思维出现

青春期的孩子处于情感的"转型期"，感情的最大特点是可塑性强，因此很容易受学校、班级同学的影响，也易受到社会的影响[1]。思想活跃、精力旺盛、求知欲强、富于幻想、爱思考是青少年思想的典型特征，但是他们思维片面性大，容易偏激、动摇，并且克服困难时的毅力不够，因此青春期的孩子的心理很不稳定。为此教育工作者对学生健康情感要倍加珍爱，对不健康的情感要及时制止和引导，通过精心的塑造，使青少年真正成为品德高尚、感情健康的人。

三、青春期生理卫生保健

（一）男生常见生理问题及保健

1. 遗精

（1）精满则溢。男孩进入青春期后，睾丸不断产生精子，精囊腺和前列腺也不断产生分泌物。随着精子和分泌物的不断产生，体内贮存到一定量时，精液会自动地从尿道排出

---

① 陶芳标. 青春期转型与心理健康［J］. 实用儿科临床杂志，2009，24(11)：878 - 880.

来,导致遗精。

（2）局部刺激。内裤过紧,被子太重、太热或趴着睡觉,使生殖器官受到刺激均可导致遗精。另外,生殖器官有病、尿道发炎、阴茎龟头炎、包皮过长也可导致遗精。

2. 痤疮

痤疮,俗称粉刺、青春痘。很多人进入青春期后,脸上不知不觉地起了很多疙瘩,有时还伴有痒痛。破溃或吸收后可出现暂时性色素沉着面凹状疤痕,少数严重的红疙瘩,可出现更大软囊肿、脓肿,破溃愈合后留下比较明显的疤痕,使颜面皮肤凹凸不平,颜色深浅不一,十分难看,这就是痤疮。一般男孩比女孩更严重,因此,我们在平常的生活中应注意以下三点:

（1）饮食清淡,少食油腻、辛辣刺激、过甜的食物,火腿、香肠等腌制食品及巧克力、咖啡、酒类也应少吃少饮。多吃清淡的蔬菜、水果,保持消化道通畅。

（2）保持皮肤清洁,一天应洗脸2～3次,宜用温水,不要用碱性较大的香皂和油性大的洗面奶,而应选择一些偏中性或酸性的洗面乳,这样有助于去除多余皮脂,又不伤害皮肤。

（3）若已生有痤疮,切勿挤压,脸上的青春痘会少些。

3. 脚臭

由于脚心多汗腺,在活动时及天气闷热、精神紧张、吃辛辣热烫的东西时,汗液会大量分泌出来。汗液中除含水分、盐分外,还有乳酸、尿素等,在多汗条件下,会导致脚上细菌大量繁殖,并分解角质蛋白和汗液中的尿酸、乳酸,所以在夏天应穿通风透气的凉鞋,冬天应穿较透气的材料做的鞋;还应勤洗脚、勤换袜子,尽量保持脚干燥,少吃辛辣食物等。

（二）女生常见生理问题及保健

1. 月经卫生

月经是女性生殖器官开始成熟的重要标志。月经期抵抗力下降,应做到以下几点:

（1）保持外阴清洁,用温水洗澡,不要坐浴、游泳,防止病菌侵入。

（2）要注意保暖,月经期子宫充血,寒冷刺激会引起子宫收缩,造成经血少,经期短,易发生痛经和闭经;不能淋雨、涉水,不能用冷水洗头、洗澡。

（3）不参加剧烈运动,以减轻腰酸、下腹坠胀等症状,防止月经失调。

（4）要保持心情舒畅,情绪稳定、乐观,不要焦躁不安,防止月经紊乱。

（5）要注意饮食卫生,合理营养,多喝开水,不要吃辛辣、生冷食物,防止经血过多,要适当吃些营养丰富的蛋类、肉类,防止贫血。

（6）要注意卫生巾质量,要勤洗澡,勤换内裤,不要穿过紧的化纤内裤。

（7）生活要有规律,要劳逸结合,保证充足的睡眠,过度疲劳、消耗体力,会引起子宫收缩,经期延长。

（8）青春期刚开始的一年内,可能出现月经不规律,有时伴有头痛、背痛、腰酸等不适,无须有太多顾虑,以后慢慢会自然调整,对于一些严重的痛经、月经不调可以就医。

2. 乳房保健

（1）要经常清洗乳房。

（2）不要束胸,不要穿过紧的内衣。

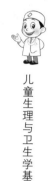

（3）要戴舒适、合体的乳罩，以支持乳房的正常发育。

（4）要避免外力碰撞、挤压、损伤乳房的周围组织，同时不能俯卧睡眠。

（5）不要节食、偏食，要增强蛋白质、脂肪等营养。

（三）青春期常见疾病及预防

处于青春期的孩子生长速度较快，可能会受到某些急、慢性疾病或营养素缺乏的影响。同时，青春期生长发育迅速，也可引起一些营养缺乏症或急、慢性疾病。青春期的常见病，有些是从儿童期就有的，有些则是发生在青春期的。

1. 发育异常

青春期体格发育的个体差异比较大。青春期体格发育过于缓慢或非常迅速时，如经医师检查未发现垂体、甲状腺、肾上腺、性腺等内分泌疾病，亦没有发现营养素缺乏或过多，多属于正常发育的迹象，一般不需要特殊治疗。对发育明显过度的女童可酌情用雌性激素；对发育特慢的儿童可酌情使用生长素或苯丙酸诺龙等雄性激素。雄性激素一般用于侏儒症。

2. 神经性厌食症

神经性厌食症是一种由心理因素引起的饮食障碍，主要特征是厌食和体重减轻。有的青少年盲目节食，不吃鸡、鱼、肉、蛋，也不喝牛奶，甚至不吃动物性食品和主食，把人体所需的许多营养素排除在食谱之外，食欲日趋降低，看见食物就恶心，最后发展到拒食，这就是神经性厌食症。患有神经性厌食症后会出现体重下降、身体虚弱、心率变缓、血压下降、皮肤粗糙和闭经等症状，还可能出现一些精神症状和行为失常。

3. 青春期高血压

青少年应养成良好的饮食习惯，少吃咸食、甜食及含脂肪高的食物，多吃新鲜蔬菜和水果；不吸烟、不喝酒；保持情绪愉快，减少心理紧张和心理压力；定期测量血压及检查其他症状，及早发现、及早治疗青春期高血压。

4. 青春期甲状腺肿大

青春期的少男少女，可能有不同程度的甲状腺肿大。青少年需要摄入充足的碘来合成甲状腺激素，因此应多吃含碘丰富的食物，如海带、海蜇皮、紫菜及各种海鱼等。

 知识拓展

为什么青春期孩子喜欢与异性同学在一起？

随着异性接近期的延长，青春期孩子会产生向往与异性交往的强烈渴望，他们被彼此间的情感所吸引，互相有好感，产生了接触的欲望和要求，开始由疏远走向亲近。他们对异性同龄伙伴产生亲近感，喜欢和异性在一起交谈、游玩、聊天。这是一种先天性行为，是由遗传因素决定的，也是进入青春期后，体内的性激素在悄悄地起作用的结果。

核心知识点

1. 青春期的孩子身体外形出现较大变化,第二性征出现,身体机能趋于成熟。

2. 青春期的心理发展处于儿童期和成人期的过渡阶段,成人感和幼稚感并存。

3. 青春期男生应正确对待遗精问题,女生应注意经期保健及各器官系统的发育。

 思考与探究

1. 青春期的重要特点有哪些?

2. 如果小学生出现性早熟的现象,而心理特征还处于幼稚阶段,老师应该怎样保护儿童的身心健康?

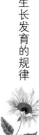

第三章　儿童卫生保健

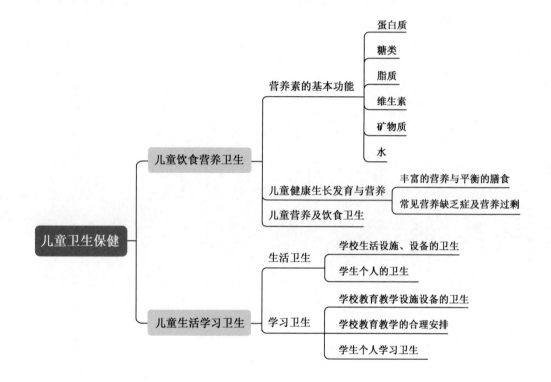

3

第一节　儿童饮食营养卫生

1. 营养素的食物来源和功能。
2. 儿童合理的营养及饮食卫生。

3. 儿童营养状况评价及营养健康教育。

关 键 词　营养素　热能　合理膳食　食物中毒　营养状况评估

在快节奏、物质丰裕的现代生活中,家长溺爱易导致儿童没有科学饮食的概念,饮食以儿童的爱好为主,营养不够均衡。而儿童的健康成长及发育需科学饮食、合理搭配。良好的饮食和营养不仅可以为孩子打下健康基础,还可以让他们受益终生。儿童正处于旺盛的生长发育阶段,必须不断地从外界摄入足够的营养以满足生长需求以及新陈代谢所需要的热能。因此,这不仅需要家长了解各类儿童生长所需的营养素种类、来源及功能,进行合理膳食搭配,均衡营养,同时学校与社会也应当对儿童进行宣传教育,令儿童养成良好的饮食习惯,不挑食,认识到食物的营养价值,健康成长。

一、营养素的基本功能

(一) 热能与儿童生长发育

1. 热能与热能单位

人体每时每刻都在消耗能量,这些能量是由所摄取食物的化学能转变而来的。国际通用的能量单位是焦耳(joule,J)、千焦耳(kilojoule,kJ)或兆焦耳(megajoule,MJ)。1 J 是指用 1 N 的力把 1 kg 物体移动 1 m 距离所消耗的能量。营养学领域常使用的能量单位是卡(calorie,cal)和千卡(kilocalorie,kcal)。1 kcal 是指在 1 个标准大气压下,1 kg 纯水由 15 ℃上升到 16 ℃时所需要的能量。能量单位换算关系如下:

$$1 \text{ kJ}=0.239 \text{ kcal} \qquad 1 \text{ kcal}=4.184 \text{ kJ}$$

儿童活泼好动,热能消耗量大,对热能和各种营养素的需求量按每千克体重计也高于成人。世界卫生组织建议对 4～12 岁儿童的热能供给标准为 1 830～2 470 千卡;若按体重计算,每日每公斤体重热能供给为 4～6 岁 91 千卡,7～9 岁 78 千卡,10～12 岁 66 千卡。即随年龄的增加,每日每公斤体重热能要相对地减少。我国营养学会建议儿童热能供给量为:7～10 岁 1 800～2 100 千卡,10～13 岁 2 300 千卡。其中,蛋白质摄取量应为人体每日所需热量的 10%～15%;碳水化合物摄取量应不少于人体每日所需热量的 55%;脂肪的摄取量应不超过每日所需热量的 30%。此外,每天摄取的盐不应超过 6 克,膳食纤维每天的摄取量应不少于 16 克。

2. 热能消耗

儿童的热能消耗可以分为以下几个部分。

(1) 基础代谢

基础代谢又称基础能量消耗,是指维持机体最基本的生命活动所需要的能量消耗,占人体总能量消耗的 60%～70%。世界卫生组织和粮食及农业组织(WHO/FAO)对基础代谢的定义为人体经过 10～12 小时空腹和良好的睡眠、清醒仰卧、恒温条件下(一般为 22～26 ℃),无任何身体活动和紧张的思维活动,全身肌肉放松时的能量消耗。基础代谢的水平用基础代谢率(basal metabolic rate,BMR)来表示,是指人体处于基础代谢状态下,每小时每千克体重(或每平方米体表面积)的能量消耗,其常用单位为 kJ/(kg·h)或

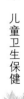

第三章　儿童卫生保健

3

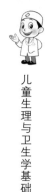

kcal/(kg・h)、kJ/(m² · h)或 kcal/(m² · h)。

$$基础代谢=体表面积(m^2)×基础代谢率[kJ/(m^2 · h)]×24(h)$$
$$体表面积(m^2)=0.006\ 59×身高(cm)+0.012\ 6×体重(kg)-0.160\ 3$$

影响基础代谢的因素有：

① 年龄与体型。随着年龄渐长，一般人体体型随之增大，体表面积同样有所不同。而基础代谢与体表面积大小呈正比，体表面积越大，基础代谢能量消耗越高。

② 生理状况。儿童生长发育迅速，基础代谢能量消耗相对较高，成年后基础代谢水平随年龄增长不断下降。

③ 环境因素。不同生活环境与工作强度对基础代谢率影响不同，如寒冷、大量摄食以及体力过度消耗均可提高基础代谢水平。

（2）身体活动

身体活动是指任何由肌肉收缩造成能量消耗的运动，约占人体总能量消耗的 15%～30%。身体活动水平造成人体不同的热量需求，且受人体体型、运动强度等因素影响。在青少年时期，儿童大多好动，活动强度大，从事大量学业、运动活动，消耗能量多。

（3）摄食热效应

人体在饮食过程中摄入大量食物，机体对其进行消化吸收，利用营养素转化为代谢产物的过程需消耗能量。这个过程又称为食物特殊动力作用，也称食物热效应。其中不同营养素的食物热效应存在差异，如蛋白质的食物热效应为本身产生能量的 20%～30%，而脂肪和糖类为 4%～6%。

（4）额外能量消耗

人类生长和发育的各个不同阶段能量消耗有所不同。儿童阶段因生长发育需额外的能量消耗，主要用于机体组织器官发育分化，如诞生后 1～3 个月，能量需要量约占总能量需求量的 35%；青少年时期约占总能量需求量的 1%～2%。

（二）营养素种类及功能

营养素是指为维持机体繁殖、生长发育和生存等一切生命活动和过程，需要从外界环境中摄取的物质。来自食物的营养素种类繁多，人类所需的大约有 40 多种，根据其化学性质和生理作用分为六大类，即蛋白质、脂类、糖类、矿物质、维生素和水。营养素是儿童生长发育的物质基础，是儿童生长发育和新陈代谢所需热能的基本条件。营养物质经氧化得到的热能常用于儿童基础代谢、肌肉活动、生长发育等方面。若儿童营养素摄入不足，则对生长发育造成影响，甚至危及身体健康。

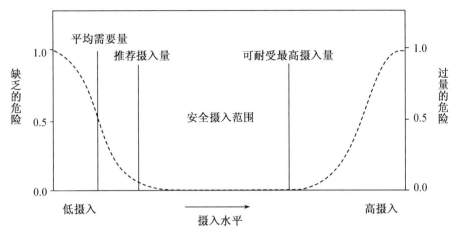

图 3-1-1　人体吸收营养素的安全范围示意图

1. 蛋白质

（1）蛋白质的来源和功能

蛋白质是机体细胞、组织和器官的重要组成成分。而一切生命的表现形式，本质上都是蛋白质功能的体现。蛋白质常源于动物机体，如肉、蛋、奶类，以及植物机体，如各种谷类、豆类。通过消化作用，蛋白质分解成氨基酸被人体吸收，随后重新合成人体蛋白质。

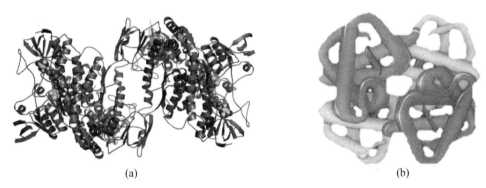

(a)　　　　　　　　　　　　　(b)

图 3-1-2　蛋白质结构示意图

人体中蛋白质常用于构成细胞成分，进行人体组织修复，调节生理功能，供给热能，促进矿物质吸收，参与机体免疫调节。儿童对蛋白质的需求量相对大于成人。

（2）蛋白质组成

蛋白质是由 α-氨基酸按一定顺序结合形成一条多肽链，再由一条或一条以上的多肽链按照特定方式结合而成的高分子化合物。构成人体蛋白质的氨基酸共有 21 种，其中 8 种人体无法合成，必须从摄入食物中获取，也称为必需氨基酸，分别是赖氨酸、色氨酸、苯丙氨酸、甲硫氨酸、苏氨酸、异亮氨酸、亮氨酸、缬氨酸。此外，对于婴幼儿来说，必需氨基酸为 9 种，还包括组氨酸。

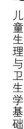

表 3-1-1　二十一种氨基酸简介表

中文名称	英文名称	分子量	理化性质
甘氨酸	Glycine	57	NPA
丙氨酸	Alanine	71	NPA
缬氨酸	Valine	99	NPA
亮氨酸	Leucine	113	NPA
异亮氨酸	Isoleucine	113	NPA
脯氨酸	Proline	97	NPA
苯丙氨酸	Phenylalanine	147	NPA
酪氨酸	Tyrosine	163	PNA
色氨酸	Tryptophan	186	PNA
丝氨酸	Serine	87	PNA
苏氨酸	Threonine	101	PNA
半胱氨酸	Cysteine	103	PNA
蛋氨酸(甲硫氨酸)	Methionine	131	PNA
天冬酰胺	Asparagine	114	PNA
谷氨酰胺	Glutamine	128	PNA
硒代半胱氨酸	Selencoysetine	168	PNA
天冬氨酸	Aspartate	114	PAA
谷氨酸	Glutamate	128	PAA
赖氨酸	Lysine	129	PBA
精氨酸	Arginine	157	PBA
组氨酸	Histidine	137	PBA

注：NPA—non-polar amino acid(非极性氨基酸)　　PNA—polar neutral amino acid(极性氨基酸)
PAA—polar acidic amino acid(酸性氨基酸)　　PBA—polar basic amino acid(碱性氨基酸)

（3）蛋白质的营养价值评定

对蛋白质营养价值的评价有助于为儿童生长发育挑选真正营养价值高的食品，促进成长。而蛋白质营养价值的评价主要从食物蛋白质含量、人体消化吸收蛋白质程度以及被人体利用程度三个方面展开。

食物中蛋白质含量测定一般使用凯氏定氮法，即先测定食物中的氮含量，再乘以由氮换算成蛋白质的换算系数，就可以得到食物中蛋白质的含量。换算系数对同种食物来说，一般是不变的，是根据氮占蛋白质的百分比而计算出来的。一般来说，食物中含氮量占蛋白质的 16％，其倒数即为 6.25，由氮计算蛋白质的换算系数是 6.25。

蛋白质消化率即为蛋白质在消化道内经酶作用，被分解的程度。一般由于食物种类不同、加工方式不同，蛋白质的消化率不同，被机体吸收利用的程度也不同。食物中蛋白质真消化率计算公式如下所示：

$$蛋白质真消化率(\%)=[食物氮-(粪氮-粪代谢氮)]/食物氮×100\%$$

表 3-1-2 部分食物蛋白质的消化率(%)

食物	真消化率	食物	真消化率	食物	真消化率
鸡蛋	97	大米	87	大豆粉	86
牛奶	95	面粉(精制)	96	菜豆	78
肉、鱼	94	燕麦	86	花生酱	95
玉米	85	小米	79	花生	94
豆子	78	黑小麦	90	中国混合膳食	96

蛋白质利用程度可由许多对应指标反映,如生物价、蛋白质净利用率、蛋白质功效比值、氨基酸评分等,各指标从不同角度反映人体利用蛋白的程度。除此之外,相对蛋白质值、净蛋白质比值和氮平衡常数等也可对蛋白质利用程度进行实际评估[1]。

儿童生长发育旺盛,细胞增长迅速,各类组织更新快速,因而对蛋白质需求量相对大于成人。若未能及时、适量摄入蛋白质,则可能引发蛋白质-能量营养不良、碱中毒等问题。因此,儿童每日应当摄取蛋白质的比例占每日总能量的 20%～25%,摄入量约为每天每千克体重 1～1.5 g。

表 3-1-3 富含优质蛋白质的十佳食物

食物	蛋白质含量(g/100g)(平均值)	氨基酸评分(代表值)
鸡蛋	13.1	106
牛奶(液态)	3.3	98
鱼肉	18.0	98
虾肉	16.8	91
鸡肉	20.3	91
鸭肉	15.5	90
瘦牛肉	22.6	94
瘦羊肉	20.5	91
瘦猪肉	20.7	92
大豆(干)	35.0	63

2. 糖类

组成糖类的化学元素为碳、氢、氧,故糖类又称碳水化合物。糖类主要来源于米、面、蔬菜、水果以及豆类。糖类在人体中主要负责供给能量;构成机体组分;参与遗传物质的合成;提供膳食纤维等。

---

[1] 袁先铃,叶世东.营养与健康[M].北京:化学工业出版社,2016.

第三章 儿童卫生保健

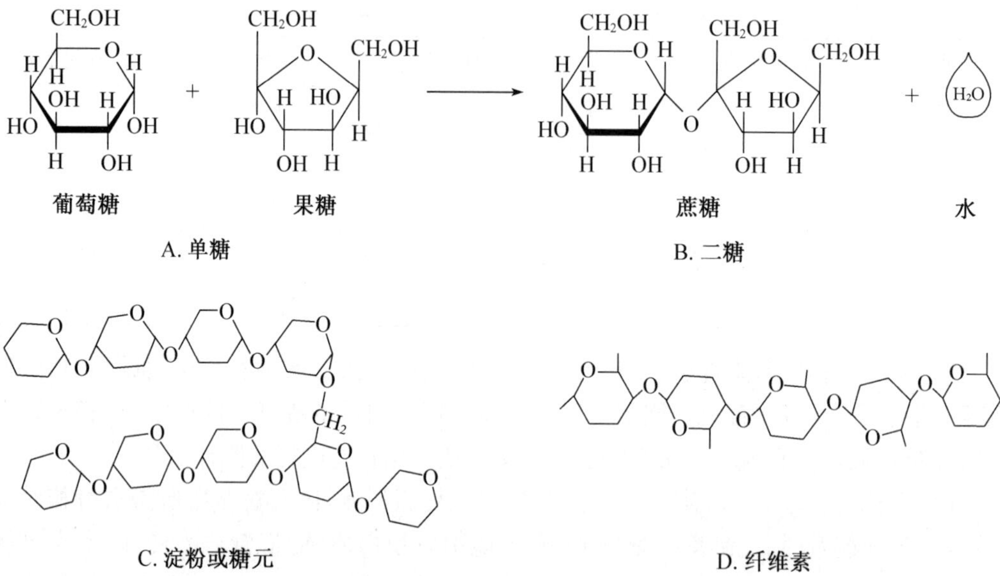

葡萄糖　　　　　果糖　　　　　　　　　蔗糖　　　　　　水

A. 单糖　　　　　　　　　　　　　B. 二糖

C. 淀粉或糖元　　　　　　　　　　　D. 纤维素

图 3-1-3　糖类的分类及结构示意图

2021 年《中国居民膳食指南科学研究报告》指出,过多摄入含糖饮料可增加儿童、成年人肥胖或体重增加的发生风险。膳食指南公布了一项最新数据,显示 6～17 岁儿童及青少年超重肥胖率已达 19%,因此对儿童来说,在摄入满足机体生长的适量糖类后,控糖、控热量极为重要。世界卫生组织的一份指南建议,儿童应将每天的游离糖(单糖、双糖)摄入量降至其摄入总能量的 10% 以下,进一步降低到 5% 以下或者每天大约 25 克(6茶匙)会有更多健康益处。

3. 脂质

脂质主要分为脂肪和类脂。脂肪也称甘油三酯,约占体内脂类总量的 95%,而类脂则包括磷脂和固醇类,约占体内脂类总量的 5%。脂类主要存在于皮下、肌肉纤维间,主要源自动物(如肉蛋类),以及植物(如花生、核桃等)。

表 3-1-4　部分食物脂肪含量

食物	脂肪含量(g/100 g)	食物	脂肪含量(g/100 g)
猪肉(肥瘦)	37.0	鲫鱼	4.1
牛肉(瘦)	2.3	虾米	2.6
羊肉(瘦)	3.9	奶油	97.0
鸡肉	9.4	鸡蛋	8.8
鸭肉	19.7	核桃(鲜)	29.9
草鱼	5.2	花生(炒)	48.0
巧克力	40.1	花生油	99.9
酸奶	2.7	菜籽油	99.9

脂类是机体重要的构成成分,在一定条件下可储存能量,以便在机体需要时供给能量,同时起到保温和保护作用;脂类可发挥促进碳水化合物的能量代谢以及维生素的吸收,节约蛋白质的作用;脂类还可以分泌因子,参与机体的生长发育、新陈代谢过程。

儿童正值生长发育时期,对于脂肪的需求量较大,中国营养学会建议每日膳食中由脂类供给的能量占总能量的比例应为25%～30%,不宜摄入过量。植物油中不饱和脂肪酸含量较高,其中还有大量人体无法合成的必需脂肪酸,不仅易吸收,营养价值也高于动物油脂,因此儿童可尽量多吃植物油。

4. 维生素

维生素是维持机体正常生命活动过程中一类必需的低分子有机化合物,常用于构成人体辅酶,在人体新陈代谢中发挥重要作用。

表 3-1-5　维生素种类及功能

种类	分子式	来源	功能	缺乏症状
维生素 A		各种动物肝脏、鱼肝油、鱼卵、全奶、奶油、禽蛋、各类红橙黄绿色蔬果	细胞生长和分化,免疫,调节视觉,抑制肿瘤生长	暗适应能力下降、夜盲症、皮肤干燥(儿童维生素A缺乏的发生率远高于成人)
维生素 B2		动物肝脏、蛋、奶、豆类、绿色蔬菜	参与机体氧化代谢,维护皮肤及黏膜的完整性	脂溢性皮炎、口角炎、结膜充血
维生素 C		新鲜蔬果,鲜枣、橘子等	抗氧化,促进伤口愈合,降低血胆固醇,增强人体免疫,阻止贫血	维生素C缺乏病、骨质疏松、牙龈炎、全身出血

儿童生理与卫生学基础

（续表）

种类	分子式	来源	功能	缺乏症状
维生素D		海产品、动物肝脏、蛋黄、瘦肉、鱼肝油、坚果	促进小肠对钙吸收，促进肾小管钙、磷重吸收，调节血钙平衡	佝偻病、骨质软化症、骨质疏松症、手足痉挛症
维生素E		深绿色蔬菜、豆类	抗氧化，预防衰老，调节血小板黏附力及聚集作用，抑制肿瘤细胞生长增殖	视网膜退行性病变、蜡样质色素积聚、溶血性贫血、肌无力、神经退行性病变、小脑共济失调

3

5. 矿物质

人体组织中含有自然界各种元素，这些元素中除组成有机化合物的碳、氢、氧、氮外，其余的元素均称为矿物质。矿物质主要分为常量元素和微量元素。人体日需求量在100 mg以上的元素，如Ca、P、Na、K等，称为常量元素。此类元素是人体组织生长的主要成分，尤其在儿童的生长发育期。如儿童每日膳食中钙的需求量为800～1 000 mg，若缺钙则骨骼发育不健全，严重可致病。还有一类人体内含量甚微的元素，如Fe、Zn、Cu、I等，人体每日需求量均在100 mg以下，这类元素称为微量元素。此类元素含量少，但在儿童的健康成长中缺一不可。如儿童处于生长发育高峰期，容易患缺铁性贫血。儿童患缺铁性贫血以后，经常出现的症状有面色苍白、头晕、头疼、食欲下降、生长发育迅速缓慢；可能出现组织缺血的症状，表现为头发干枯、口角炎、舌炎；还可能出现夜间哭闹、烦躁不安，严重者会出现智力发育障碍的情况。此外，可能出现运动能力下降，本来活泼好动的儿童，出现懒动，喜欢卧床，轻微活动后就需要休息，体力明显下降的情况。

矿物质无法在人体内合成，只能通过自然界获取。矿物质的功能有：构成骨骼和牙齿；维持神经和肌肉的活动；促进细胞信息传递；调节机体酶的活性；进行血液的凝固等。

表 3-1-6　儿童对矿物质的参考摄入量 单位:mg/d

矿物质		年龄						
		6 岁～	7～10 岁		11～13 岁		14～17 岁	
			男	女	男	女	男	女
钙	RNI	800	1 000		1 200		1 000	
	UL	2 000	2 000		2 000		2 000	
磷	RNI	350	470		640		710	
镁	RNI	160	220		300		320	
铁	RNI	10	13		15	18	16	18
	UL	30	35		40		40	
碘	RNI	90	90		110		120	
	UL	200	300		400		500	
锌	RNI	5.5	7.0		10.0	9.0	11.5	8.5
	UL	12	19		28		35	
硒	RNI	30	40		55		60	
	UL	150	200		300		350	

注:RNI 表示推荐摄入量,recommended nutrient intake;UL 表示可耐受最高摄入量,tolerable upper intake level

6. 水

源于自然的水是所有生物赖以生存的重要条件。水可以转运生命必需的各种物质及排除体内不需要的代谢产物;促进体内所有的化学反应;通过水分蒸发及汗液分泌可散发大量的热量来调节体温;呼吸道及胃肠道黏液均有良好的润滑作用,泪液可防止眼睛干燥,唾液有利于咽部湿润及吞咽食物。儿童处于成长发育的关键时期,补足日常用水的需求十分重要。

二、儿童健康生长发育及营养

(一) 丰富的营养与平衡的膳食

丰富的营养是指为机体提供符合卫生要求的均衡膳食,令膳食的质和量均能适应人体的正常生命活动的需要。儿童生长发育迅速,新陈代谢旺盛,所需热量和各种营养素的数量也相对成人高,因此,合理营养、平衡膳食显得更为重要。做好这一工作包括平衡膳食、合理的膳食制度及合理的膳食加工等方面。

1. 平衡膳食

平衡膳食即要求各种营养素搭配均衡,摄入营养物质能提供足够的热量。儿童的饮食尤其需注意粗细搭配,均衡营养。根据最新的中国居民营养与健康状况监测结果,我国儿童、青少年碳水化合物供能比为 50.6%,脂肪供能比为 37.1%,蛋白质供能比为

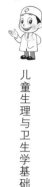

12.3%。与中国儿童膳食供能营养素推荐量相比,碳水化合物达到推荐量的比例为41.7%,脂肪达到推荐量的比例为20.3%,蛋白质达到推荐量的比例为75.4%。但有数据显示,0～6岁孩子维生素A摄入不足达到50%,还有缺铁、维生素D缺乏等问题。吃得多并不代表吃得好,只有均衡搭配、合理摄入,儿童才能健康成长。

2. 合理的膳食结构

合理的膳食结构包括进餐次数、进餐时间以及热量分配等问题,是保障儿童营养的重要环节。一般情况,进餐次数为一日三餐,每餐间隔4～5小时,三餐热量分配为早餐30%、午餐40%、晚餐30%。而据调查统计,我国约有30%～40%的儿童不进早餐或简单应付,这对他们的健康和学习带来极为不良的影响。

 知识拓展

不吃早餐有什么危害呢?

1. 不吃早餐易引发低血糖、胆结石等问题。不吃早餐,人体可能头晕眼花,影响学习、办公效率。同时,由于空腹时间长,胆汁中胆酸减少,会使胆固醇饱和沉积,从而加速胆结石的形成。

2. 长期不重视早餐,会使人体的抵抗力下降。

3. 早餐没吃好,由于饥饿,中午饱餐一顿,势必使胃急剧膨胀,容易撕裂胃黏膜,引起疼痛,导致胃炎的发生;同时,胃酸分泌太多,久而久之会侵害胃黏膜而发生胃肠溃疡。

4. 长期不吃早餐或吃太少,可使血液黏度增加,从而使血管腔变窄,使流往心脏的血液量不足而引发心脏病。

3. 合理的膳食加工方法

食品的营养价值除受食品中营养的种类、含量、质量的影响外,极大程度受食品加工、烹饪、贮存方式的影响。儿童消化器官发育尚不完善,消化能力差,在膳食加工过程中应当选用合理的加工方式,既要令食品更易于消化吸收,还要减少对营养素的破坏,提高食物的营养价值。

(二)常见营养缺乏症及营养过剩

《中国居民营养与慢性病状况报告(2020年)》显示,我国6岁以下和6～17岁儿童青少年超重肥胖率分别达到10.4%和19%。肥胖和视力不良正成为制约我国儿童青少年体质的瓶颈问题,尤其是微量营养素摄入不足、超重和肥胖持续上升,都与营养缺乏和过剩密切相关[①]。

儿童平均一日的热能需求量为8 468 kJ。根据换算,儿童每日摄入食物中的蛋白质、脂肪和糖类的比例为3:4:13,依据具体年龄体重可提高蛋白质的比例。合理膳食不仅能满足儿童热能和各种营养素的需要,还能够提高儿童抗病能力,为儿童健康生长提供良

---

① 佚名.中国居民营养与慢性病状况报告(2020年)[J].营养学报 2020,42(6):521页,CA,2021.

好的身体基础。

1. 营养缺乏

营养缺乏是指由于长期营养素摄入不足或其他原因造成营养素不能满足人体需要，而出现生化方面和病理形态学方面的改变。营养不足的原因可分为原发性和继发性两种。前者是由于膳食中缺乏营养素导致的，后者是由于人体消化吸收不好造成的。

2. 营养过剩

营养过剩即摄入的营养超过机体对热能和营养素的需求量，易造成营养素堆积，引发机体病变。

3. 食物中毒

食物中毒是指人体摄入含有生物性和化学性有毒物质的食品或把有毒物质当作食品摄入后出现的非传染性的急性、亚急性疾病。了解引起食物中毒的食品、食品中毒的特点以及预防措施对保障人体生命安全极为重要。

儿童身心发育尚不成熟，易出现食物中毒现象，这是因为一方面儿童免疫系统及消化系统等不及成人，部分成人可食用的产品，儿童却无法抵抗其微生物的侵害，致使中毒；另一方面，儿童难以辨别食品好坏，容易误食有毒食品，造成事故。据世界卫生组织统计，全球每年有 2.2 亿儿童出现食物中毒，96 000 人因此死亡，其中 5 岁以下的儿童约占 40%。因此对儿童营养与饮食卫生的关注以及教育极为重要。

 知识拓展

生活中常见的引发食物中毒的食物有哪些？

1. 豆浆中毒

中毒原因：生大豆中含有一种有毒的胰蛋白酶抑制物，可抑制体内蛋白酶的正常活性，并对胃肠有刺激作用，导致中毒。

中毒表现：潜伏期为数分钟到 1 小时。会出现恶心、呕吐、腹痛、腹胀。有的腹泻、头痛，可很快自愈。

预防措施：豆浆必须充分煮开后再喝。

2. 豆角中毒

中毒原因：一般认为豆角中毒是由豆角中所含的皂素和血球凝集素引起的。

中毒表现：潜伏期为数分钟至 5 小时，主要为胃肠炎症状，即恶心、呕吐、腹痛、腹泻，以呕吐为主，并伴有头晕、头痛、出冷汗，有的四肢麻木，胃部有烧灼感。

预防措施：豆角必须烧熟、煮透。

3. 发芽土豆中毒

中毒原因：土豆中含有一种生物碱，叫龙葵素。正常情况下 100 g 土豆中龙葵素的含量为 2～10 mg。土豆发芽后皮肉变绿，龙葵素含量增高，人一次食用 0.2～0.4 g 即可发生中毒。

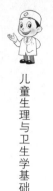

中毒表现：一般在进食10分钟至数小时后出现症状，包括胃部灼痛，舌、咽麻，恶心，呕吐，腹痛，腹泻。严重中毒者还会出现体温升高、头痛、昏迷、出汗、心悸。儿童中毒后常引起抽搐、昏迷。

预防措施：① 土豆应贮存在低温、通风、无直射阳光的地方，防止生芽变绿。② 不得食用生芽过多或皮肉大部分变黑、变绿的土豆。③ 食用发芽很少的土豆前应彻底挖去芽和芽眼周围的肉。因龙葵素溶于水，可将土豆放入水中浸泡半小时左右。

4. 亚硝酸盐中毒

中毒原因：亚硝酸盐可使正常的低铁血红蛋白被氧化成高铁血红蛋白，失去输送氧气的功能，因而导致皮肤青紫和组织缺氧现象。

中毒表现：潜伏期30分钟到3小时，症状为口唇、指甲及全身皮肤青紫，呼吸困难，并有头晕、头痛、恶心、呕吐、心跳加快、呼吸急促现象，有的昏迷、抽搐，终因呼吸衰竭而死亡。

预防措施：少吃泡菜类腌制食物。

5. 沙门氏菌属食物中毒

中毒食物和污染源：沙门氏菌食物中毒多由动物性食品，特别是肉类（如病死牲畜肉、熟肉制品）引起，也可由家禽、蛋类、奶类食品引起。

中毒表现：以急性胃肠炎为主，潜伏期一般为12～24小时，短的数小时，长则2～3天。主要症状有呕吐、腹泻、腹痛，粪便为黄绿色水样便，有时带脓血和黏液。重症病人会出现发热、寒战、惊厥、抽搐和昏迷。病程为3～7天。但是，老人、儿童和体弱的中毒者如不及时进行急救处理可导致死亡。

预防措施：① 防止食品被沙门氏菌污染。② 控制食品中沙门氏菌的繁殖。③ 高温彻底消杀沙门氏菌。

三、儿童营养状况评价

儿童的营养状况可从身体指标进行评价，提出合理建议。

（1）体重。儿童总重量一定程度上可代表儿童的骨骼、肌肉、皮下脂肪和内脏重量及其增长的综合情况。一般测量的体重小于标准年龄别体重的60%为严重营养不良，60%～80%为中度营养不良，80%～90%为轻度营养不良，90%～110%为正常，110%～120%为超重，120%以上为肥胖。

（2）年龄别身高是反映远期营养状况的指标，常作为评价生长发育和营养状况的基础。

（3）身高别体重是指对应某一身高应具有的体重，以厘米（cm）为单位，是一项反映近期营养状况的指标。

我国卫计委规定，在评价儿童体格发育时，应从年龄别身高、年龄别体重及身高别体重三个方面综合评价，判定儿童营养状况。

此外，还有一些关于儿童营养状况的其他评价方法，如皮脂厚度、营养指数、上臂围等。

因此，为达到正常营养状况范围，我们应当对儿童进行营养教育，令其养成良好的饮食习惯，培养食品安全意识，共同守护儿童健康成长。

 核心知识点

1. 营养素是指食物包含的可用于维持人体正常生命活动，促进机体生长发育的化学物质。人体所需营养素接近 40 种，大致可分为 6 类：蛋白质、脂质、糖类、维生素、矿物质和水。营养素通常用于构建人体细胞组分，起到修复组织、加快新陈代谢等作用。

2. 合理膳食是健康四大基石之一。科学合理的膳食，不仅可促进健康，预防疾病，而且还有助于调理亚健康，辅助疾病治疗，促进疾病康复。对儿童机体生长发育而言，均衡饮食、平衡营养更为重要。

3. 对儿童的营养状况进行及时的评价，并进行系统的教育，有利于指导儿童养成良好的饮食习惯，提升营养数据，保证健康成长。

 思考与探究

1. 如何评价食物的营养价值？
2. 为肥胖儿童设计一份一周的营养食谱。

第三章 儿童卫生保健

第二节　儿童生活和学习卫生

学习要点

1. 儿童的生活卫生。
2. 儿童的学习卫生。

关键词

生活　学习　活动　疲倦　生理负荷

教育部等五部门发布的《关于全面加强和改进新时代学校卫生与健康教育工作的意见》指出，加强新时代学校和幼儿园卫生与健康教育工作，是全面推进健康中国建设的重要基础，是加快推进教育现代化、建设高质量教育体系和建成教育强国的重要任务，是大力发展素质教育、促进学生全面发展的重要举措。儿童生活和学习的各个方面都存在着影响其健康生长发育的因素，儿童的健康成长离不开幼儿时期以及在校期间的生理卫生教育和良好的卫生习惯。因此，学校教育应使儿童了解日常生活和学习过程中的卫生保健知识，增强卫生保健能力，形成健康的卫生意识，为一生健康奠定坚实的基础。

一、儿童生活卫生

（一）儿童生活卫生教育的目标和内容

2008 年教育部颁发了《中小学健康教育指导纲要》，其中对于不同年龄阶段的儿童生活卫生教育的目标和内容进行了详细的阐述。

1. 水平一（小学一、二年级）

（1）目标

知道个人卫生习惯对健康的影响，初步掌握正确的个人卫生知识；了解保护眼睛和牙齿的知识；知道偏食、挑食对健康的影响，养成良好的饮水、饮食习惯；了解自己的身体，学会自我保护；学会加入同伴群体的技能，能够与人友好相处；了解环境卫生对个人健康的影响，初步树立维护环境卫生意识。

（2）基本内容

不随地吐痰，不乱丢果皮纸屑等垃圾；咳嗽、打喷嚏时遮掩口鼻；勤洗澡、勤换衣、勤洗头、勤剪指甲（包含头虱的预防）；不共用毛巾和牙刷等洗漱用品（包含沙眼的预防）；不随地大小便，饭前便后要洗手；正确的洗手方法；正确的身体坐、立、行姿势，预防脊柱弯曲异常；正确的读写姿势；正确做眼保健操；每天早晚刷牙，饭后漱口；正确的刷牙方法以及选择适宜的牙刷和牙膏；预防龋齿；适量饮水有益健康，每日适宜饮水量，提倡喝白开水；吃好早餐，一日三餐有规律；偏食、挑食对健康的影响；经常喝牛奶、食用豆类及豆制品有益生长发育和健康;经常开窗通气有利健康;文明如厕、自觉维护厕所卫生。

2. 水平二(小学三、四年级)

(1)目标

进一步了解保护眼睛、预防近视眼知识,学会合理用眼;了解食品卫生基本知识,初步树立食品卫生意识;了解体育锻炼对健康的作用,初步学会合理安排课外作息时间;初步了解烟草对健康的危害;了解肠道寄生虫病、常见呼吸道传染病和营养不良等疾病的基本知识及预防方法。

(2)基本内容

读书写字、看电视、用电脑的卫生要求;预防近视(认识近视的成因、学会合理用眼、注意用眼卫生、定期检查);预防眼外伤;不吃不洁、腐败变质、超过保质期的食品;生吃蔬菜水果要洗净;人体所需的主要营养素;体育锻炼有利于促进生长发育和预防疾病;睡眠卫生要求;生活垃圾应该分类放置;烟草中含有多种有害健康的物质,避免被动吸烟;蛔虫、蛲虫等肠道寄生虫病对健康的危害与预防;营养不良、肥胖对健康的危害与预防;认识传染病(重点为传播链);常见呼吸道传染病(流感、水痘、腮腺炎、麻疹、流脑等)的预防;冻疮的预防(可根据地方实际选择);学生应接种的疫苗;初步了解儿童青少年身体主要器官的功能,学会保护自己;游泳和滑冰的安全知识;不乱服药物,不乱用化妆品。

3. 水平三(小学五、六年级)

(1)目标

了解食品卫生知识,养成良好的饮食卫生习惯;了解烟草对健康的危害,树立吸烟有害健康的意识;了解毒品危害的简单知识,远离毒品危害;掌握常见肠道传染病、虫媒传染病基本知识和预防方法,树立卫生防病意识;了解常见地方病如碘缺乏病、血吸虫病对健康的危害,掌握预防方法;了解青春期生理发育基本知识,初步掌握相关的卫生保健知识。

(2)基本内容

日常生活饮食应适度,不暴饮暴食,不盲目节食,适当零食;购买包装食品应注意查看生产日期、保质期、包装有无涨包或破损,不购买无证摊贩食品;容易引起食物中毒的常见食品(发芽土豆、不熟扁豆和豆浆、毒蘑菇、新鲜黄花菜、河豚等);不采摘、不食用野果、野菜;体育锻炼时自我监护的主要内容(主观感觉和客观检查的指标);发现视力异常,应到正规医院眼科进行视力检查、验光,注意配戴眼镜的卫生要求;吸烟和被动吸烟会导致癌症、心血管疾病、呼吸系统疾病等多种疾病;不吸烟、不饮酒。了解常见毒品,认识毒品对个人和家庭的危害,自我保护的常识和简单方法,能够远离毒品。了解青春期的生长发育特点;男女少年在青春发育期的差异(男性、女性第二性征的具体表现);女生月经初潮及意义(月经形成以及周期计算);男生首次遗精及意义;变声期的保健知识;青春期的个人卫生知识。

4. 水平四(初中阶段)

(1)目标

了解充足睡眠对儿童少年生长发育的重要意义;进一步了解常见传染病预防知识,增强卫生防病能力;了解艾滋病基本知识和预防方法,熟悉毒品预防基本知识,增强抵御毒品和艾滋病的能力;了解青春期心理变化特点,学会保持愉快情绪和增进心理健康;进一

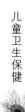

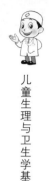

步了解青春期发育的基本知识,掌握青春期卫生保健知识和青春期常见生理问题的预防和处理方法;了解什么是性侵害,掌握预防方法和技能;掌握简单的用药安全常识。

(2)基本内容

青春期充足的营养素,保证生长发育的需要;保证充足的睡眠有利于生长发育和健康;乙型脑炎的预防;疥疮的预防;肺结核病的预防;肝炎的预防〔包括甲型肝炎、乙(丙)型肝炎等〕;不歧视乙肝病人及感染者;学习艾滋病的基本知识,了解艾滋病的危害,熟记艾滋病的预防方法,不歧视艾滋病病毒感染者与患者;了解不良情绪对健康的影响,学会调控情绪的基本方法;建立自我认同,客观认识和对待自己;根据自己的学习能力和状况确定合理的学习目标,正确对待青春期心理变化;痤疮发生的原因、预防方法;月经期间的卫生保健常识,痛经的症状及处理;选择和佩戴适宜的胸罩的知识。

(二)儿童生活卫生习惯的培养

儿童卫生习惯的培养应当根据儿童的年龄特点和认知水平,以儿童生活实际和生活经验为基础,循序渐进地进行。儿童年龄越小,可塑性越大,容易建立条件反射,形成习惯。随着年龄渐长,对外界环境因素适应能力逐渐提高,对于生活卫生习惯的培养,也应当由简到繁,在了解儿童的家庭经济与生活条件、卫生情况及周围环境影响等情况的基础上,进行有针对性的培养。

儿童应培养的卫生习惯包括:个人身体和环境的清洁卫生,避免污染;有规律的日常生活,科学合理的生活起居习惯;良好的学习卫生习惯;合理的饮食卫生习惯;青春期卫生习惯等。

卫生习惯是条件反射长期反复形成动力定型的结果。卫生习惯是"习以为常"的卫生行为,必须通过反复实践来培养并加以巩固和保持。儿童卫生习惯的培养方法,必须符合其生理和心理发展规律,在非条件反射的基础上,逐步建立各种有益的条件反射,即先建立的条件反射为后来更复杂的条件反射准备条件。从心理上讲,先要培养儿童对外界具体事物(或动作)的兴趣,引起注意,从而产生感性认识。小学阶段,第二信号系统在培养卫生习惯方面的重要性更加显著。在培养儿童卫生习惯的过程中要注意几个方面:饭前便后洗手,早晚洗漱,饭后漱口,定时大便,适时洗澡理发;不随地吐痰、乱扔废物和随地大小便;不乱涂、乱写,乱画;讲究用眼、用嗓、用耳卫生。

1. 家校合作,共同培养

儿童培养良好的卫生习惯,离不开家长的以身作则,循循善诱,以及教师的谆谆教诲。因为儿童会模仿家长和教师的言行举止,极易受其影响,只有聆听了老师和家长的教导,儿童才会在模仿中逐渐懂得道理,长此以往,儿童才会逐步形成讲究卫生的意识,逐步养成良好的卫生习惯。儿童卫生教育的成败,很大程度上取决于家庭教育和学校教育的密切配合,因此老师要与家长沟通,尤其对于在卫生习惯上相对问题较大的儿童,应多多沟通,晓之以理,尽力避免不良卫生行为对幼儿的影响。学校应合理安排日常生活制度和培养卫生习惯的具体要求,并及时通知家长,嘱咐家长在儿童居家期间严格监督儿童做好个

3

人卫生工作[①]。培养儿童养成良好的卫生习惯是一件长期而细致的工作,不管是老师还是父母,只有相互配合,严格要求,从小抓起,以身作则,持之以恒,儿童的良好卫生习惯才能逐步养成。

2. 理论与实践相结合

儿童的生活卫生知识讲授应与课外卫生实践活动相结合。学校在传授儿童生活卫生知识,利用黑板报、广播等媒介宣扬的同时,可对应地开展竞赛活动,辅助儿童更好地理解理论知识,巩固儿童的个人卫生习惯。

3. 晨间检查

对儿童的个人清洁卫生实行晨间检查,不但能及早发现急性传染病,有利于及早隔离、诊断和治疗,而且对督促儿童保持个人清洁、纠正不卫生习惯,能起到很大的作用。

(三) 儿童的日常生活卫生习惯

1. 个人生活卫生

儿童的个人生活卫生是其作为独立个体在日常生活中经常使用的卫生习惯。儿童的代谢很旺盛,活动量大,通过身体各部分排出的代谢废物也比较多,所以需要经常洗头、洗澡、换衣、勤理发。此外,个人生活卫生还包括饭前便后洗手,早晚洗漱,饭后漱口,定时大便;不随地吐痰、乱扔废物和大小便;不乱涂、乱写、乱画;讲究用眼、用嗓、用耳卫生。

2. 公共卫生

公共卫生质量的好坏,直接影响着这个空间中人群的健康,对儿童公共卫生习惯与个人卫生习惯的培养非常重要。公共卫生的主要要求包括以下几点。

(1) 不随地吐痰

随地吐痰会带来严重的卫生问题,很多飞沫传染的呼吸系统疾病,都可通过痰液进行传播。患有呼吸系统疾病的人的痰中含大量的细菌、病毒、肺支原体、真菌等。如肺结核患者若随地吐痰,结核杆菌会因此出现在空气中,即使痰干了病菌也会残留较长时间,同样具有一定的传染性,对他人健康会造成威胁。研究显示,吐出的一口痰中可能会含有几千万个病菌。为了公众安全以及个人健康需要,可在有痰的情况下,用纸巾包好,丢入垃圾箱中。

(2) 注意咳嗽、打喷嚏卫生

当鼻腔黏膜受到异物或异味刺激时,会出现打喷嚏的现象,所以,打喷嚏是一种自发的保护性反射,同时也是伤风感冒时的一种症状。打喷嚏可将附着在鼻腔、口腔黏膜及气管上的有害物质、细菌、病毒等通过飞沫排出体外,细菌的排出量可达 0.45 万~15 万个,是咳嗽的几十倍,所喷出的液滴会形成 1 000~40 000 粒飞沫。呼吸道传染病,都是通过飞沫传播的。由于喷嚏的喷射距离远,顺风的情况下可达 9 m,并以 35 m/s 的速度飞行。所以,当预感到要打喷嚏时,一定要马上掏出纸巾把口鼻遮住,如果措手不及,也可以用手掩住,然后再将手洗干净,不要对着别人打喷嚏。

咳嗽一般是呼吸道发生炎症造成的反射性活动,咳嗽与打喷嚏一样都是深吸气后将

---

footnote
① 曾雍强. 家校合作共同培养学生的日常卫生习惯[J]. 今天,2021(18):56-57.

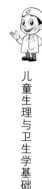

气体喷出,在气体喷出的过程中会造成带菌的飞沫喷出。在流感流行期间,很多有咳嗽症状的学生坚持上课而不戴口罩,会造成流感在班内传播,一个接一个的学生相继患病。因此,流感患者在坚持上课时要注意戴上口罩,避免呼吸道疾病的传播,维护其他同学的健康权。

二、儿童学习卫生

从儿童阶段开始,我们便开启了长达一生的学习之旅,学习的生理负荷主要落在高级神经系统,同时包括视、听器官以及维持坐姿和书写等活动的肌肉群收缩运动。研究学习卫生的好处在于可预防学生学习负荷过重,对个人身心健康的发展造成不良影响,同时可以提高教师教学和学生学习的效率。一般学习卫生包括学生学习的用脑卫生、作息制度卫生及学习的个人卫生。

(一)儿童脑力劳动特点及卫生保健

为了合理有效地组织各类活动,教导儿童注重个人学习卫生,学校及家长应当充分了解儿童生理发展特点,掌握儿童认识活动的年龄特点、大脑皮质功能活动特性、工作能力的变化规律及其影响因素。

1. 学习的过程

学习时,语言、文字、符号等刺激通过视、听分析器把兴奋传至大脑皮质的相应部位,经过神经元对这些兴奋的分析、综合,同时选择最重要的、符合兴趣或为解决课题所必需的信号,进行信息接收、编码和贮存,密码预演和程序编制等神经活动,从而产生知觉、注意、记忆、思维等一系列心理过程,完成提出的学习任务。

2. 大脑皮层的功能活动特点

为了更全面、普遍地量化整个人类生命周期内的大脑特征,Bethlehem 教授和 Seidlitz 教授通过对正常人群的脑部 MRI 数据进行解析,使用广义相加模型(GAMLSS)模拟大脑特征随时间变化的非线性轨迹[①]。

皮质区灰质总体积从孕中期开始快速增长,在儿童 5.9 岁时体积达到峰值,随后近乎线性下降。白质总体积从孕中期到儿童早期迅速增加,在 28.7 岁时达到峰值,随后在 50 岁后加速下降。这表明幼儿期是人脑发育的关键时期。与皮质区灰质总体积和白质总体积相比,皮质下灰质总体积在青春期达到峰值。据了解,这也是首次发现平均皮质厚度在出生前存在发育速度峰值。儿童时期,大脑皮层活动有其特性,如优势兴奋、镶嵌式活动、动力定型、终末激发、始动调节及保护性抑制等。教学活动应遵循儿童大脑皮层活动特点进行,从而提高学生的学习效率,防止大脑过度疲劳。

(1)始动调节

大脑皮层的工作能力在工作刚开始的时候水平较低,经过启动过程逐渐提高,这一现象称为始动调节。在安排教学内容时,要注意大脑皮层这一特性,使学生学习难度逐渐加强,以适合大脑皮层的始动调节。一节课中教学内容的安排、一天中各种课程的安排、一

---

① Bethlehem R A I, Seidlitz J, White S R, et al. Brain charts for the human lifespan[J]. Nature, 2022, 604 (7906):525 - 533.

周中各门课程的安排都应遵循这一特点。

（2）动力定型

身体内外环境中的条件刺激按照一定顺序重复多次后，在大脑皮层上与此相关的神经环路就相对固定下来。儿童一切技能训练和习惯培养都是通过条件反射建立的动力定型。建立"动力定型"以后，神经通路变得更通畅，建立的条件反射愈来愈恒定和精确，而且时间本身和前面的一种活动，都成为条件刺激，大脑能以最小的能量消耗，收到最大的工作效果。如每天早饭后按时到校、课间上厕所、做好课前准备、按时完成作业、按时睡觉等，在老师和家长的多次督促下，这种顺序和时间就会在大脑皮层上固定下来，有了规律，每到一定时间，大脑就知道该干什么了，且很自然。一切技能和习惯的训练与培养，都是动力定型的形成过程。

儿童的年龄愈小，机体的可塑性愈大，愈容易建立动力定型。因此，应从小养成有规律的作息、正确的动作技巧和学习方法、良好的卫生习惯。作息制度不要轻易改变，以免因重新建立动力定型，造成大脑神经细胞的巨大工作负荷，这样的负荷会使弱型和惰性型儿童感到更加困难，有时甚至可导致高级神经活动的病理性反应。

（3）终末激发

大脑皮层在持续较长时间的功能活动后，兴奋性会逐渐降低，但即将结束工作任务的喜悦又可以反射性地引起大脑皮层一过性的兴奋性增高的现象，称为终末激发。

（4）镶嵌式活动

随着活动性质的改变，大脑皮层的兴奋区域、工作区域和休息区发生相应的轮换。儿童年龄愈小，神经系统的发育愈不成熟，兴奋愈容易扩散而不易集中，随意注意不能持久。因此，在安排儿童活动时，同一性质的活动时间要更短，各种活动的轮换要更加频繁。丰富的学习活动（如听、看、说、写等）可使大脑皮层各功能区轮换兴奋与休息，从而提高儿童学习效果。

（5）保护性抑制

当大脑皮层的活动超过其功能限度时，皮层就会反馈性地进入抑制状态，即为保护性抑制。其生理功能是为了保护皮层免于陷入功能衰竭，从而赢得迅速恢复的时机。学习是儿童的一项重要任务，这是一种紧张的脑力劳动，如果连续学习的时间过长，学习难度较大，就会使大脑疲劳，大脑皮层由兴奋会转为抑制，神经细胞的活动降低，使大脑细胞暂时休息，出现保护性抑制。根据以上特点，教师应努力寻找适合儿童年龄特点的教学方法，顺应儿童的生理特征，因材施教；在教学过程中，必须注意学生疲劳的早期表现，及时组织休息以促使大脑皮质功能活性的恢复，注意科学用脑。对于儿童的学习和生活应劳逸结合，动静交替。

（6）优势兴奋

人能够从机体内外环境中选择性地接受最强的或者最重要的、符合本身目的、愿望和兴趣的少数刺激。这些刺激在皮层上所引起的兴奋区域即为优势兴奋灶，这个兴奋灶的兴奋就称为优势兴奋。其他中枢的抑制作用越强，此种状态下孩子的注意力越集中，对其他事物就可做到"视而不见""听而不闻"，这时的学习效率最高。兴奋灶的形成与兴趣有关，儿童对某一事物的兴趣高，其优势兴奋灶保持的时间长，注意力就比较集中。

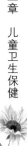

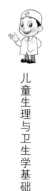

儿童的大脑易疲劳,表现为优势兴奋灶容易消失。当优势兴奋灶的兴奋扩散时,孩子的注意力开始分散,表现为东瞧西看,小动作增多,优势兴奋灶失去优势,转为抑制。儿童越小,大脑的发育越不成熟,兴奋越容易扩散,注意力不容易持久。

表3-2-1 不同年龄阶段的儿童注意力持续时间

年龄	注意力持续时间
6～7岁	15分钟
8～10岁	15～20分钟
10～12岁	25分钟
>12岁	≥30分钟

知识拓展

影响儿童脑力工作能力的因素有哪些?

1. 个人情况。如年龄愈小,兴奋过程愈占优势,兴奋和抑制过程都容易扩散,因而工作能力愈不持久;同年龄儿童中,神经类型属兴奋型或弱型者工作能力较低;患脑功能轻微失调的儿童,对任何事物都只能关注片刻;患慢性病或急性病刚刚痊愈以及一般身体虚弱者,工作能力较低。在一年级儿童中,有些儿童中枢神经和肌肉系统功能、身体形态发育水平、行为抑制能力未达到入学成熟度,其脑工作能力和学习成绩明显较低,但到二年级以后这种影响便逐渐减小。

2. 学习和生活条件。如学习负荷过重和睡眠不足,往往是导致工作能力下降的主要原因。此外,休息时间和方式,教学内容和方法,课程表安排,学习地点的采光照明、微小气候、噪声干扰情况,课桌椅和各种学习用品的卫生质量等,也对工作能力有影响。适当的体育锻炼能提高脑干网状结构兴奋性,从而提高工作能力。

3. 心理状态和情绪。教师在与学生的交往中,要了解其心理状态和情绪,找出由不良情绪所造成的主要心理状态,分析其原因,并用各种方法激发学生的良好情绪,使其保持对学习最佳的心理状态。通常所见的对学习不利的心理状态是过度兴奋、缺乏信心、消极和抑郁等。

3. 学业负荷的主要评价

学习负荷主要决定于教学内容的难度和分量,与学习方法和教学方法也有一定关系。学习负荷的大小,在一定程度上可由学习时间长短来反映,卫生学上一般采用学习时间说明学习负荷。教师在教育教学过程中,要注意观察学生在学习过程中的工作能力和生理功能变动情况。发现学生出现早期疲劳现象,要及时组织合理的休息,注意防止学生学习负荷过重,避免疲劳发展为过劳。

学习负荷过重的评价指标主要是疲劳、疲倦和过劳。目前,儿童学习疲劳是比较普遍的现象。学习疲劳是学生在连续学习之后出现的一种生理心理异常状态,表现为大脑反应迟钝,头麻木或者疼痛,注意力分散,思维滞缓,情绪沮丧或烦躁,对什么都不感兴趣。学习疲劳有暂时性学习疲劳和慢性学习疲劳两种。暂时性学习疲劳通过休息睡眠可以消除,而慢性学习疲劳的消除需要花较大力气,如果不及时采取措施,发展下去对儿童十分不利。造成学习疲劳的原因较多,主要原因如下:

第一,学习负担过重。部分教师教学方法存在问题,采用"题海战术"以及"学习大运动量",使儿童疲于应付。部分家长望子成才心切,课后加练,剥削儿童娱乐时间,由此给儿童造成过重的学习负担,不利于儿童身心健康发展。

第二,学习方法死板,缺乏良好的学习习惯。部分儿童学习时死记硬背,照猫画虎,未能利用合理的方法,高效完成学校学业任务;学习没有规划,匆忙了事,单次学习时间过长,超过脑力限度;拖延磨蹭,效率不高,造成睡眠不足,大脑得不到充分休息。

第三,缺乏学习兴趣。儿童对部分学科不感兴趣,不认真听课,不按时完成作业或强迫自己完成学业任务,既造成生理疲劳,更造成心理疲劳。

第四,脑营养不足。脑力活动是高级神经活动,必须保证营养,高蛋白、维生素、充足的氧气是不可缺少的。即使吃了高蛋白,趴在桌子上时间太长,呼吸短浅,氧供应不足,也会使大脑疲劳。在学习过程中,选用上述任何指标在学习前和不同时间的学习后测定,将学习后的结果与学习开始前比较,若高级神经活动或行为表现出现疲劳第一时相的变化,或其他指标开始变坏,即应暂停学习转入休息。因此,学习末了时,若学生只发生疲劳第一时相的变化,即可认为是学习负荷合理;反之,如果高级神经活动或行为表现出现疲劳第二时相的变化,或其他指标急剧变坏,即说明学习负荷较重。对群体的学习负荷做评价时,往往以半数人疲劳发生为界限,即当学习引起50%以上学生发生疲劳时,便认为是负荷过重。

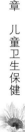

（二）作息制度卫生

作息制度一般是指一日生活制度,即对一昼夜内学习、课外与校外活动、休息、睡眠、自由活动和进餐等各项要素,合理地规定其时间分配和交替顺序。学校作息制度还包括学年和学周的安排。

1. 制定儿童作息制度的原则

（1）根据年龄和健康状况区别对待,为不同年龄阶段或不同健康状况的儿童少年分别制订作息制度,使其各项要素适合他们的功能发育水平,满足生理和生活的需要。

（2）按照大脑皮质功能活动特性和工作能力变动规律,安排各种活动及其与休息的交替。

（3）满足教育的要求,既要完成规定的学习任务,又要使身心健康成长,保证儿童少年德、智、体全面发展。

（4）校内与校外的作息制度互相联系和统一。

（5）作息制度不要轻易改变。

2. 学校作息制度

（1）学年安排

学年安排就是合理分配一年中的学习、劳动和假期,这应根据国家教育要求、地方特别安排以及学生的年龄特点而定。学期与假期的轮换,可使学生在连续几个月的紧张学习或劳动后有一段较长时间的休息以恢复学习能力,从而预防疲劳发展,保护身体健康。假期不要用来补课,应多组织有益于身心健康的活动,如野营、文艺欣赏、科技活动等。

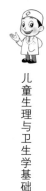

（2）学习周安排

根据学生的工作能力在学习周中的变化规律，周一的学习任务不宜太重，周五应安排较轻的学习，周末不要布置过多的课外作业，以免影响学生的休息。

（3）学习日安排

学生课业学习包括上课和自习。学习负荷、学习时间、课程表编排和课的组织等是否合理，都对学生的学习效率有影响。若学习负荷过重，不但引起疲劳，降低学习效率，而且会造成睡眠和户外活动时间不足，使发育和健康也受到不良影响。儿童年龄愈小，大脑皮质兴奋过程比抑制过程愈占优势，兴奋和抑制都容易扩散，随意注意不能持久，疲劳较早出现。因此，无论是每日学习时间或每节课的持续时间，应根据学生年级不同而有所不同。

我国《中小学生一日学习时间卫生要求》(GB/T 17223—2012)建议小学生每节课时间不超过 40 分钟；中学生每节课时间不超过 45 分钟；每日学习时间 1～2 年级不应超过 4 小时，3～4 年级不宜超过 5 小时，5～6 年级不宜超过 6 小时。最难的课程应排在上午第二、三节，最易的应排在上午第四节和下午末节。早晨第一节课前安排短时间的早读，以适应大脑皮质功能的始动调节。课程的组织要注意提高学生的学习效率，如上课开始和末了时，学生的工作能力比较差，应用来复述教材内容或布置作业；最好采用多种教学形式，使学生的感觉和运动分析器共同参与认识过程，并启发他们主动思考，这样可以提高学习工作能力，减少疲劳。

课外与校外活动包括体育锻炼、文艺、科技、社团活动、社会工作和公益劳动等。这些活动既可促进体力和智力发育，培养公共道德，锻炼工作能力；又能起到使大脑皮质不同区域轮换工作的作用。

学生在一节课末工作能力下降，课间休息是两节课之间消除疲劳的重要措施。根据大脑皮质镶嵌式活动的特性，课间应进行活动性休息，到室外吸取新鲜空气、游戏、散步、远眺等，这样既可以消除脑力疲劳和维持坐姿的肌肉静力性紧张，使眼的调节放松，又能加强教室的换气。但课间不宜进行过度的体力活动，否则会使学生再上课时仍过于兴奋，呼吸加快，不能很快地安静下来集中注意进入学习。午间休息对消除上午学习引起的疲劳，恢复工作能力，保证下午和晚上的学习效率有着重要意义，应教育学生合理利用午休，最好有短时间的午睡，这样可使下午的工作能力提高。

（三）儿童在学习中的个人卫生

学生在学习过程中，除了学校提供良好的学习卫生条件、合理安排生活制度外，自己也必须注意的学习卫生主要有阅读卫生、书写卫生、唱歌卫生及考试卫生。

1. 听说读写的卫生保健

阅读是紧张的视力活动和脑力活动。阅读时，不仅是大脑分析和综合功能的紧张活动，同时伴随眼部、手部、腿部等肌肉的紧张活动，如不注意卫生要求，可能引起肌肉的疲劳和中枢神经系统的疲劳，而且可以促成近视的发生。因此，阅读时应注意下列卫生要求。

（1）保持正确读写姿势

儿童初学写字时，要注意正确的写字方法和握笔姿势训练。笔杆和练习本成 60°，拿笔时食指应较大拇指低,手指离笔尖要有 3 cm 左右距离,使笔杆应用自如,不易产生疲劳。读书写字身体要坐正,保持眼睛与书本距离为 33~35 cm(一尺)、胸前与桌子距离应约一拳、握笔的手指与笔尖距离应为 3 cm 左右(一寸);写字时执笔角度要合适,用铅笔、钢笔写字时笔杆与纸面的角度在 40°~50°,用毛笔写字时力求笔杆直立;不歪头或躺着看书,不走路看书,不在晃动的车船上看书。写字时,应保持正确的姿势。良好的坐姿是:脊柱正直,写字时头部不过分前倾,不耸肩,不歪头,两肩之间的连线与桌缘平行,前胸不受压迫,大腿水平,两足着地(或踏板),保持一个均衡稳定而又不易产生疲劳的体位。前臂可平放在课桌上,但不可将胸部紧靠在桌缘上,通常保持一拳距离,以避免胸部受压。

(2) 养成良好的用眼卫生习惯

不要在过亮、过暗的光线下读写(如太阳直射光线下、傍晚光线不足时);尽量不用铅芯过细的笔写作业,铅芯要软硬适中,作业用纸要洁净,书写字体不要过小;连续近距离用眼时间不能过长,应控制在 40~50 分钟。课间休息时要注意放松眼睛,应到教室外活动、向窗外远眺、闭目养神;看电视或操作电脑时间不能过长。连续看电视或操作电脑 40~50 分钟,应休息一下眼睛,或闭目养神或做眼保健操,也可到室外运动或向远处眺望;不玩或少玩游戏机,偶尔玩一下时要注意眼睛与游戏机的距离不能太近,持续时间不要超过 30 分钟;电视屏幕最好背向或侧向窗户,避免出现反光现象;电视屏幕中心应与胸部在同一水平线上;电视屏幕与眼睛之间距离应不低于 50 cm,视线应略低于平视线10°~20°;观看电视时光线不应太弱或太强(12 m² 的房间安装一盏 40 W 的日光灯即可达到所需的照度)。

(3) 眼睛的自身保健

为了减缓与克服眼睛的视觉疲劳,除了需要注意以上的用眼卫生之外,可以对眼睛进行自我保健。如进行眼睛周围的穴位按摩,增加眼窝内的血液循环,改善神经营养,使之气血通畅,以达到消除眼肌紧张、痉挛和视神经疲劳的目的;做眼保健操,也可以达到同样的目的;或者通过看远和看近的交替活动,改善眼睛的调节能力,以达到消除视觉疲劳的目的。望远训练可缓解眼睛调节装置的紧张状态,可以避免视力异常。

2. 朗读与唱歌卫生

朗读与唱歌卫生也是学习过程中不可缺少的环节,所以嗓音的保护也很重要。读书要高、中、低声交替使用。唱歌时主要是喉头肌肉、声带和肺部紧张活动,吸气快,张口呼吸,所以应注意保护声带和预防呼吸道疾病。唱歌的地点要空气新鲜,冬天应避免在户外迎风处唱歌,以免吸入污浊和过冷的空气而引起感冒、咳嗽等呼吸道疾病。儿童的声带比较短,所以发出的声音音调高而响亮,在唱歌时要选择音域不太广,节律不太复杂,音程跳动不太大的歌曲,以免造成声带的过度紧张。刚刚进入青春期的学生,进入变声期,此时期的声带发育快而喉肌较弱,唱歌时容易互不协调而产生疲劳,应特别注意声带保护,否则会引起声带肥厚、闭合不全等喉科疾病,造成嗓音嘶哑。

3. 考试卫生

考试是检验学生学习情况和老师教学效果的一种必要手段,但考试也给学生带来了不小的心理压力。许多学生在期中、期末考试之前喜欢"开夜车",这样突击复习、应付考试的做法极不利于身体健康和生长发育。

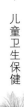

学生们在临考前,学习本来就比平时紧张,一天下来,管理学习的神经中枢长时间处于兴奋状态,十分疲劳,这时的学习效率也不高,如能按时上床睡觉,保证充足的睡眠时间,便可使体内被消耗的能量物质重新合成,使大脑得到休息,使管理学习的中枢神经恢复功能,精力充沛地投入第二天的学习中。如果学习了一整天,夜晚再"开夜车",减少了睡眠时间,大脑得不到有效的休息,必然会使已经疲劳的神经中枢更加疲劳不堪,不利于保持大脑的良好学习状态和长远的记忆效果。"开夜车"过多,还会引起头昏眼花、失眠多梦、健忘、周身无力等神经衰弱症状。

(四) 学习的环境卫生

学生在受教育阶段,不仅是接受和学习知识的阶段,也是身体生长发育的关键时期,学习的环境卫生对他们的全面发展至关重要。学校周围环境应该是安静、无空气污染和安全的;学校的总体布局要合理,具备校舍、运动场地、试验园地和绿化地带。由于学生在校期间的大部分时间都分配在教室内,所以教室的教学环境尤其重要。

1. 教室的卫生学要求

(1) 教室的基本卫生要求

普通教室是一个班级进行学习和各种活动的主要场所,也是学校建筑中数量多、功能要求高的房间,教室及其周围环境直接影响教学效果和儿童的身心健康。《中小学校设计规范》(GB 50099—2011)规定中小学校的教学及教学辅助用房应包括普通教室、专用教室、公共教学用房及其各自的辅助用房。教室的基本卫生要求是:有足够的面积、合理的形式与尺寸以便于课桌椅的合理安排和学生的流动与疏散;有良好的朝向和适宜的光照条件;有足够的空气量和良好的通风换气,以及采暖设备和防热措施;室内应有满足教学和卫生要求的教学设备以及安静的环境;室内装修、家具等要考虑儿童少年的特点,墙壁装修材料及家具表面应坚固耐用、光滑平整,不应有尖锐的棱角,以保障儿童的安全。

(2) 教室面积、形式及课桌椅布置

完全小学每班 45 人,每座 1.36 m²,教室总面积为 50～60 m²。教室可有各种形式,如矩形、方形、多边形等,较为普遍采用的是矩形。课桌椅的布置应便于就座,便于教师巡回指导,符合良好的视听要求。因此,课桌椅的排列应满足下列要求:教室前排课桌前缘与黑板应有 2.2 m 以上距离;教室内各列课桌间应有不小于 0.6 m 宽的纵向走道,教室后应设置不小于 0.6 m 的横行走道;后排课桌后缘距黑板不超过 9 m。

(3) 教室的采光与照明

教室自然采光的卫生要求主要是使各课桌面和黑板面上能有足够和均匀的自然采光光线,室内无直射阳光的照射,除北向窗以外各窗户均应备有半透光的窗帘,避免发生较强的眩光作用,各表面的亮度差较小,有协调的色彩及良好的反射等。为创造舒适愉快的视觉环境,教室除应有良好的自然采光外,还需要有合适的人工照明,以补充自然采光的不足。教室人工照明的主要卫生要求与自然采光的卫生要求基本一致,即保证课桌面和黑板面上有足够和均匀的照度;不产生或少产生阴影;尽量减少眩光作用。

(4) 教室的空气

教室是学生学习活动的重要场所,其空气的清洁度直接影响着学生的身体发育、健康与教学效果。而学生们在教室内进行学习,室内空气很快变污浊,CO_2 含量逐渐增加,不良气味加重,室内闷热的空气会引起学生疲倦、头痛、精神不振、注意力不易集中,导致脑力工作能力下降。新鲜空气对正在生长发育的儿童少年来讲是必不可少的,且儿童时期,身体的调节机能还不够完善,若室内的气温过热、过冷或突然变化,都容易引起上呼吸道感染等疾病。为了保证教室内有新鲜空气和适宜的微小气候,必须有合理的通风、采暖设备和适当的管理制度,以保障儿童少年的健康,提高他们的学习效果。《中小学校教室换气卫生标准》(GB/T 17226—2017)要求教室内空气中二氧化碳最高容许浓度为 0.15%,每小时换气次数:小学不宜低于 3 次,中学不宜低于 4 次。故应按不同季节和天气,规定合理的开窗制度,使室内有较好的空气条件。

2. 课桌椅卫生

儿童在学校学习生活中,大部分时间是坐在课桌椅上度过的。课桌椅是培养学生良好姿势习惯的外界条件,它与脊柱弯曲异常及近视眼的发生发展有一定的关系,也是影响学习作业能力及身体功能状况的一个因素[①]。

(1) 坐姿

坐姿可分为前位坐姿和后位坐姿两种。上体重心落在两坐骨结节之上或其前方的姿势为前位坐姿,此时,由背部肌肉的紧张及大腿来维持平衡;后位坐姿时上体的重心落在坐骨结节之后,背部必须有倚靠。前位坐姿时,伸直躯干的骶棘肌、背阔肌、背长肌以及斜方肌等持续紧张,会很快出现疲劳,而有倚靠的后位坐姿,则少有这种情况。教育上要求:后位坐姿适用于休息听讲和看书;而写字时必须采取上体稍前倾的体位,但不要求过度前倾。

(2) 课桌椅的尺寸

中小学校普通教室课桌椅的排距不宜小于 0.90 m,独立的非完全小学可为 0.85 m。最前排课桌的前沿与前方黑板的水平距离不宜小于 2.20 m;学生上课时能以良好的姿势看书、写字,是课桌椅卫生要求的最基本出发点。不良的课桌椅会导致学生不良的坐姿,是促使学生发生近视、驼背和脊柱侧弯的不可忽视的重要因素,所以课桌椅的尺寸必须适合就座儿童的身材。

椅高,即椅面(指椅前缘的最高点)离地面的高度,也叫椅面高。假如椅面太低,则大腿的前部便会抬起,减少支撑身体的面积。若椅面过高,则足离地,不但失去了足部的支持,同时下肢的血管和神经干也受到压迫,或者为了获得足部的支持点,而把臀部向前移动,这样不稳定的坐姿很容易产生疲劳。适宜的椅高应与小腿高相适应,应等于腓骨头点高或再低 1 cm(在穿鞋的情况下),使腘窝下没有明显的压力。

椅高差是桌近缘高与椅高之差。当椅高确定之后再加桌椅高差则为桌高(即桌面近缘的高度)。桌椅高差在课桌椅中是最重要的因素,它对就座姿势的影响最大。假如桌椅高差太小,写字时上体必然前倾,或以单侧臂支持上体的重量于桌面,而使脊柱呈侧弯状态,或者弯腰低头,使脊柱后凸。

---

① 唐锡麟.学校建筑及课桌椅卫生标准与调查方法[J].中国学校卫生,2001(1):94-96.

表 3-2-2　学校课桌椅功能尺寸(国家标准提供)

标准身高(cm)	适用身高范围(cm)	桌面高(cm)	座面高(cm)	课桌椅型号
180.0	≥173.5	76	44	1 号
172.5	165～179	73	42	2 号
165.0	158～172	70	40	3 号
157.5	150～164	67	38	4 号
150.0	143～157	64	36	5 号
142.5	135～149	61	34	6 号
135.5	128～142	58	32	7 号
127.5	120～134	55	30	8 号
120.0	113～127	52	29	9 号
112.5	119 及以下	49	27	10 号

儿童保健小常识

儿童体育锻炼的卫生原则

1. 经常锻炼。儿童正是长身体的时候,每天都应有 1 小时以上的户外体育锻炼。

2. 全面锻炼必须选择对儿童有益的多种项目进行科学的锻炼。

3. 儿童体育锻炼必须循序渐进。要有计划、有步骤地增加运动量和动作的复杂程度。

4. 注意个体差异。儿童的体育活动应使每一个儿童得到锻炼,但是,由于每个儿童的体质条件、营养状况、健康状况等方面的差异,不同儿童的运动承受能力是不同的。因此,在组织活动时,要随时观察儿童的反应,对体质较弱的儿童要格外关心,降低要求,如发现异常,要分析原因,并做适当调整。心脏病及肾脏病患儿一般不宜进行锻炼。

5. 热身运动和拉伸运动。锻炼前做适当的准备活动,使运动量逐渐增加,对于逐步提高心血管系统的活动水平、消除肌肉及关节的僵硬状态、减少意外的发生是有益的。而在大运动量的锻炼以后,为了使躯体和内脏比较一致地恢复安静状态,必须进行一些拉伸活动逐步减轻运动量,通常可为幼儿选择慢跑、散步、放松体操达到这一目的。

6. 注意运动与休息的适当交替。儿童的神经系统、运动系统以及心血管系统都易产生疲劳,锻炼过程中必须安排适当的休息,避免因运动时间过长而导致身体机能不能及时恢复,防止因生理负荷过重而引起运动创伤。

核心知识点

1. 在日常生活中,儿童的健康成长离不开幼儿时期以及在校期间的生理卫生教育和良好的卫生习惯。生活和学习的各个方面都存在着影响儿童健康生长发育的因素,学校教育应使儿童了解日常生活和学习过程中的卫生保健知识,增强卫生保健能力,形成健康的卫生意识,为一生健康奠定坚实的基础。

2. 为了合理有效地组织各类活动,教导儿童注重个人学习卫生,学校及家长应当充分了解其儿童生理发展特点,掌握儿童少年认识活动的年龄特点、大脑皮质功能活动特性、工作能力的变化规律及其影响因素。

3. 儿童体育锻炼卫生的原则是经常锻炼、循序渐进、注意个体差异、进行热身运动和拉伸运动、运动与休息适当交替。

 思考与探究

1. 简述儿童用眼特点和用眼卫生。

2. 儿童应从哪些方面注意个人生活卫生及公共卫生?

第四章　疾病预防及安全教育

思维导图

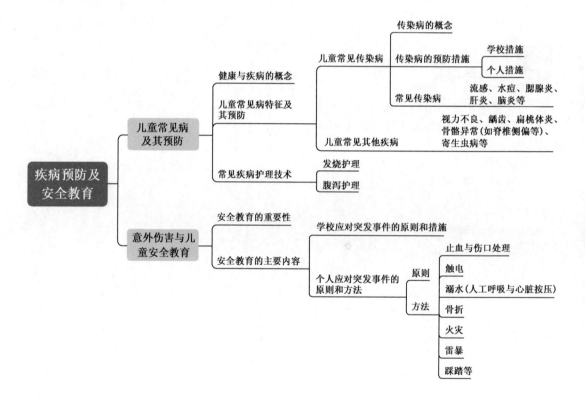

第一节 儿童常见疾病及其预防

学习要点

1. 了解健康与疾病的概念。
2. 熟知儿童常见疾病的特征及预防措施。
3. 熟记常见疾病的护理方式。

关 键 词

常见疾病   传染病   发烧护理

中国居民疾病谱近些年来发生了重大变化——中风和缺血性心脏病取代了下呼吸道感染和新生儿疾病,成为疾病负担的主要原因。中风、缺血性心脏病和慢阻肺是中国人过早死亡的前三位杀手,之后是肺癌、道路交通意外伤害、新生儿死亡等。

儿童的疾病谱和死因谱也发生了根本性变化。蛔虫(图 4-1-1)、沙眼、贫血、营养不良、肥胖、龋齿、视力不良等中小学生常见病中,蛔虫、沙眼、贫血、营养不良的患病率显著下降,健康状况明显改善。据世界卫生组织报告,世界上最主要的致盲传染病——沙眼的患病人数从 2002 年的 15 亿下降到 2019 年的略高于 1.42 亿,降幅达 91%。根据 1995 年的统计资料,蛔虫的平均感染率为 46.9%,其中儿童感染概率在 60% 左右。这一数据在进入 21 世纪后,出现了断崖式的下降,根据 2008 年的统计数据,蛔虫的平均感染率降至 12.72%,其中 81% 的患者都属于轻度感染,儿童的患病率降至 33.78% 左右。营养不良患病率也明显下降,1992 年中国儿童营养不良率高达 22.3%,2002 年升至 27.8%,直至 2012 年,降至 3.2%,儿童重度营养不良现象已经少见。贫血依旧是困扰中国儿童的一个问题。1992—2005 年,我国儿童贫血率为 16%～23%,整个时间段几乎没有下降趋势。此后儿童贫血率降至 2013 年的 10.9%,但不发达地区的儿童贫血率依然高居不下,2022 年我国西部地区的儿童贫血患病率最高达到了 75.74%。从 1985 年起中国中小学生视力不良率持续上升,2018 年全国儿童青少年近视调查结果显示,中国儿童青少年总体近视率已高达 53.6%,到 2019 年时,儿童青少年视力不良率已达到 67.9%。2020 年,我国儿童青少年总体近视率为 52.7%,总体近视率较 2019 年上升了 2.5 个百分点[①]。全国口腔健康流行病学调查结果显示,12 岁儿童恒龋患率从 1995 年的 45.8% 下降到 2005 年的 28.9%,但随后有所反弹,到 2015 年时上升至 38.5%,远超出《"健康中国 2030"规划纲要》提出的到 2030 年 12 岁儿童患龋率控制在 25% 以内的目标。按照世界卫生组织标准(体质指数 BMI$\geqslant$30 kg/m^2),中国肥胖儿童数量位居世界第一,2020—2022 年,6 至 17 岁

---

① 宋红欣.青少年近视防控应注意[J].青春期健康,2022,20(8):16-17.

儿童青少年超重肥胖率高达 19％[①]。

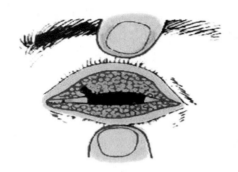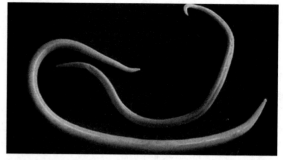

图 4-1-1　儿童常见疾病(左为沙眼,右为蛔虫)

除此之外,进入 21 世纪以来,心理疾病也成了不可忽略的儿童常见疾病。2018 年《中国青年发展报告》显示,中国 17 岁以下儿童青少年中,约有 3 000 万人受到各种情绪和行为问题的困扰。对中国 15 个城市 73 992 名 6～16 岁的儿童青少年所做的调查表明,儿童情绪和行为问题发生率为 17.6％,其中 12～16 岁青少年情绪和行为问题检出率高达 19.0％,男孩发生率高于女孩,且发生率近年来一直在升高。

一、健康与疾病的概念

(一) 健康的概念

健康是医学中一个重要的概念。医学从广义而言应该是研究健康而不仅仅是探讨疾病的科学。"预防为主"就是体现这一概念的具体方针。但是,要给健康下一个准确的定义却相当困难。健康不是体格健全的同义词。一个单臂或独脚的人,他们可能是健康的,可以进行出色的表演、运动或劳动,但体格并非是健全的。

1946 年世界卫生组织曾经将健康定义如下:健康不仅是没有疾病(disease)或病痛(infirmity),而是一种躯体上、精神上以及社会上的完全良好状态(state of complete well-being)。这个定义未必完善,"完全良好"的概念,是把问题绝对化了。实际上,并不存在普遍适用的、"绝对"的健康标准。例如,由于生活条件特别是营养状况的差别,富裕地区的儿童要比经济条件较差地区的同龄儿童长得高些、发育早些、体力也强些,按照上述定义,如果用富裕地区的标准来衡量经济条件较差地区的儿童,那么这些儿童就都不能算是处于"完全良好"的状态,就都应当算是不健康。这显然是不合适的。此外,所谓"社会上的完全良好状态"的含义也不够具体,缺乏明确的衡量标准。根据近年的观点,多数学者把 WHO 对健康所下的定义修改、补充如下:健康不仅是没有疾病或病痛,而且是一种躯体上、精神上以及社会上的良好状态;这种良好状态有赖于机体内部结构与功能的协调,有赖于多调节环境稳定的维持。一个健康的人必须具有在他本人所处的环境中进行有效的活动和工作的能力,并且能够与环境保持协调的关系。由此也可以理解,并没有什么普遍适用的健康标准。在不同的群体、不同的个人,或者个人在不同的年龄阶段,健康的程

① 徐国红,徐莉娜,唐正丽,等. 中国儿童肥胖问题及健康促进对策研究进展[J]. 医药卫生,2022(7):57-60.

度或水平可以各不相同。

(二)疾病的概念

疾病迄今尚无统一的定义。根据目前的认识,可将疾病的概念概括如下:疾病是机体在内外环境中一定的致病因素的作用下,内稳态(homeostasis)破坏而发生的内环境紊乱和生命活动的障碍。多数疾病中,机体对致病因素所引起的损害会发生一系列防御性的抗损害反应。内环境的紊乱,损害和抗损害反应,表现为疾病过程中各种复杂的机能、代谢和形态结构的病理性变化,这些变化又可使机体各器官系统之间以及机体与外界环境之间的协调关系发生障碍,从而可以引起各种症状、体征和社会行为的异常,特别是对环境的适应能力和劳动能力的减弱甚至丧失。应当指出的是,不是所有的疾病都有症状、体征和社会行为的异常。例如,早期的动脉粥样硬化、早期结核病,甚至早期癌症,都可能没有相应症状和体征。这些早期疾病,只是在仔细检查时才被发现。病理过程是指存在于不同疾病中的共同的、成套的机能、代谢和形态结构的病理变化。例如,阑尾炎、肺炎以及所有其他炎性疾病都有炎症这个病理过程,包括变质、渗出和增生等基本病理变化。病理过程可以局部变化为主,如血栓形成,栓塞、梗死、炎症等;也可以全身反应为主,如发热、休克等。一种疾病可以包含几种病理过程,如肺炎球菌性肺炎有炎症、发热、缺氧甚至休克等病理过程。病理状态是指发展极慢的病理过程或病理过程的后果。病理状态可以在很长时间内(几年、几十年)无变化,如皮肤烧伤(病理过程)治愈后可导致瘢痕形成(病理状态)[①]。

 知识拓展

疾病的分类

疾病的分类方法很多,除了世界卫生组织制定的标准以外,我国各个医疗机构对疾病有各自的分类方法,有些分类是根据部位来分,有些则是根据疾病病原来分(传染病、非传染病等),中医另有按八纲辨证理论等的分类方法。目前我国的疾病分类均按照世界卫生组织的要求,采用国际疾病分类方法(International Classification of Diseases,ICD)。ICD是由世界卫生组织颁布的可在世界范围内使用的统一的疾病分类方法。其目的在于对不同国家或地区在不同时间收集到的死亡和疾病数据进行系统的记录、分析、解释和比较,其中包括对各个群组一般健康状况的分析、疾病发病和患病的监测以及有关的其他健康问题。2019年5月25日举行的第72届世界卫生大会审议通过了《国际疾病分类》第十一次修订本(简称ICD-11)。该版本经历了十多年的制定过程,在《国际疾病分类》第十次修订本(ICD-10)基础上做了很大改进,包括从原本的14 400条细目增加到了55 000条细目,细目扩大了3倍,细化了疾病分类,提高了精细度;新增了6个章节内容,首次将游戏障碍归类于成瘾行为障碍,并将起源于中医药的传统医学正式纳入其中。这是中国政府和中医专家历经十余年持续努力取得的宝贵成果。

① 卞金有,杨城. WHO对健康、疾病及残疾的定义及发展概况[J]. 现代口腔医学杂志,2022,36(3):145-147.

二、儿童常见病特征及其预防

随着社会发展和人类生存环境的改变,儿童疾病谱也发生了很大变化。随着传染性疾病的有效控制,出生缺陷、环境污染相关问题、发育障碍及行为问题不断增加,伤害、慢性非传染性疾病预防工作更加艰巨,需要将预防关口前移。

(一)儿童常见传染病

1.传染病的概念

传染病是指由传染性病原体或它们的毒性产物所致的疾病。主要包含三个要素,即传染源、病原体、感染者。传染过程的关键有二:一是由病原体诱发,每种传染病都有其特异的病原体,包括病毒、立克次体、细菌、真菌、螺旋体、原虫等;二是具有传染性,即病原体从宿主排出体外,通过一定方式,到达新的易感染者体内,呈现出一定传染性,其传染强度与病原体种类、数量、毒力、易感者的免疫状态等有关。传染病的基本特征是具有流行性、地方性、季节性,受地理条件、气温变化、湿度变化等影响。

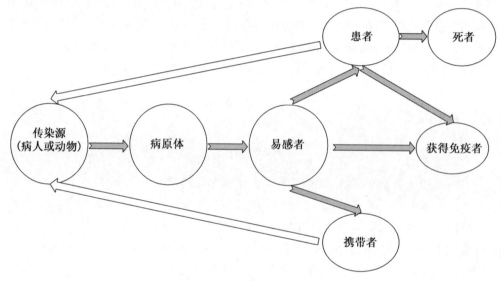

图 4-1-2 疾病传染示意图

2.传染病的预防措施

传染病可以在人与人之间、人与动物之间、动物与动物之间传播,传播速度快,传染性强,发病率高,因此预防传染病对人体健康而言极为重要。主要可从三要素的预防出发。

第一,管理传染源。管理传染源是传染病预防的基本措施,包括严格执行传染病报告制度,对有传染病的患者要进行隔离和治疗,对携带者要进行隔离、教育和治疗,对接触者要进行检疫和预防,对感染的动物要进行处理等。

第二,切断传播途径。切断传播途径是预防传染病继续传播的有效措施。由于各种传染病的传播途径是不一样的,所以,采取切断传播途径的措施也各不相同。

第三,保护易感人群。在传染病发生的时候,保护易感人群不受传染,也是传染病预防的重点措施之一,主要包括特异性和非特异性预防两个方面。非特异性预防,包括改善营养、锻炼身体、增强体质、提高抵抗力等。特异性预防主要是指预防接种。预防接种就是把预防某种疾病的菌苗或者疫苗通过注射或口服的方法，接种到人体内，使人体产生对这种疾病的抵抗力，以提高人体免疫能力，达到预防和消灭传染病的目的。预防接种对传染病的控制和消灭，起着关键性的作用，是非常有效的防控途径。

预防儿童传染病的具体措施需由学校及家庭相互配合，为儿童营造一个良好的学习生活环境，做好教育引导。学校应加强宣传教育，认真贯彻"预防为主、综合防御"的工作方针，最大限度地减轻传染病所造成的危害。如利用墙报、校内广播、上卫生课等多种形式进行传染病的预防知识宣传教育。需让学生掌握传染病的预防知识，搞好个人卫生，养成良好的卫生习惯；合理休息，防止过度的紧张和疲劳，并注意防寒保暖；要认真维护好学校室内外的环境卫生，加强教室、宿舍和活动场所等通风换气，保持室内空气清新、流通；建立晨检制度，并对缺勤的学生、教职工进行调查，及时掌握学生健康状况，一旦发现有发热、头痛、咳嗽等症状者，应及时劝其就医；要对流感等呼吸道传染病努力做到早发现、早报告、早隔离、早治疗，并及时向学校或当地卫生防疫部门报告；在呼吸道疾病流行期间，尽量减少到人员拥挤的公共场所；儿童应按时进行计划免疫接种；对流感等呼吸道传染病应根据疫情及个人的不同情况选择进行疫苗接种；要注意体育锻炼，提高耐寒能力，增强体质。

家庭是儿童长期生活、活动的场所，对于传染病预防有着不可替代的作用。应当经常开窗通风，保持室内空气新鲜，尽量避免前往人群密集的地方等；应引导儿童做好个人卫生，注意食品和饮水卫生，养成勤洗手、不喝生水、生熟食物分开、避免交叉污染等健康生活习惯，有效预防诸如病毒感染性腹泻。儿童出现症状应居家休息，及早就医。一旦出现发热、皮肤皮疹水疱以及腮腺疼痛、肿大等症状，需立即带儿童前往正规医院就诊，并在家隔离休息。同时请及时告知班主任老师所患疾病的名称、时间和确诊医院，以便于老师做好晨午（晚）检及因病缺勤学生病因追查登记工作。

3. 儿童常见传染病

（1）流感

流行性感冒（简称流感）是一种由流感病毒引起的疾病，是具有高度传染性的急性呼吸道疾病。流感由不同类型的流感病毒引起，已知的流感有三种类型，分别是甲型、乙型及丙型流感，其中以甲型流感较为常见。流感病毒容易发生变异，不时衍生新品种，导致流感广泛传播，人们因无法抵抗新型变异毒株的攻击，常造成极大范围的感染，因此须定期重新研制流感疫苗。近年来大规模的流感包括 2005 年禽流感和 2009 年的猪流感。流感发病率高，发病急，传染性强，主要通过飞沫与尘埃进行传播。流感起病急，潜伏期为数小时或 1～4 天。症状有高热，体温可达 39～40 ℃，伴畏寒，一般持续 2～3 天；全身症状重，如乏力、头痛、头晕、全身酸痛；持续时间长，体温正常后乏力等症状可持续 1～2 周；呼吸道其他症状轻微，常有咽痛，少数有鼻塞、流涕等；少数有恶心、呕吐、食欲不振、腹泻、腹痛等；还有少数患者以消化道症状为主要表现。老人、婴幼儿、有心肺疾病者或接受免疫抑制剂治疗者患流感后可发展为肺炎。

流感致死率相对较高，据世界卫生组织估计，全球范围内，每年流感季节性流行导致约 65 万例死亡，相当于每 48 秒就有 1 人因流感死亡。儿童患流感表现出与成人相似的

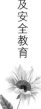

症状,发作甚快,且儿童免疫力低下,更容易发病死亡。流感发病时应及时就医,多卧床休息,多喝水,保持鼻咽及口腔清洁。房间常通风,晒太阳,谨遵医嘱吃药。

（2）水痘

水痘是由水痘带状疱疹病毒初次感染引起的急性传染病,冬春两季多发,传染率很高,接触或飞沫均可传染。易感儿童发病率可达95%以上,学龄前儿童多见。水痘患者为主要传染源,出疹前两天至出疹后一周都有传染性,传播途径主要是呼吸道飞沫或直接接触传染,也可接触污染的用物间接传染。儿童与带状疱疹患者接触亦可发生水痘,因二者病因相同。

水痘大多见于1～10岁的儿童,潜伏期2～3周。起病较急,可有发热、头痛、全身倦怠等前驱症状。在发病24小时内出现皮疹,迅即变为米粒至豌豆大的圆形紧张水疱,周围明显红晕,水疱的中央呈脐窝状;约经2～3天水疱干涸结痂,痂脱而愈,不留疤痕。患病期间痛痒明显,若因扣抓继发感染时可留下轻度凹痕。皮损呈向心性分布,先自前颜部始,后见于躯干、四肢;数目多少不定,以躯干为多,颜面、头部次之,四肢较少,掌跖更少。黏膜亦常受侵,见于口腔、咽部、眼结膜、外阴、肛门等处。皮损常分批发生,因而丘疹、水疱和结痂往往同时存在,病程2～3周。若患儿抵抗力低下,皮损可进行全身性播散,形成播散性水痘。水痘的临床异型表现有大疱性水痘、出血性水痘、新生儿水痘、成人水痘等。本病无特效药治疗,主要是对症处理,保持皮肤清洁。

（3）腮腺炎

流行性腮腺炎是一种病毒性感染,主要影响位于耳朵附近分泌唾液的腺体——腮腺(图4-1-3)。流行性腮腺炎会导致一侧或双侧腮腺肿胀。感染了流行性腮腺炎病毒的患者可能没有或只有极轻微的体征和症状,且通常在暴露于病毒后两到三周出现。主要症状是涎腺肿胀导致面颊肿胀。其他体征和症状可能包括面部一侧或两侧的涎腺肿胀且疼痛,咀嚼或吞咽疼痛,发热,头痛,肌肉酸痛,无力和疲劳,食欲不振等。其他并发症包括脑膜脑炎和胰腺炎。

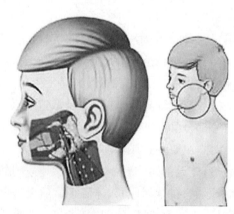

图 4-1-3　腮腺炎

流行性腮腺炎以及并发症的治疗以支持治疗为主,患者应被隔离直至腺体的肿胀消退。柔软的食物可以减轻因咀嚼造成的疼痛,应该避免酸的物质(如柑橘果汁)带来的不适。

（4）病毒性肝炎

病毒性肝炎是一种肝脏炎症，可导致一系列健康问题，并可能致命（图 4-1-4）。肝炎病毒有五种主要毒株，分别称为甲型、乙型、丙型、丁型和戊型。虽然它们都会引发肝病，但它们在重要方面各有不同，包括传播方式、疾病严重程度、地理分布和预防方法。乙型和丙型肝炎是最常见的死亡原因，每年约有 110 万人因此失去生命，并且是肝硬化、癌症和病毒性肝炎引发死亡的最常见致因。据估计，全球有 3.25 亿人患有乙型和/或丙型肝炎，对大多数人来说，检测和治疗仍然遥不可及。有些类型的肝炎可以通过接种疫苗来预防。世卫组织的一项研究发现，到 2030 年，通过接种疫苗、诊断测试、药物和教育活动，估计低收入和中等收入国家可预防 450 万人过早死亡。

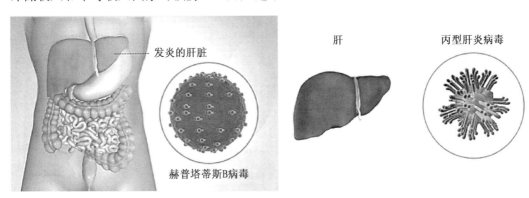

图 4-1-4　肝炎（左为乙型肝炎，右为丙型肝炎）

甲型、乙型和丙型肝炎的症状可能包括发烧、不适、食欲不振、腹泻、恶心、腹部不适、尿液变深和黄疸（皮肤和眼白发黄）。在某些情况下，该病毒还可能导致慢性肝脏感染，随后可能发展为肝硬化（肝脏瘢痕形成）或肝癌，有死亡的危险。慢性丁型肝炎的发展是罕见的，丁型肝炎基本只在已经感染乙型肝炎的人身上出现，且丁型肝炎和乙型肝炎的双重感染会导致更严重的感染和更差的健康结果，包括加速发展成肝硬化。戊型肝炎开始时会出现轻度发烧、食欲下降、恶心和呕吐，持续数日，有些人可能还会有腹痛、瘙痒（并无皮肤病变）、皮疹或关节痛，也可能出现黄疸、尿液变深、大便苍白、肝脏轻微肿大、触痛（肝肿大），或偶尔出现急性肝功能衰竭。许多甲型、乙型、丙型、丁型或戊型肝炎患者只表现出轻微的症状或根本没有症状。

在所有肝炎中，有三种病毒性肝炎是可以用疫苗预防的，分别是甲肝、乙肝和戊肝。

乙肝疫苗是用于预防乙型肝炎的疫苗。由于我国是"乙肝大国"，所以乙肝疫苗已列入儿童计划免疫，在新生儿初生当天免费接种第一针，然后在一个月和六个月时再各注射一针。20 世纪 90 年代调查显示，中国有上亿人携带乙肝病毒，占全世界乙肝病毒携带者的 1/3。2020 年的数据显示，中国 5 岁以下儿童乙型肝炎病毒（HBV）感染率降至 1% 以下，摘掉了"乙肝大国"的帽子。

甲肝疫苗是用于预防甲型肝炎的疫苗，在中国已经成为儿童接种的主要疫苗之一，2008 年 5 月被列入扩大免疫疫苗，部分省市已经提供免费甲肝疫苗接种。

戊肝疫苗是防止感染戊肝病毒的戊型肝炎疫苗，由我国科学家独立研发，并于 2017 年在我国率先上市。戊肝疫苗适合 16 岁及以上人群接种。一般推荐戊肝感染的高危人

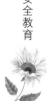

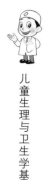
群接种,包括畜牧养殖者、餐饮业人员、学生或部队官兵、育龄期妇女、疫区旅行者等。

(5) 病毒性脑炎

病毒性脑炎是指由多种病毒引起的颅内急性炎症性病变,可以累及脑膜和脑实质,是严重影响世界公共卫生的主要疾病之一。病毒性脑炎诱发原因多样,包括病毒感染、自身免疫性炎症、细菌感染、昆虫叮咬等,有时也可能原因不明。脑炎感染存在潜伏期,平均为6天,早期可有发热(38～40℃)、咽痛、咳嗽、恶心、呕吐、肌痛、疲乏无力、全身不适等症状,一般不超过2周。随后可出现颅内高压症状,即头痛、头晕、恶心、呕吐、惊厥抽搐,严重时发展为脑疝,呕吐可为喷射性呕吐。大多数病毒性脑炎患者都有轻微的流感样症状,如头痛、颈部僵硬、发热、肌肉或关节疼痛、疲劳或虚弱;也可能有严重症状,包括意识混乱、癫痫发作或者运动或感官(视力或听力等)方面的问题。儿童脑炎通常是由血液感染(脓毒症)引起的,病原体通过上呼吸道或消化道侵入血液,经过血流循环,透过血脑屏障,从而抵达颅内繁殖,产生炎症反应。因此,儿童防治脑炎,主要以预防为主,不幸感染则需立即就医。

(6) 肺结核

肺结核,俗称肺痨,是由结核杆菌感染人体肺部引起的一种慢性传染病,是结核病中最常见的一种。典型肺结核起病缓渐,病程经过较长,常见症状有低热、乏力、食欲不振、咳嗽和咯血等。但多数患者常无明显症状,经X射线检查时才被发现;有些患者则因咯血才去检查就诊。肺结核若能及时发现,并予以合理治疗,大多可以临床痊愈。2003年"世界防治结核病日"(3月24日),"制止结核病"世界行动组织公布的数字显示,目前全球每天仍有5 000人死于结核病,而每年罹患结核病的人数超过800万。20世纪50年代以来,中国结核病的流行趋势虽有下降,但各地区疫情的控制尚不平衡。肺结核仍是当前一个突出的公共卫生问题,是全国十大死亡病因之一。

肺结核的主要传播方式是飞沫传染。引发肺结核的结核杆菌主要以空气为传染媒介,当传染性肺结核病人咳嗽或打喷嚏时,含有结核杆菌的痰液变成飞沫散布到空气中,正常人吸入后,结核杆菌便有机会在肺部繁殖,使肺部受到感染。常常和具有传染性的肺结核病人密切接触,最容易受到传染。结核杆菌对外界抵抗力较强,在阴暗潮湿处可生存五个月以上。

肺结核是一个完全可治愈的疾病,只要听从医生建议,按原则坚持治疗,绝大多数可通过服药治愈,仅2‰～5‰可能需要手术治疗[①]。肺结核最重要的在于儿童的预防感染,加强卫生教育,令儿童懂得结核病的危害和传染方式,养成不随地吐痰的良好卫生习惯;定时对儿童进行体格检查,做到早发现、早隔离、早治疗。除此之外,还要按时给婴幼儿接种卡介苗,以使肌体产生免疫力,减少结核病的发生。若发现儿童有低热、盗汗、干咳嗽、痰中带血、乏力、饮食减少等症状,要及时到医院检查。确诊结核病以后,要立即进行治疗,同时还要注意增加营养,以增强体质。

(7) 风疹

风疹,又称"风痧",是由风疹病毒引起的一种儿童常见的急性呼吸道传染病。风

---

① 中华医学会结核病学分会.肺结核诊断和治疗指南[J].中国实用乡村医生杂志,2013,20(2):7-11.

疹病毒在体外生存力很弱,传染性却与麻疹一样强;一般通过咳嗽、交流或喷嚏等传播;多见于1~5岁儿童,6个月以内婴儿因有来自母体的抗体获得抵抗力,很少发病。风疹一次得病,可终身免疫,很少再患。风疹从接触感染到症状出现,要经过14~21天。病初1~2天症状很轻,可有低热或中度发热,轻微咳嗽、乏力、胃口不好、咽痛和眼发红等轻度上呼吸道症状,随后出现皮疹。风疹与麻疹不同,风疹全身症状轻,无麻疹黏膜斑,伴有耳后、颈部淋巴结肿大,伴有触痛,持续时间一周左右。中医《备急千金要方》指出,风疹又名风痧,多由外感风热时邪,郁于肌表,发于皮肤所致。风疹应通过接种疫苗来预防。

(8)麻疹

麻疹是一种由麻疹病毒引起的传染性极强的急性呼吸道传染病(图4-1-5)。在1963年引入麻疹疫苗和广泛接种疫苗之前,麻疹每年估计造成260万人死亡。尽管已具备安全有效的疫苗,但在2017年,全球仍有11万人死于麻疹,其中大多数是5岁以下儿童。麻疹是世界上最具传染性的疾病之一,通过咳嗽、喷嚏、与病人密切接触或直接接触病人的鼻咽分泌物加以传播。

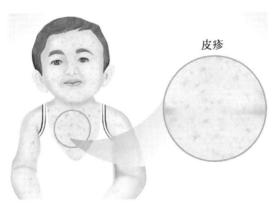

皮疹

图4-1-5 麻疹

麻疹的第一症状通常为高烧,一般始于接触病毒后大约10~12天,高烧可持续4~7天。发病早期症状为流涕、咳嗽、眼结膜充血、流泪以及颊黏膜上出现小白斑。数天后,通常病人的面部和上颈部出现皮疹,皮疹平均在与病毒接触后的14天出现(范围为7~18天)。皮疹在大约3天内扩散,可至手脚部位,持续5~6天后开始消退。与风疹相比,麻疹全身症状较重,体温较高,全身散发出红色的斑丘疹,弥漫分布,严重时可融合,形成水肿。

大多数与麻疹相关的死亡是由其并发症所致。严重的并发症常发生于5岁以下儿童,最严重的并发症包括失明、脑炎(导致脑肿胀的感染)、严重腹泻及其导致的脱水现象、耳部感染和严重呼吸道感染(如肺炎)。重度麻疹常见于营养状况差的儿童,尤其是维生素A缺乏,或因艾滋病及其他疾病导致免疫系统功能减弱的儿童。目前没有针对麻疹病毒的特异性抗病毒治疗方法,可以通过针对治疗,保障良好的营养。被诊断患有麻疹的儿童,可对应补充维生素A,隔24小时摄入。

（9）细菌性痢疾

细菌性痢疾，简称菌痢，是由志贺菌属（痢疾杆菌）引起的肠道传染病。主要症状有发冷、发热、腹痛、腹泻、里急后重、排黏液脓血样大便。中毒型菌痢起病急骤，会突然高热、反复惊厥、嗜睡、昏迷、迅速发生循环衰竭和呼吸衰竭，而肠道症状轻或缺如，病情凶险。菌痢常年散发，夏秋多见，是我国的常见病、多发病。本病有有效的抗菌药治疗，治愈率高。疗效欠佳或转为慢性者是因为未经正规治疗、未及时治疗、使用药物不当或耐药菌株感染。因此，早诊断、早治疗是治愈的关键。儿童患上痢疾的比例大，健康的儿童若吃下被污染的食物和水，则容易患病。

（10）沙眼

沙眼是全球盲症的主要感染性致病原因，是由一种称为沙眼衣原体的专性细胞内细菌引起。因其在睑结膜表面形成粗糙不平的外观，形似沙粒，故名沙眼。沙眼是通过受感染者，特别是作为主要感染源的儿童的眼、鼻分泌物的直接或间接转移来传播的。这些分泌物可以通过特定种类的飞蝇传播。本病病变过程早期结膜有浸润，如乳头、滤泡增生，同时发生角膜血管翳；晚期由于受累的睑结膜发生瘢痕，以致眼睑内翻畸形，加重角膜的损害，可严重影响视力甚至造成失明。

沙眼在儿童中极为常见，患病率可高达 60%～90%。随着年龄的增大，感染的频次降低，持续时间缩短。沙眼常常是由于与患有这种活动性疾病的人有近距离的生活接触而感染，家庭常是主要的传播单位。医治沙眼应以预防为主，注意个人卫生，不与他人混用毛巾、脸盆等。

4. 儿童常见其他疾病

（1）龋齿

龋齿，俗称蛀牙或虫牙，是牙体组织被龋蚀，逐渐毁坏崩解，形成龋洞的一种口腔疾病，是口腔的常见病和多发病（图 4-1-6）。龋齿是继感冒后最常见的疾病，是导致脱牙的主要原因之一。Lancet 发表的系列文章指出，口腔疾病影响全球 35 亿人，主要包括龋齿、牙龈疾病和口腔癌。中国疾病预防控制中心调查表示，中国 5 岁儿童乳牙龋齿患病率为 70.1%，12 岁儿童恒牙龋齿患病率为 34.5%。龋齿是细菌性疾病，它可以继发牙髓炎和根尖周炎，甚至能引起牙槽骨和颌骨炎症。龋齿的继发感染可以形成病灶，或导致关节炎、心骨膜炎、慢性肾病和多种眼病等全身其他疾病。龋齿还经常造成牙根尖等部位的炎症，严重时局部肿胀；如脓液和细菌被吸收，可引起败血症或菌血症。坏牙根不能咀嚼食物，会加重胃肠道负担。

口腔中的细菌把残留在口腔的食物中的糖分解，产生酸，这些酸能溶解牙釉质，当口腔的临界 pH 低于 5.5，就有机会发生蛀牙。初期的蛀牙是牙釉质开始被侵蚀，如果没有及时治疗侵蚀会漫延到牙本质再漫延至髓腔刺激神经线，导致牙痛，再没治疗就要拔掉牙齿，因为蛀牙会引致牙肉脓肿。所以蛀牙是从小蛀斑发展而来的，不是真的有蛀虫或什么其他虫子，而是牙齿被逐渐腐蚀的结果。蛀牙是由细菌导致的，致龋的细菌种类很多，最主要的是某些变形链球菌和乳酸杆菌。这些细菌与唾液中的黏蛋白和食物残屑混合在一起，牢固地黏附在牙齿表面和窝沟中。这种黏合物叫作牙菌斑或菌斑。菌斑中的大量细菌产酸，造成菌斑下面的牙齿釉质表面脱钙、溶解。

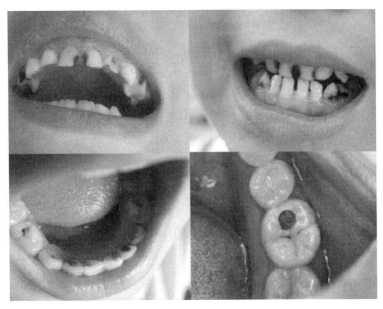

图 4-1-6　龋齿

从儿童时期开始,预防龋齿是儿童生长发育十分重要的一环。减少或消除病原刺激物,减少或消除菌斑,改变口腔环境,创造清洁条件是防龋的重要环节,最实际有效的办法是刷牙和漱口。社会以及学校应该加强宣传教育,使儿童从小养成口腔卫生习惯,学习合适的刷牙方法。刚出生的幼儿可由家长用柔软毛巾或绒布擦洗牙齿,3岁以后就可以开始学习刷牙,做到早晚各刷一次,饭后漱口。睡前刷牙更重要,因夜间间隔时间长,细菌容易大量繁殖。刷牙要顺刷,即"上牙由上往下刷,下牙由下往上刷",后牙面也要顾及;应把牙缝和各个牙面上的食物残渣刷洗干净,刷牙后要漱口;不要横刷,横刷容易损伤牙龈,也刷不净牙缝里的残渣。幼儿的牙刷标准毛束不超过两排,每排5~6束,毛质要软,小学生使用的牙刷毛不超过三排,每排6~7束,牙膏可使用含氟牙膏,增强抗龋性。减少或控制饮食中的糖也可有效预防龋齿,但我国是以谷类为主食的国家,控制饮食中的碳水化合物防龋是有困难的。而且近年来,糖制食品和各种饮料显著增多。因此,家长应教育儿童养成少吃零食和糖果糕点的习惯,睡前不吃糖,注意儿童三餐的质量;从儿童时期就养成多吃蔬菜、水果和含钙、磷、维生素等多的食物,要尽可能吃些粗粮。

（2）视力不良

视力不良,又称为视力低下或视力低常,指裸眼远视力达不到正常标准。视力低下以单眼判断,裸眼视力达不到正常标准的眼,统称为视力低下眼。我国儿童正常远视力的设置标准:3岁为0.5,4岁为0.7,5岁为0.8,≥6岁为1.0。孩子刚出生时,一般处于2.0~4.0的远视屈光状态,其后,随着婴幼儿的生长发育,眼球随之变大,眼轴变长,角膜曲率增加,逐渐向正视化发展。孩子在1月龄时,视力为光感;3月龄时视力为0.02,即能追踪眼前运动物体;1岁时为0.2;2岁时为0.4;3岁时为0.6,即能看懂视力表,可以用视力表查视力了;4岁时为0.8;5岁时能达到1.0,即成人视力,如果达不到,应尽快去医院检查;6岁时可达到1.2的视力。

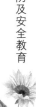

影响视力的主要原因为用眼过度。如长时间看电视、电脑,玩手机、打游戏连续操作1小时以上,没有中间休息;经常熬夜、睡眠不足;读书写字的姿势不正确,眼睛离书本太近,或躺在床上看书、坐车看书;在光线不足或光线强烈的地方看书写字,台灯放置的位置不正确;每天户外活动少,营养不均衡,经常吃甜食、速食食品,新鲜蔬菜、水果摄入过少等。

儿童蓝皮书指出,中国9~22岁学生每天运动不足1小时的报告率高达76%,睡眠不足的报告率超过90%。据预测,如果按照1985~2010年中国学生视力不良的增长趋势,到2020年,将有1.52亿名7~18岁中国学生视力不良,到2030年,这一数字将达到1.80亿。女生视力不良率始终高于男生,城市学生视力不良率始终高于乡村学生,但城乡差距在缩小。2010—2019年小学生和初中生视力不良率上升幅度高于高中生,同时2019年高中生的视力不良率已超过了85%。高年龄段学生视力不良率接近峰值及视力不良的低龄化都警示我们,近视防控工作的关口必须前移,要更加重视对低年龄儿童的近视教育和干预。

（3）扁桃体炎

扁桃体炎(图4-1-7),又称扁桃腺炎,即扁桃体的非特异性炎症,通常指颚扁桃体发炎。扁桃体炎根据病情长短可分为急性扁桃体炎、慢性扁桃体炎,常见于7~14岁儿童,主要症状是咽痛、发热及咽部不适感等。扁桃体炎的病源以病毒为主,如腺病毒、流感病毒、副流感病毒、EB病毒、肠病毒、单纯疱疹病毒。但是细菌性的扁桃腺炎,才是医生们重视的对象,致病细菌包括链球菌、霉浆菌、白喉杆菌。扁桃体炎和咽炎是临床医学根据不同病理改变和解剖部位而分类的两种病,但实际上两者常同时存在,互相影响。一般来讲,如果是以咽壁黏膜各层炎症为主,称作咽炎;如果以扁桃体的黏膜、隐窝、实质或滤泡炎症为主,称作扁桃体炎。急性扁桃体炎一般用抗生素进行治疗,可选用青霉素、磺胺类药物。慢性扁桃体炎的治疗是长期的,坚持治疗是很重要的一点。保持口腔清洁,每天睡前刷牙,饭后漱口,可以减少口腔内细菌感染的机会。

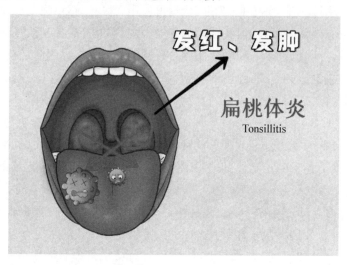

图 4-1-7　扁桃体发炎

1岁以下婴儿已经拥有扁桃体,但基本没发育也看不到。扁桃体多数于2周岁后逐渐开始发育增大,6～7岁时最明显,14～15岁时又逐渐缩小、退化,在季节交替、气温变化时更容易发病。扁桃体炎有一定的传染性,多发生在集体生活环境如幼儿园、小学等,所以儿童扁桃体发炎比成人多见。冬春季扁桃体炎高发,含有病原的唾液、鼻涕是主要感染源,咳嗽、喷嚏、吐痰产生飞沫是主要的传播途径。冬春季室外干燥,温差大易扩散,室内人员集中,气流不畅,易传播,因此应室内通风,加强儿童锻炼。此外,保证孩子充分休息和睡眠,少去人员密集场所,回避病人,勤洗手、戴口罩等都是有效的预防措施。

　　(4)骨骼异常

　　儿童时期的骨骼持续生长并且能够自我重塑。骨骼生长始发于生长板,生长板是骨骼的易损部位。在重塑的过程中,旧骨组织逐渐被新生骨组织替代。而许多骨骼疾病源于儿童肌肉骨骼系统发育过程中发生的变化,可因儿童的生长发育而好转或加重。一些骨骼疾病可能是遗传性的,也可能是在儿童期因不明病因发生。儿童骨骼疾病的可能成因包括损伤、感染(骨髓炎)或癌症,主要影响儿童骨骼疾病的原因是骨骼逐渐移位,这是由于儿童生长发育时施加在生长板上的力引起的。血供不足可损害生长板,导致其与骨的其他部位分离,甚至轻度移位。生长板受累最终造成骨骼生长受抑、关节变形,以及长期关节损害(如关节炎)。骨骼疾病有时会引起无痛性畸形,有些畸形可影响患儿行走或活动四肢的能力。

　　(5)扁平足

　　扁平足是指正常足弓减低或塌陷的一种疾病,亦称平底足(图4-1-8)。扁平足主要是由于某些原因使足骨形态异常、肌肉萎缩、韧带挛缩或慢性劳损造成足纵弓塌陷或弹性消失所引起。多见于过度负重或长期站立者,因维持足弓的韧带及肌腱过度劳损松弛所致。少数病例为先天性。扁平足多见于儿童,女性多于男性。临床表现为足部肿胀及疼痛,站立或行走后尤为严重。

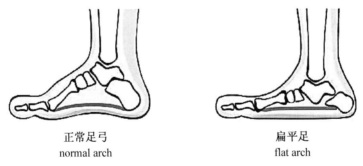

正常足弓　　　　　　　　　　扁平足
normal arch　　　　　　　　 flat arch

图 4-1-8　正常足弓与扁平足的对比

　　扁平足会让儿童在行走的时候缺少对足部神经的保护,儿童进行一些高难度动作的活动都会受到影响。扁平足的儿童在徒步旅行的时候,会很容易感到疲劳,速度和爆发力都不如正常足的儿童。当足跟长时间平地行走时,容易伤害足底神经,产生足部麻痹,长时间这样易影响儿童的正常发育和健康。若出现扁平足,家长也不必惊慌,可用矫形鞋、医疗体育、手法固定、手术等治疗。

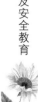

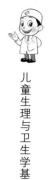

（6）贫血

缺铁性贫血是小儿时期最常见的一种贫血，严重威胁儿童健康。贫血一般表现为皮肤黏膜苍白。中度贫血时，皮肤往往成蜡黄色，病程较长的患儿，还常有易疲倦、食欲减退、口腔炎症、毛发干枯、营养低下、体格发育迟缓等症状。贫血往往由食物搭配不合理，铁吸收障碍、摄入不足、丢失过多引起。儿童是缺铁性贫血的高发人群，缺铁性贫血患病率高达 20.5%，铁缺乏为 65.2%。青春期儿童生长发育快，也是缺铁性贫血的高发人群。

为预防贫血，家长应带孩子定期体检。建议婴儿每 3 个月筛查血红蛋白 1 次，1 岁后儿童每年筛查血红蛋白 1～2 次；提倡科学合理喂养，注意膳食合理搭配，培养儿童良好的饮食习惯，避免出现偏食、挑食、喜吃零食、喜喝甜饮料等不良的饮食习惯。含铁丰盛的食物有动物的肝脏、内脏、猪血、猪心、猪肚、瘦肉、蛋黄等，蔬菜中有菠菜、芹菜、黑木耳、黑芝麻等，水果中有大枣、葡萄干、橘子、菠萝、无花果等。

（7）寄生虫病

寄生虫病是指因寄生虫侵入人体而引起的疾病。因虫种和寄生部位不同，引起的病理变化和临床表现各异。本类疾病分布广泛，世界各地均可见到，但以贫穷落后、卫生条件差的地区多见，热带和亚热带地区更多，因此，狭义的热带病即指寄生虫病。非洲、亚洲的发展中国家发病较多，感染的人群主要是接触疫源较多的劳动人民及免疫力较低的儿童。寄生虫传染方式有多种，包括经口感染，如食入被感染性蛔虫卵或阿米巴包囊污染的水或食物后，可感染蛔虫病或阿米巴病；经吸血的媒介昆虫传播，如被感染疟原虫的按蚊叮咬后可患疟疾；经皮肤感染，如钩虫的丝状蚴可直接钻入寄主皮肤而使之感染；经胎盘感染，如先天性疟疾、先天性弓形虫病等；经呼吸道感染，如原发性阿米巴脑膜脑炎是经鼻腔黏膜感染的；其他方式如输血，可感染疟原虫等。

我国曾是寄生虫病流行最严重的国家之一，寄生虫病种类多、分布广、危害重，是重要的公共卫生问题。新中国成立以来，党和政府高度重视寄生虫病防治工作，寄生虫病防治工作取得了显著成效，蛔虫、钩虫、华支睾吸虫等寄生虫病防治不断取得新进展。中国疾病预防控制中心曾在全国做过三次调查，结果表明，2004 年我国土源性线虫的感染率比 1990 年第一次全国调查的结果下降了 63.65%；全国土源性线虫的推算总感染人数比 1990 年的感染人数（5.36 亿人）减少了 4.07 亿人。我国感染寄生虫病的人群分布特点是女性和儿童的感染率较高。其中蛔虫、鞭虫、蛲虫感染率和肺吸虫、黑热病血清阳性率均以 0～14 岁组儿童偏高；我国土源性线虫感染率以 10～14 岁和 5～9 岁两年龄组感染率最高。而钩虫、蛔虫、鞭虫、带绦虫、肺吸虫、包虫的感染率均是女性高于男性[1]。国家卫健委第三次全国人体寄生虫调查结果显示，全国寄生虫总感染率已降到 6% 以下。

儿童自我防护能力较差，身体免疫力低下，更容易被寄生虫感染。平日里父母应当督促儿童勤洗手，不要让儿童在太脏的地方摸爬滚打，同时要给儿童做好勤洗澡、勤理发、勤换衣服等卫生工作，降低儿童发生寄生虫感染的概率，呵护儿童的身体健康。

---

① 张西臣，李建华.动物寄生虫病学[M].3 版.北京:科学出版社,2010.

知识拓展

什么是肥胖症

肥胖症又名肥胖病，英文名称为"obesity"。当前肥胖已经成为全世界的公共卫生问题，国际肥胖特别工作组（TOTF）指出，肥胖将成为新世纪威胁人类健康和生活满意度的最大杀手。当机体内热量的摄入量高于消耗，就会造成体内脂肪堆积过多，导致体重超标、体态臃肿，实际测量体重超过标准体重20％以上，并且脂肪百分比（F％）超过30％者称为肥胖。通俗讲肥胖就是体内脂肪堆积过多。根据2017年全球疾病负担统计，每年有超过400万人死于超重或肥胖。成人和儿童的超重和肥胖率继续上升。从1975年到2016年，全球5～19岁儿童和青少年超重或肥胖的患病率从4％增加到18％，增幅超过四倍。

三、常见疾病护理技术

（一）发烧护理

发烧是指体温超过正常范围高限，是小儿十分常见的一种症状。发烧本身不是疾病，而是因为身体受到外来细菌或者病毒等有害物质的侵袭，身体免疫系统予以回击过程中产生的炎症因子聚集而产生的症状。小儿发烧，腋温37.3～38℃为低热，38～39℃为中热，39℃以上为高热，超过41℃为超高热。儿童发烧后，要即刻进行医疗处理，否则会对生命健康造成极大的威胁。家长可以使用冷敷法（贴退烧贴），若用冰袋应注意局部勿冻伤，最好冰袋外面用布包裹，注意冰袋有无漏水。湿敷是将小毛巾在冰块盆内浸湿，拧毛巾至不滴水为适度，放在前额，适时更换，共20～30分钟。温水擦拭（儿童愿意配合的情况下）是指用温水毛巾擦拭全身。水的温度以32～34℃比较适宜，每次擦拭的时间为10分钟以上。擦拭的重点部位在有大动脉、大静脉走行的地方，如颈部、腋下、肘窝、腹股沟等。此外，发烧时还应保持室内空气流通，可打开窗户、开空调或用风扇使室内空气流通；补充水分，发烧出汗会令身体失去水分，所以需要给儿童补充适量的水分。若发烧情况未缓解，则应立即送往医院进行治疗。

（二）腹泻护理

首先需要明确腹泻的原因，受凉感冒或者饮食过冷、过杂、过量、过于油腻均可以导致腹泻。此外，吃了有毒变质的食物，细菌或者病毒感染也可导致腹泻。

细菌性感染导致的腹泻的主要表现是大便有血丝或有脓性的分泌物，化验大便有可能出现白细胞偏高明显；病毒性腹泻的主要表现是水样的大便或者蛋花汤样的大便，一般脓性的分泌物比较少，血丝的情况也比较少。

不同的腹泻需要的治疗措施不一样，治疗原则就是防止脱水。急性水泻期需暂时禁食，使肠道完全休息，少量多次喝淡盐水或者口服补液盐补充体内的水分，防止出现脱水的情况。如若有呕吐、反胃现象，应静脉输液，防止失水过多而脱水。

腹泻发病初期以清淡流质饮食减轻肠胃的负担，饮食要清淡、易消化、忌生冷、少油腻，还要注意多补充水分。早起禁用牛奶等易产气的流质饮食，尤其是牛奶不耐受的病

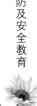

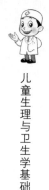

人。腹泻基本停止后可供给半流质饮食和软饭,少量多餐以利于消化,如面条、粥、馒头和米饭、瘦肉泥等,也要适当限制含食物纤维较多的食物,后逐渐过渡到普食。

腹泻期间注意补充维生素,如复合维生素 B 和 C,还可以饮用鲜果汁、番茄汁及菜汤等。要注意禁酒,禁食肥肉、坚硬及含膳食纤维较多的蔬菜、生冷瓜果、油脂多的点心及冷饮等。

腹泻期间注意腹部保暖。患有腹泻的人群肠蠕动已经增快,如果腹部再受凉,则肠蠕动更快,从而加重病情。

如果是宝宝腹泻,还需要注意保护好宝宝的臀部,宝宝腹泻的次数多了,臀部的皮肤容易受损,建议在保证孩子不受凉的前提下,用清水洗臀部,每次给孩子清洗后,要用棉质的布料把水吸干。

要注意观察患者大便的情况,如大便的性质、大便的颜色、大便的次数以及量的多少,掌握这些情况,有助于患者病情的判断。病情得不到控制,要及时就医。

儿童保健小常识

儿童常见疾病保健

儿童属于多数疾病高发人群,需要更多的关注与引导,以规避绝大多数风险。具体可参考以下做法:

1. 营养是保证儿童生长发育及健康的先决条件,家长和有关人员应了解儿童成长期不同阶段的消化与营养吸收特点,进行合理营养膳食安排,科学喂养。

2. 计划免疫是根据小儿的免疫特点和传染病发生的情况而制订的免疫程序,通过有计划地进行预防接种,以提高人群的免疫水平、达到控制和消灭传染病的目的。

3. 加强体格锻炼,运动尤其是户外活动可使儿童身体的多个器官和系统都能得到锻炼,促进幼儿骨骼、肌肉的生长发育,提高儿童动作协调性和灵敏度,预防近视。

4. 定期进行健康检查。

5. 引导儿童形成良好的卫生习惯,勤洗手,勤换衣,不乱吃东西。

6. 关注儿童心理健康,疏导心理问题。

 核心知识点

1. 健康不仅是没有疾病或病痛,而且是一种躯体上、精神上以及社会上的良好状态;这种良好状态有赖于机体内部结构与功能的协调,有赖于多调节环境稳定的维持。一个健康的人必须具有在他本人所处的环境中进行活动和工作的能力,并且能够与环境保持协调的关系。

2. 疾病是机体在一定病因的损害性作用下,因自身调节紊乱而发生的异常生命活动过程。

3. 预防接种就是把预防某种疾病的菌苗或疫苗通过注射或口服的方法,接种到人体内,使人体产生对这种疾病的抵抗力,以提高人群内的免疫能力,达到预防和消灭传染病的目的。接种疫苗可以有效地预防相应传染性疾病的发生。

4. 龋齿俗称"虫牙",是小学生中的高发病。龋齿形成过程中必须具备的条件有致龋细菌及牙菌斑、饮食中含有大量的糖类、易感的牙齿和时间。

5. 近视通常分屈光性近视(又称假性近视)和轴性近视(又称真性近视)两种,是遗传因素和环境因素共同作用的结果。预防近视的措施主要有注意读书卫生,注意看电视卫生,注意电脑操作卫生,注意儿童的视力检查,坚持眼保健操,多参加户外活动,饮食多样。

 思考与探究

    1. 怎么理解健康和疾病概念的内涵?

    2. 病毒性肝炎的成因及如何预防。

4

第四章　疾病预防及安全教育

第二节　意外伤害与儿童的安全教育

学习要点

1. 我国意外伤害的发生情况。
2. 交通安全教育、游泳安全教育和预防触电教育。
3. 儿童意外伤害及运动损伤的预防和临时处理。

关键词　　安全教育　意外伤害　心肺复苏　伤口处理

随着经济的发展和社会环境的变化,伤害已经成为不可忽视的公共卫生问题。意外伤害是指突然发生的各种事件对人体所造成的损伤。如交通事故、溺水、火灾、触电、自杀、跌伤、烫伤等都属意外伤害(图 4-2-1)。青少年儿童由于其生理特点,是意外伤害的主要受害人群之一[①]。

多种研究的数据表明,与上百种导致儿童死亡的疾病相比,意外伤害已成为 1~14 岁儿童的第一位死因。据估算,大约有 10% 的 14 岁以下儿童在一年中遭遇过需要治疗的意外伤害,其中约 1% 的儿童死亡、4% 的儿童致残。

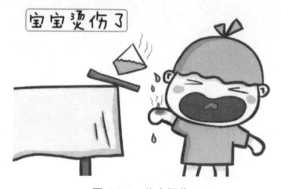

图 4-2-1　儿童烫伤

一、我国意外伤害的发生情况

2017 年,中国疾控中心慢病中心、全球儿童安全组织联合发布的《中国青少年儿童伤害现状回顾报告》中提道:中国每年有超过五万四千多名儿童因意外伤害身亡,平均每天 148 人。根据北京市对 18 个区县、2.8 万户居民的调查,意外伤害是北京市儿童死亡的首

---

① 曾燕波. 儿童安全教育现状与思考[J]. 当代青年研究,2005(11):21-27.

要原因,也是儿童发病的主要原因。意外伤害正悄无声息地剥夺着孩童的生命,这是社会每个人都应该重视的问题[①]。

现如今对意外伤害的研究认为,意外伤害虽然是一种突然发生的事件,但它也是一种疾病,既有环境因素,也有内在的发生规律,意外伤害不是完全不可预料的,通过有效的措施是可以预测、预防和控制的。家长、学校和社会要提高警惕,加强对青少年儿童的教育与防护,避免一些伤害的发生。

二、交通安全教育

交通事故的发生不仅会导致死亡,给受害儿童及其家庭带来巨大的不幸,其造成的残疾和损伤也会阻碍儿童发展,减少其受教育和参与社会发展的机会(图4-2-2)。联合国儿童基金会中国分部统计表明,交通事故已经成为我国儿童意外伤亡的第二大原因,仅次于溺水。每年我国有超过1.85万名14岁以下儿童死于道路交通事故,中国儿童因交通事故的死亡率是欧洲的2.5倍,是美国的2.6倍。

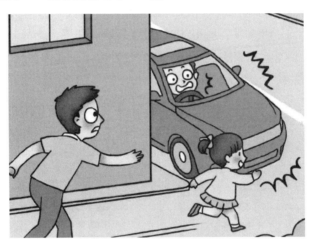

图4-2-2 儿童遭遇交通事故

因此,一定要对儿童进行交通安全教育:

(1) 了解并遵守交通规则,红灯停、绿灯行。

(2) 过马路要走人行横道、地下通道或走过街天桥等。

(3) 走路靠右侧,走慢车道或人行道,不逆行,不抢行。

(4) 乘坐公共电、汽车,不要抢,在车上要扶好把手,不在乘车时打闹。

(5) 不在马路边或胡同里追逐、踢球、练自行车、滑旱冰等。

(6) 骑自行车行驶时,不要抢行、猛拐、争道。

(7) 通过铁路道口时,若火车将至,自觉停在道口停止线或距道口最外侧铁路5米以外处。

---

① 白莉.儿童安全教育的内容与路径[J].教育探索,2011(4):70-71.

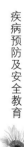

第四章 疾病预防及安全教育

(8) 提倡小学生戴黄色安全帽,特别要教育农村小学生不要扒车。

交通法制观念永远是儿童安全教育最重要的观念之一。家长务必遵纪守法,起带头作用,若自身犯错,要勇于承认并且及时纠正,通过言传身教的方式进行交通安全教育,从而使得小学生的安全意识和自我保护意识最终能有所提高[①]。

三、游泳安全教育

从全球来看,溺水是青少年主要的非正常死亡原因之一。对于 15 岁以下儿童,溺水是仅次于脑膜炎和艾滋病毒的第三大杀手,每年致死 14 万人。就我国而言,据中国疾控中心《中国青少年儿童伤害现状回顾报告》,由于良好的儿童免疫和持续进步的公共卫生服务,溺水已成为我国儿童非正常死亡的首要原因。

尤其是近年来,中国游泳溺水伤亡事故呈逐年增加之势。据卫计委统计,全国每年约有 5.7 万人死于溺水,每年儿童溺水死亡人数占总溺水死亡人数的 56.04%,相当于平均每天约有 88 位儿童因溺水失去生命。

南都大数据研究院梳理了 2020 年 6 月以来媒体报道或官方通报的少年儿童溺亡事故,发现溺亡儿童平均年龄 9 岁。值得注意的是,有四成的溺亡事故是在家人陪同的情况下发生,主要原因包括家长照看不周、防护不当,独自留孩子在泳池玩水,或者带孩子在非安全水域嬉水等(图 4-2-3)。

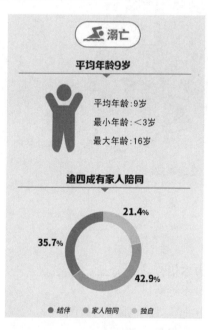
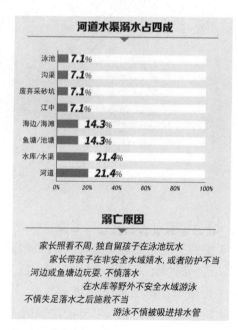

图 4-2-3　溺亡数据

因此,开展溺水预防和教育工作极为重要[②]。家长以及学校应当教育小学生到游泳池或有规划、有安全保障的天然游泳场去游泳,不能独自或几人结伴到运河、水草较多的

---

① 牟瑾. 道路交通伤害预防的一个关键点:行人道路安全教育[J]. 疾病控制杂志,2004,8(6):567 - 569.

② 马嘉宇. 小学游泳安全教育课程开设的可行性研究[J]. 时代教育,2013(14):235.

河流、湖泊中游泳；不能在水库下游玩耍，即使没有水的河坝也不能久留；水温较低时不要游泳；组织小学生集体游泳时，要注意加强保护和救护措施，以及讲解游泳安全及卫生常识，如在下水前做好准备活动，不能在水中逞能，超体力游泳，要避免游泳时间过长，否则过度疲劳会引起腿部肌肉痉挛(俗称"抽筋")，造成溺水。

小学生自身也要有冷静自救的意识。万一不小心掉入水里，千万要冷静，不能慌张。不能慌乱地盲目扑腾，否则会使体力过快消耗，还会呛水。应当努力憋气，让身体上浮，头露出水面时，随后立即大声呼救。如果有人救助，要掌握配合要领，借助救援人员的力量，保持上浮姿势，随力前行，不能紧紧地缠抱着救援人员，以防双双被淹没。

四、预防触电教育

随着人工智能时代的到来，各种家用电器在中国家庭逐渐普及，各种插板、插头、电线杂乱无章。同时由于双职工父母忙，小学生放学回家后常独自在家，进行触电教育十分必要。据《人民日报》报道，我国每年儿童意外死亡中，触电死亡占比 10.6％，即每天约有 57个儿童触电死亡。预防触电教育的内容有以下几方面：

(1) 使学生了解电的传导特性、电的作用，认识电。

(2) 使学生了解安全用电常识、触电的危险性，预防触电。

(3) 使学生了解发生触电后的紧急处理方法，减轻触电造成的危害。

(4) 使学生了解躲避雷雨的方法。

此外，对小学生还要进行春游的安全教育、劳动及体育锻炼安全教育、游戏中的安全教育等。

五、儿童意外伤害及运动损伤的预防和临时处理

(一) 急救及外伤处理的原则

意外事故有大有小，伤势有轻有重。在意外发生的最初几分钟里，如当事者具有基本救护、自救的知识，能冷静、沉着、迅速地采取急救措施，往往能在很大程度上争取时间，减少事故造成的损失，减少儿童伤残和死亡[①]。

1. 判断意外事故的轻重

根据发生意外的原因判断哪些是可迅速危及生命的意外，如淹溺、触电、雷击、外伤大出血、气管异物、车祸和中毒等。这一类事故必须在现场争分夺秒进行抢救，防止可以避免的死亡。还有一类意外伤害虽不会顷刻致命，但也十分严重，如各种烧烫伤、骨折、毒蛇咬伤、狗咬伤等，如迟迟不做处理或处理不当，也可造成死亡或终身残疾。

2. 急救处理的原则

(1) 抢救生命。首先要注意的是受伤儿童的呼吸、心跳是否正常。如果受伤儿童心跳、呼吸不规律，快要停止或刚刚停止，当务之急就是设法暂时用人为的力量来帮助病儿呼吸，以恢复其自主呼吸，支持病儿心脏正常功能。在常温下，呼吸、心跳完全停止 4 分钟

---

① 王海虹，魏秋华. 儿童意外伤害的预防[J]. 齐鲁护理杂志，2001，7(6)：468-473.

以上,生命就会岌岌可危;超过 10 分钟,病儿很难复苏。因此,当病人的呼吸、心跳发生严重障碍时,如果不立即进行急救,只等送医院再救,往往会造成不可挽回的后果。

(2)减少痛苦。在现场抢救中要尽量减少病儿痛苦以改善病情。因为意外伤害往往是严重的,如各种烧烫伤、骨折时疼痛剧烈,甚至会出现休克,加重病情。因此,在处理和搬运时,动作要轻柔,位置要适当,语言要温和,必要时予以镇痛、镇静药物。

(3)预防并发症。在抢救病儿时要尽量预防和减少并发症和后遗症。如儿童摔伤或坠落伤时可发生脊柱骨折,当病儿脊背疼痛疑有脊柱骨折时,应严禁让病儿走动,转运时一定用木板作担架运送。如果让病儿走动,或用绳索等软担架运送,或抱着、背着转送,都可能因脊椎的活动而损伤脊髓神经,造成截瘫。

(二)几种常见意外伤害和损伤的预防及临时处理

1. 触电

触电也称电击,是电流通过人体所引起的电损坏。灯头、开关、插座损坏后用手接触,用湿布去擦,均会发生触电。火灾、地震和大风灾害等也易导致漏电。触电时间长,则后果严重,甚至危及生命,所以对触电人要及时抢救。但参加抢救的人员,切记要冷静、沉着,在触电人没有离开电源时,切不可与其身体接触,防止发生连锁触电。具体做法如下:

(1)要立即切断电源,关闭开关,拉断闸盒。

(2)用绝缘器材移开电源线。在室外因断落电线而触电,应用干的木棍、竹竿、皮带、橡胶制品等绝缘物品,把触电人接触的电线挑开。

(3)解开妨碍触电者呼吸的紧身衣服,检查触电者的口腔,清理口腔。

(4)立即就地进行抢救,进行人工呼吸。对呼吸、脉搏不规则或已停止的伤员,应立即进行人工呼吸和人工胸外心脏按压法(图 4-2-4)抢救,绝不能无故中断,同时应联系急救中心,请求急救。

(5)如有电烧伤的伤口,应包扎后到医院就诊。

口对口吹气是常用的人工呼吸法的一种。操作方法为:

(1)让患者仰卧。

(2)仰卧时患者的后枕部紧贴地面,保证呼吸道在一条直线上。

(3)彻底清除患者呼吸道内的分泌物和异物。

(4)抢救者的左手掌根,可紧抵住患者的额部,左手食指和拇指捏紧患者的双侧鼻翼,让鼻腔紧闭。

(5)抢救者右手要紧夹住患者的双侧面颊,使口腔能够充分张开。

(6)抢救者用力吸气,吸到不能吸为止,将吸入的气体在 1~2 秒钟内吹入患者的呼吸道,其有效证明是可以看到患者胸部起伏。

(7)吹气节律是每 4~5 秒钟吹气一次,大概每分钟 12~16 次,如果同时还要做心脏按压,在心脏按压每分钟 100 次的频率过程中,每按压 30 次心脏,可以连续人工呼吸 2 次。

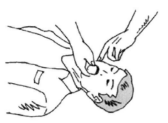

(a) 清理口腔阻塞

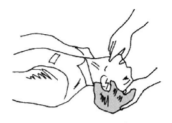

(b) 鼻孔朝天头后仰

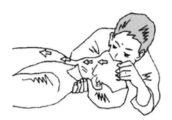

(c) 贴嘴吹气至胸扩张

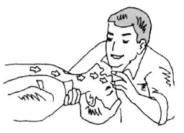

(d) 放开嘴鼻好换气

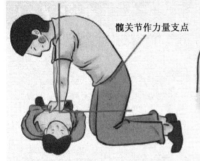

髋关节作力量支点

确认患者意识丧失、
自主呼吸消失、
颈动脉无搏动就可以开始心肺复苏了

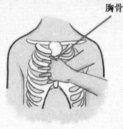

胸骨

双手掌叠放，
按压于两乳头连线中点，
频率为100~120次/分，
按压深度为5~6厘米

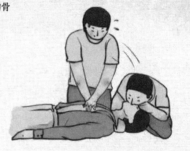

30个胸外按压和2个人工呼吸为一个周期

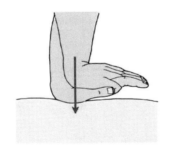

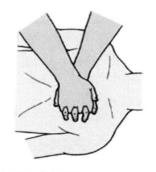

图 4-2-4　口对口吹气与心脏按压法

心脏按压法的操作方法为：

（1）抢救者一手掌根部紧放在按压部位，另一手掌放在此手背上，两手平行重叠且手指交叉互握抬起，使手指脱离胸壁。

（2）抢救者双臂应绷直，双肩中点垂直于按压部位，利用上半身体重和肩、臂部肌肉力量垂直向下按压，使胸骨下陷 4～5 cm（5～13 岁儿童 3 cm，婴、幼儿 2 cm）。

（3）按压应平稳、有规律地进行，不能间断，下压与向上放松时间相等；按压至最低点处，应有一明显的停顿，不能冲击式的猛压或跳跃式按压；放松时定位的手掌根部不要离开胸骨定位点，但应尽量放松，使胸骨不受任何压力。

（4）按压频率：传统用 80～100 次/分。小儿为 90～100 次/min，按压与放松时间比例以 0.6：0.4 为恰当。与呼吸的比例同上述。

2．溺水

人溺水时，大量的水会经口、鼻进入肺引起缺氧而窒息。进入肺内的水又立即被吸收到血液循环中，使血液电解质平衡被破坏，导致严重的呼吸、心力衰竭而死亡。溺水者往往会出现脸部青紫、肿胀，眼睛充血，口吐白沫，四肢冰凉等现象，所以要分秒必争地进行抢救。

（1）首先应清除伤员口鼻内分泌物和泥、草等污物，解开伤员衣扣、腰带，使其呼吸道保持通畅。

（2）控水：如图 4-2-5 所示，应采取头低脚高压腹部控水，以将呼吸道和胃内水压出，或倒提溺水者双腿来回走动，以控出口、咽、气管内的水为度。如控出的水不多，不可耽误时间，要立即进行人工呼吸等抢救措施。

对于心跳停止的溺水者，要在人工呼吸的同时，进行胸外心脏按压法。一般人工呼吸吹气一次，挤压心脏 4～5 次（方法同上）。因呼吸、心跳在短期恢复后还有可能再次停止，所以千万不要放弃人工呼吸，应一直坚持到专业救护人员到来。

（3）注意为溺水者保暖。

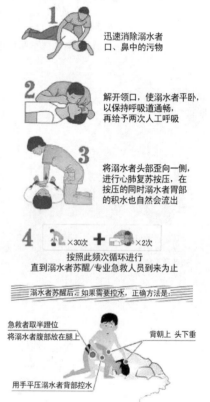

图 4-2-5　溺水急救的方法

3．骨折

骨折是骨受外力冲击而发生部分断裂、全部折断或粉碎性、撕拖性骨的创伤。

（1）急救原则

正确地进行骨折固定，避免加剧伤痛，引发休克，然后迅速护送医院，这是骨折急救的重要原则。如有出血，特别是大出血，则要进行止血包扎；对开放性骨折的伤口要消毒包扎；但如有碎骨或骨茬外露，不能送回伤口，以免引起严重感染，可用消毒敷料盖好伤口，再进行固定。

（2）骨折固定及伤员搬运

① 骨折固定

最理想的骨折固定方法是用夹板进行。但临时也可用木棒、雨伞代替，紧急情况下也可用伤员的健侧肢体或躯干进行临时固定。伤肢固定的范围一般应包括伤肢的上下两个关节。在伤肢和夹板等固定材料之间的空隙以及突起部位，要用纱布、衣物等垫好。捆绑的绷带、布条缠绕的松紧要适度。如去医院路程较远，手指或足趾最好露在外面。发现指（趾）尖苍白、青紫、发凉或麻木现象，要及时调整松紧度或重新固定。

② 伤员的搬运

能站立行走的轻伤员，可用搀扶、背负等方式护送去医院。伤情较重的伤员，可采用三人搬运法搬放到担架上。为防加重伤痛，伤肢应和担架固定（图4-2-6）。若怀疑是椎骨损伤，如出现肢体瘫痪和感觉丧失等，不要随意搬动伤员和检查创伤，应尽快求助急救中心。边远地区，要多人将伤员平托放在硬床板上，护送医院。

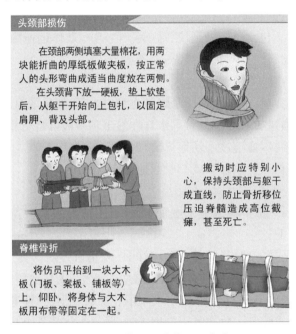

头颈部损伤

在颈部两侧填塞大量棉花，用两块能折曲的厚纸板做夹板，按正常人的头形弯曲成适当曲度放在两侧。
在头颈背下放一硬板，垫上软垫后，从躯干开始向上包扎，以固定肩胛、背及头部。

搬动时应特别小心，保持头颈部与躯干成直线，防止骨折移位压迫脊髓造成高位截瘫，甚至死亡。

脊椎骨折

将伤员平抬到一块大木板（门板、案板、铺板等）上，仰卧，将身体与大木板用布带等固定在一起。

图4-2-6　伤员正确的处理方式

4. 挫伤

挫伤也称挤压伤，是身体某部位受到突然猛力的作用而造成的损伤。如踢球时大腿被踢，肢体撞在双杠上常造成挫伤。挫伤后，挫伤部位疼痛、肿胀、皮下出血，皮肤青紫。若没有出血外伤，挫伤部位或肢体应立即进行冷敷，或加压包扎，以减少出血、减轻肿胀和疼痛。24～48小时后可进行局部热敷和按摩。

胸腹部受到挫伤，并出现呼吸困难、冷汗、休克的伤员，可能内脏受到损伤，应立即送医院进行救治。

5. 扭伤

扭伤是关节周围的肌肉、韧带，以及关节囊等软组织，因过度牵拉而引起的损伤。其典型症状是局部疼痛、压痛加剧、肿胀、皮下出血、皮肤青紫、受伤关节运动障碍。

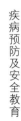

第四章　疾病预防及安全教育

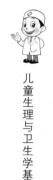

扭伤后应立即停止活动进行冷敷,以减少出血和肿胀。24～48小时后,可进行热敷按摩,消肿化瘀。可遵医嘱服用药物。

6. 外伤性关节脱位(脱臼)

人体正常关节受外来暴力作用,使构成关节骨的关节面,脱离原来的位置,以致失去其正常的活动功能,称为关节脱位(即"脱臼")。

发生脱位时,脱位关节疼痛,伤员往往能听到关节内有碎裂声,同时伴有关节功能丧失和关节变形,如肩关节前脱位、肩呈方肩;还可能出现肢体变长或缩短,如肘关节后脱位、前臂变短等。发生脱位后,要把受伤的关节部位用绷带固定住,避免运动,然后护送医院。千万不要猛拉复位,以免造成关节严重伤损。

7. 几种创伤出血处理

日常生活中,儿童发生意外伤害很难避免,难以预料,若不及时医治或者处理不当的话,很可能会给身体留下巨大的伤害,因此,掌握一些急救常识极为必要。

处理伤口的原则为:止血,可根据具体情况及时止血;包扎,伤口包扎得当,可使其少出血,少化脓,少痛苦。包扎时要做到快、准、轻、牢。快,动作迅速敏捷;准,部位准确、严密;轻,动作要轻,不碰伤口;牢,包扎牢靠,松紧适当。[①]

(1)判断出血血管种类

创伤出血进行止血前,应观察判断是哪种血管出血,以便采取有效的止血方法。

毛细血管出血:血量少,速度慢,常呈水珠样渗出。一般可自行止血或稍加按压止血。

静脉出血:血色暗红,血连续不断地流出。

动脉出血:血色鲜红,呈喷射状或一股股地从伤口冒出。

(2)止血方法

加压包扎止血法:一般静脉或毛细血管出血,可用消毒的敷料盖好伤口,用绷带紧紧缠好即可达到止血目的。

指压止血法:这是最方便、最简单、最及时的临时止血方法。具体方法为用拇指或其他四指,将出血部位动脉的近心端使劲地压在该处的骨上,闭住血管达到止血的目的。

止血带止血法:如果出现四肢大出血,应采取止血带止血法,能减少出血,有利于医生救治。止血带最好用橡胶管。急救时也可用腰带、跳绳等代替。上止血带前,局部要用毛巾或衣物等垫好,以防勒伤皮肤和肌肉。上肢出血,止血带扎在上臂的上1/3处,严禁扎在中段,以防损伤桡神经。下肢出血扎在大腿中部。止血带松紧要适度,以出血停止为好。上止血带后肢端应呈蜡白色,若呈紫红色说明血流没有中断,要重新绑紧。

扎好止血带要立即做好标记,写明扎止血带时间。送医院途中,上肢每半小时,下肢每一小时要放松止血带一次。如仍出血,压迫伤口3～5分钟再扎紧,以防肢体因长时间缺血坏死。

头前部出血:用拇指在出血同侧耳前,正对下颌关节处,用力将颞浅动脉压在颧骨上(图4-2-7)。

---

① 王一锂.几种常见创伤急救处理原则 创伤急救处理的新进展[J].中国医师进修杂志,2002,25(7):1-2.

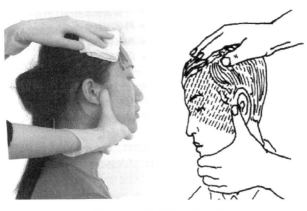

图 4-2-7　头前部止血方法

肯部及腋窝出血:用拇指在出血同侧锁骨上窝内扣及搏动处,用力压住锁骨下动脉(图 4-2-8)。

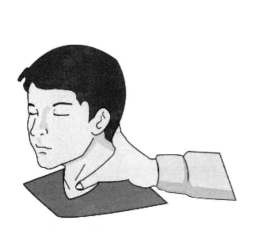

图 4-2-8　肩部及腋窝止血方法

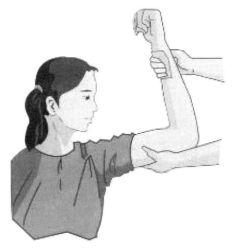

图 4-2-9　前臂止血方法

前臂出血:在上臂中部肱二头肌内缘摸到搏动处,用拇指将肱动脉压在肱骨上(图 4-2-9)。

下肢、上肢出血:将两手拇指重叠起来,或用拳头在大腿根内侧中点稍下方,用力压迫股动脉,也可采用橡皮止血带止血法(图 4-2-10)。

手部出血:手指出血时可在指两侧压迫指动脉止血。手掌出血,可压迫桡动脉及尺动脉止血(图 4-2-11)。

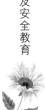

上肢出血：止血带应结扎在上臂的上 $\frac{1}{3}$ 处，禁止扎在中段，避免损伤桡神经。

下肢出血：止血带扎在大腿的中部。

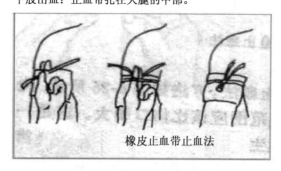

橡皮止血带止血法

图 4-2-10　上、下肢止血方法

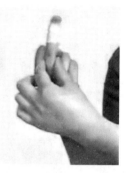

手指出血,应用拇指和食指掐住指根部两侧的指动脉止血

图 4-2-11　手部止血方法

（3）伤口消毒

① 先用碘酒后用酒精消毒,应沿着伤口的边缘由里向外擦,不要把碘酒、酒精涂入伤口内。伤口内如有异物,要慎重处理,大而易取的,可取出;深而小、不易取出的,不要勉强取,以免把细菌带入伤口或增加出血。

② 小伤口可以在其浅表涂一点碘伏等药水,伤口上用消毒纱布或敷料覆盖,并用绷带（或三角巾）包扎。遇有肠或组织膨出时,应用干净饭碗,纱布圈套扣住膨出物再包扎,以防挤压、损伤组织。

③ 在处理较大的创伤伤口时,必须进行详细检查,不能只顾伤口表面而忽略内在损伤。头部伤口合并颅脑外伤者,伤员一般都有神志异常,两侧瞳孔不一般大;胸部伤口合并有脑膜、肺腔损伤时,伤员一般都有呼吸困难;腹部伤口合并脏器损伤时,伤员一般都有腹肌紧张、腹痛等表现;肢体伤口合并骨折时,会有肢体活动障碍、骨异常活动等现象。

 知识拓展

不同年龄阶段儿童意外伤害预防的重点

1. 3 岁以下的儿童要预防窒息、摔断牙齿。这个阶段的儿童身体构造不完善,气管、消化道细,吞咽食物有困难,走路也不稳当,容易摔倒。若发生窒息或是摔断牙齿,应即刻就医治疗。

2. 3～7 岁的孩子要防止烫伤、触电,防止吞食异物。这个阶段的儿童好奇心最重,也喜欢通过嘴来了解各种物品,如若发生以上情况,切勿用土方法治疗,需及时就医。

3. 8～14 岁的儿童要防止摔伤、溺水、交通等事故。这个阶段的儿童活泼好动,易出现上述情况,需多加注意。

儿童意外伤害急救箱必备物品

生理盐水:清洗伤口。

碘酒：伤口消毒。

抗生素药膏：消灭细菌，但伤口深时不宜使用。

纱布、绷带：覆盖或包扎伤口。

防水透气贴胶：包扎伤口，防止水进入伤口。

棉签：蘸取、涂抹药膏。

胶布、纸胶：用来固定纱布或者绷带。

感冒药、退烧药、退烧贴：预防突发疾病问题。

 核心知识点

1. 意外伤害是指突然发生的各种事件对人体所造成的损伤。交通事故、溺水、火灾、触电、自杀、跌伤等都属意外伤害。在意外伤害中：男性多于女性，由此造成的死亡率也是男性高于女性。

2. 急救处理的原则：抢救生命、减少痛苦、预防并发症。

3. 口对口吹气法是常用人工呼吸法的一种。具体操作方法为：伤员仰卧，头尽量后仰，救护人在一侧托起伤员下颌，深吸气，然后对着伤员的口将气吹入，造成其吸气。吹气时，可将伤员鼻孔捏住以免漏气，吹气后再松开，并用一手压伤员的胸部，帮助气体排出，每分钟吹气 16～20 次。每吹一口气，最好做 4～5 次心脏压挤。

4. 心脏按压法的操作方法为：抢救时，伤员头放平，背靠硬物（木板、平整地面），救护人员双手重叠放在伤员胸部正中、胸骨的下半段，两臂伸直，用掌根部借助体重和肩部的力量，适度用力下压，使胸骨下段及相连的肋骨下陷 3～4 厘米，起到间接压迫心脏的作用，然后迅速放松，但手不必离开胸部。有节奏地以每分钟 60～80 次进行心脏按压，直到恢复呼吸或医生到来进行抢救为止。

 思考与探究

不太会游泳的人如遇到有人落水呼救，应该采取怎样的措施进行施救？

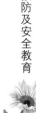

第三节　儿童突发事件中的自我保护

学习要点

1. 雷暴天气的自我保护。
2. 发生地震时的自我保护。
3. 发生台风时的自我保护。
4. 发生拥挤踩踏事件时的自我保护。
5. 火灾发生时的自救方法。
6. 电梯故障时的自我保护。

关键词　　自我保护　雷暴

地震　台风　踩踏　火灾

一、雷暴天气的自我保护

雷暴天气常常会产生强烈的放电现象,如果放电击中人员、建筑物或各种设备,常会造成人员伤亡和经济损失。

(一)应急要点

在室内时,应注意关闭门窗,室内人员应远离门窗、水管、煤气管等金属物体;关闭家用电器,拔掉电源插头,防止雷电从电源线入侵。

在室外时,要及时躲避,不要在空旷的野外停留。在空旷的野外无处躲避时,应尽量寻找低洼之处(如土坑)藏身,或者立即下蹲,降低身体的高度。应远离孤立的大树、高塔、电线杆、广告牌;立即停止室外游泳、钓鱼、划船等水上活动。[①] 如多人共处室外,相互之间不要挤靠,以防被雷击中后电流相互传导,具体措施如图 4-3-1 所示。

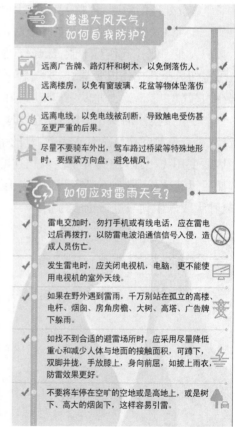

图 4-3-1　雷暴天气的防护方法

---

① 白丽芹.谈雷暴天气的变化特征及其防御措施[J].现代农业科技,2010(1):295,298.

（二）自我保护提示

在户外不要使用手机；对被雷击中的人员，应立即采用心肺复苏法抢救；雷暴天气尽量少洗澡，太阳能热水器用户切忌洗澡。

二、发生地震时的自我保护

地震灾害的伤亡主要由建筑物倒塌造成。因此，地震发生时应反应迅速，及时采取保护自己的措施。地震预报必须经国务院批准，由政府发布，其余的地震消息皆属谣言。

（一）应急要点

住在平房的居民遇到地震时，如室外空旷，应迅速头顶保护物跑到屋外；来不及跑时可躲在桌下、床下及坚固的家具旁，并用毛巾或衣物捂住口鼻防尘、防烟。住在楼房的居民，应选择厨房、卫生间等开间小的空间避震；也可以躲在墙根、墙角、坚固的家具旁等易于形成三角空间的地方；要远离外墙、门窗和阳台；不要使用电梯，更不能跳楼；应尽快关闭电源、火源。正在教室上课、工作场所工作、公共场所活动时，应迅速抱头、闭眼，在讲台、课桌、工作台和办公家具下边等地方躲避。正在市内活动时，应注意保护头部，迅速跑到空旷场地蹲下；应尽量避开高大建筑物、立交桥，远离高压电线及化学、煤气等工厂或设施。正在野外活动时，应尽量避开山脚、陡崖，以防滚石和滑坡；如遇山崩，要向远离滚石前进方向的两侧方向跑。正在海边游玩时，应迅速远离海边，以防地震引起海啸。

身体遭到地震伤害时，应设法清除压在身上的物体，尽可能用湿毛巾等捂住口鼻防尘、防烟；用石块或铁器等敲击物体与外界联系，不要大声呼救，注意保存体力；设法用砖石等支撑上方不稳的重物，保护自己的生存空间。参加震后搜救时，应注意搜寻被困人员的呼喊、呻吟和敲击器物的声音；不可使用利器刨挖，以免伤人；找到被埋压者时，要及时清除其口鼻内的尘土，使其呼吸畅通；已发现幸存者但解救困难时，首先应输送新鲜空气、水和食物，然后再想其他办法救援，如图4-3-2所示。

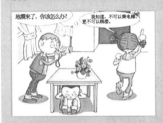

（二）自我保护提示

遇到地震要保持镇静，不能拥挤乱跑，震后应有序撤离；已经脱险的人员，震后不要急于回屋，以防余震；对于震动不明显的地震，不必外逃；遭遇震动较强烈的地震时，是逃是

图4-3-2　地震自救方法

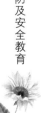

躲,要因地制宜①。

三、发生台风时的自我保护

台风登陆时,风力较大,学校应根据政府的部署停止上课,防止学生在上学途中或上课时发生意外。

(一)应急要点

听预报。要关注新闻媒体信息,随时了解台风预报和政府有关防御台风的工作部署,做好防灾抗灾准备,特别是要做好自我保护。

不出门。台风登陆的时候风力很大,破坏性很强,建筑物、构筑物、阳台悬挂物及树木等极易受到严重破坏,从而对人的生命安全造成严重的威胁,因此,此时不要随意出门,以免发生意外。

清理阳台,关闭门窗。台风登陆前,对阳台上的杂物、花盆等都要进行清理,以防止台风登陆时,被风吹下来伤害人。同时台风来临时要关好门窗,防止风吹坏门窗、家具和造成人员伤亡。台风登陆时,如果在户外,应远离危房、危墙、广告牌、电线杆、高压线、树木、海岸边等。台风过程中常伴随较强的降雨,造成洪涝灾害和山洪暴发时,要尽快向就近高处转移,以保安全。遇到紧急情况无法自救时,可拨打电话"110"请求救助。

(二)自我保护提示

在台风肆虐期间尽量避免外出,尤其不要到不牢固的建筑物以及高大树木附近活动,不要到楼顶等没有防护措施的地方活动;台风带来的暴雨一般伴有雷

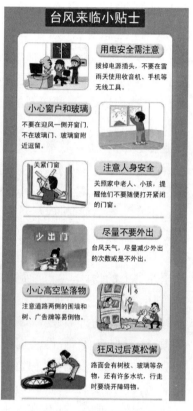

图 4-3-3 台风来临小贴士

电,要注意防雷电;上街不要使用自行车和摩托车等不易平衡的交通工具;在路边行走时尽量避开车流量较大的地方,以免被风吹得站立不稳时被来往车辆撞倒;河流涨洪水时,不要随意过河或者到河里游泳;台风过后尽量避免到泥石流易发的山路搭车或者行走。

四、发生拥挤踩踏事件时的自我保护

(一)校园踩踏事故的防范

学校应当教育学生听从老师的指挥,防止踩踏、挤压。通过安全教育,提高学生的安全防范意识和自我保护能力②。

---

① 冯锐. 地震的防护与自救[M]. 北京:中国人民大学出版社,2013.
② 陈素丽,陈建芳,郭晚平,等. 校园踩踏事故预防对策措施研究[J]. 科技创新导报,2010(34):247-248.

（1）各班主任和任课教师要经常对学生进行文明礼仪教育。在楼梯、厕所、校门口等面积有限的公共场所的通行问题上，应教育学生常右行走、慢行、不停留、不拥挤、不打闹，互相礼让，防止踩踏、积压等不安全事故的发生。

（2）上下课或放学、两操时，上课的教师要尽量错开与别班下楼梯的时间，负责本班学生上下楼梯和狭窄通道的秩序和安全（包括对别班学生的管理）。

（3）教师要对学生上下楼梯故意打闹、站楼梯口、在过道做游戏、搞恶作剧等不良现象给予教育制止，防止拥挤堵塞现象的发生。

（4）教学楼的楼梯和通道禁止堆放杂物，以防发生拥挤踩踏或者火灾等问题，便于及时有效地疏散。

（5）发生踩踏等安全事故时，教师必须及时组织疏导，防止事态进一步扩大，并且尽快报告学校领导。

（二）公共场所踩踏事故的防范

在公共场所发生人群拥挤踩踏事件是十分危险的，当身处这样的环境时，一定要提高安全防范意识。

（1）发觉拥挤的人群向着自己行走的方向拥来时，应该马上避到一旁，但是不要奔跑，以免摔倒；如果路边有商店、咖啡馆等可以暂时躲避的地方，可以暂避一时，切记不要逆着人流前进，那样非常容易被推倒在地。

（2）在拥挤的人群中，要时刻保持警惕，当发现有人情绪不对，或人群开始骚动时，就要做好准备保护自己和他人。当带着孩子遭遇拥挤的人群时，最好把孩子抱起来，避免其在混乱中被踩伤。

（3）当发现自己前面有人突然摔倒了，马上要停下脚步，同时大声呼救，告知后面的人不要向前靠近。

（4）若身不由己陷入人群之中，一定要先稳住双脚，此时脚下要敏感些，千万不能被绊倒，避免自己成为拥挤踩踏事件的诱发因素，一定不要采用体位前倾或者低重心的姿势，即便鞋子被踩掉，也不要贸然弯腰提鞋或系鞋带。

（5）切记远离店铺的玻璃窗，以免因玻璃破碎而被扎伤，如有可能，应抓住一样坚固牢靠的东西，如路灯柱之类，待人群过去后，迅速而镇静地离开现场。

（6）若被推倒，要设法靠近墙壁。面向墙壁，身体蜷成球状，双手在颈后紧扣，以保护身体最脆弱的部位。

（7）面对混乱的场面，良好的心理素质是顺利逃生的重要因素，要争取做到遇事不慌，否则大家都争先恐后往外逃的话，可能会加剧危险，甚至出现谁都逃不出来的惨剧。

五、发生火灾时的自我保护

（一）家庭火灾

家庭火灾一般是由于人们疏忽大意造成的，常常事发突然，令人猝不及防，后果很严重。

1. 应急要点

炒菜油锅着火时，应迅速盖上锅盖灭火。如没有锅盖，可将切好的蔬菜倒入锅内灭

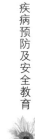

火;切忌用水,以防燃着的油溅出来,引燃厨房中的其他可燃物。电视机、电器起火时,应先切断电源,再用湿棉被或湿衣物将火压灭,以防爆炸伤人。酒精火锅加添酒精时突然起火,千万不能用嘴吹,可用茶杯盖或小菜碟等盖在酒精罐上灭火。液化气罐着火时,除可用打湿的被子、衣物等压灭外,还可将干粉或苏打粉用力撒向火焰根部,在火熄灭的同时关闭阀门。逃生时,应用毛巾捂住口鼻,背向烟火方向迅速离开。

逃生通道被切断、短时间内无人救援时,应关紧迎火门窗,用湿毛巾、湿布堵塞门缝,用水淋湿房门,防止烟火侵入。

2. 自我保护提示

家中无人时,应切断电源、关闭燃气阀门;不要卧床吸烟,乱扔烟头;不要围观火场,以免妨碍救援工作,或因爆炸等原因受到伤害;家庭应备火灾逃生"四件宝",即家用灭火器、应急逃生绳、简易防烟面具、手电筒,将它们放在随手可取的位置,危急关头能派上大用场。

(二)高楼火灾和人员密集场所火灾

高层建筑楼道狭窄、楼层高,发生火灾不容易逃生,救援困难,而且常因人员拥挤阻塞通道,造成互相践踏的惨剧。酒店、影剧院、超市、体育馆等人员密集场所一旦发生火灾,也常因人员慌乱、拥挤而阻塞通道,发生互相践踏的惨剧,或由于逃生方法不当,造成人员伤亡。

1. 应急要点

(1)及时扑救。可利用各楼层的消防器材扑灭初起火灾。(2)向下不向上。因火势向上蔓延,应用湿棉被或衣服等物遮掩口鼻,放低身体姿势,浅呼吸,快速向楼下或安全出口有序撤离。要保持头脑清醒,千万不要惊慌失措、盲目乱跑。尽量避免大声呼喊,防止有毒烟雾进入呼吸道。(3)关紧房门。离开房间以后,一定要随手关门,使火焰、浓烟控制在一定的空间内。(4)注意防烟。用湿毛巾等物掩住口鼻,保持低姿势前进,呼吸动作要小而浅。(5)理性逃生。利用建筑物阳台、避难层、室内设置的缓降器、救生袋、应急逃生绳等进行逃生,也可将被单、台布结成牢固的绳索,牢系在窗栏上,顺绳滑至安全楼层。(6)等待救援。当通道被火封住、逃生无路时,可靠近窗户或阳台呼救,同时关紧迎火门窗,用湿毛巾、湿布堵塞门缝,用水淋透房门,防止烟火侵入。靠墙躲难,因为消防人员进入室内救援时,大都是沿墙壁探索行进的。

2. 自我保护提示

人员密集场所的安全门或非常出入口都有明显标志,平时应多加留心;火场能见度非常低,保持镇静、不盲目行动是安全逃生的重要前提;因供电系统随时会断电,千万不要乘电梯逃生;逃生时千万不要拥挤;等待救援时应尽量在阳台、窗口等易被发现的地方等待;不要轻易跳楼,只有在消防队员准备好救生气垫或楼层不高的情况下,或者如不跳楼就会丧命的情况下,才能采取此方法;公共通道平时不要堆放杂物,否则既容易引起火灾,也会妨碍火灾时的逃生及救援。

(三）汽车失火

1. 应急要点

汽车失火不仅威胁司乘人员的生命安全,毁损车辆,而且还会严重影响交通秩序。公共汽车失火时,司售人员要果断采取自救、防护和逃生措施,保障乘客的生命和财产安全。乘客应在司售人员的指挥下有秩序地下车,若火焰封住了车门,乘客可用衣服蒙住头部,从车门冲下,或者打碎车窗玻璃,从车窗逃生。周围群众应远离现场,以免发生爆炸时受到伤害。

2. 自我保护提示

不准携带酒精、鞭炮等易燃、易爆的危险品乘坐公共交通工具;应随车配备灭火器,并学会正确的使用方法。

六、电梯故障时的自我保护

电梯是高层建筑中重要的运载工具,一旦出现故障,如乘客被困、坠落,极易造成乘客恐慌及其他危险事故。

（一）应急要点

电梯速度不正常,应两腿微微弯曲,上身向前倾斜,以应对可能受到的冲击。被困电梯内应保持镇静,立即用电梯内的警铃、对讲机或电话与管理人员联系,等待外部救援。如果报警无效,可以大声呼叫或间歇性地拍打电梯门。电梯停运时,不要轻易扒门爬出,以防电梯突然开动。运行中的电梯进水时,应将电梯开到顶层,并通知维修人员。如果乘梯途中发生火灾,应将电梯在就近楼层停梯,并迅速利用楼梯逃生。

（二）自我保护提示

电梯困人是一种保护状态,而不是危险状态,因此不必惊慌;发生地震、火灾、电梯进水等紧急情况时,严禁使用电梯,应改用消防通道或楼梯。

 核心知识点

1. 雷暴天气的自我保护方法。
2. 发生台风时的自我保护方法。
3. 发生拥挤踩踏事件时的自我保护方法。
4. 发生地震时的自我保护方法。
5. 火灾发生时的自我保护方法。
6. 电梯故障时的自我保护方法。

 思考与探究

怎样避免小学发生踩踏事件?

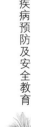

第四章 疾病预防及安全教育

附　　录

Ⅰ　测量血压、肺活量

一、实验原理

血液在血管内流动和水在平整光滑的河道内流动一样,通常是没有声音的,但当血液或水通过狭窄的管道形成涡流时,则可发出声音,测量人体血压的血压计就是根据这个原理设计的。

肺活量是指在最大吸气后尽力呼气的气量,是检测肺功能的最直观、也是最客观的指标。根据人体呼出的气体密度比水轻,在水中会上升,通过导管向桶内吹气,利用气体上升把桶底的水排出、水受重力自动向下流而水面下降的原理,可以进行肺活量测量。人体吹出气体的体积,就是桶内被排出的水所占的体积,即桶内被排空部分的容积。

二、目的要求

1. 学会利用水银压力计测量血压和测量肺活量的方法。

2. 了解测量血压和肺活量的原理。

3. 了解血压和肺活量与人体健康的关系,建立健康意识。

三、实验材料

台式血压计、听诊器、纸、笔、吹嘴、肺活量测量仪。

(一) 测量血压

1. 实验步骤

(1) 测量前,测量者先将台式血压计袖带内的气体排出,使血压计汞位于"0"。

(2) 被测者取坐姿,露出左上臂(或右上臂,肘下可垫一小枕)。注意上臂和血压计应与被测者的心脏处于同一水平高度。

(3) 血压计袖带缚在被测者的上臂,袖带下缘距肘窝约 2 cm,袖带松紧要适宜。再戴好听诊器,并在被测者肘窝处摸到动脉的搏动,然后将听诊器的端(圆形)放在动脉搏动处。

(4) 关闭血压计打气球上的螺旋开关,连续地挤捏打气球,使袖带充气加压,进而使血压计汞柱上升至 210 mmHg 左右,直至听不到动脉搏动声为止。此时袖带内的压力超过肱动脉内的收缩压,血液被完全阻断。随后,拧松打气球上的螺旋开关,缓缓放气降压,血压计汞柱缓缓下降。这时候,要一面仔细地观察血压计汞柱的下降,一面注意听动脉搏动的声音。当袖带内压力略低于肱动脉内收缩压的瞬间,血管开放,血流通过。听诊器里能听到"通、通"的动脉搏动声时,记下汞柱高度的数值,这个数值就是收缩压。继续放气,使压力继续下降,当动脉搏动声突然减弱或消失时,记下这时汞柱高度的数值,这个数值就是舒张压。

(5)测量血压的活动结束后,将使用的器械整理、收放好。还要记住自己的血压数值,以便今后测量血压时进行对比。

(6)如果使用的是电子血压计,被测者的测量姿态和测量部位是一样的,绑好袖带后打开测量开关,待测量结束读数即可。

2. 讨论

你认为在测量血压的方法中,最难把握的是哪一步?如何提高测量血压的准确度?

(二)测量肺活量

1. 实验步骤

肺活量测量仪进行检测的具体方法如下:

(1)被测试者取站立位,做1~2次深呼吸。

(2)双手握住计量仪的手柄,头略微往后仰,取已消毒过的肺活量吹嘴一个,待测量仪发出第一次测量指令后,尽力深吸气到不能再吸气为止,再将嘴对准计量仪的吹嘴(图附录-1),然后尽力吹气,直到不能呼气为止,即可测出肺活量水平;等测量仪发出第二次测量指令后,再次深吸气,尽力吹气。

(3)取最大值作为测量值记录。

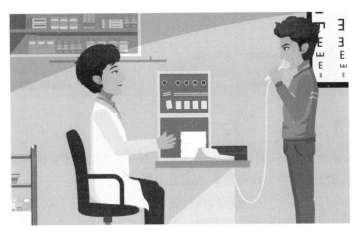

图附录-1 肺活量测试的正确姿势

2. 注意事项

(1)吹气时气流不可中断,一旦中断,仪器便自动记为一次测量的结束。

(2)吹气时,吹嘴要紧靠面部,不可使吹出的气体通过吹嘴与面部之间的空隙溢出,否则影响测量结果。

(3)测量结束后的吹嘴应放入桶或盒中集中消毒。

Ⅱ 测量小学生生长发育指标

小学生的身高、体重和胸围等状况,是生长发育的重要标志,是评价生长发育状况的重要依据,因此测量他们的身高、体重和胸围等具有重要意义。

一、测量身高

3岁以上的孩子测身高,可直接用身高计或软尺固定在墙上,进行测量。测量时儿童脱去鞋、袜、帽子,背靠身高计,双眼直视正前方,双臂自然下垂,手指并拢,脚跟靠拢,脚尖分开约60°,脚跟、臀部和两肩胛同时靠着身高计的立柱。测量最好在上午,午后可能因疲劳而使脊柱受压,测量值比上午低。

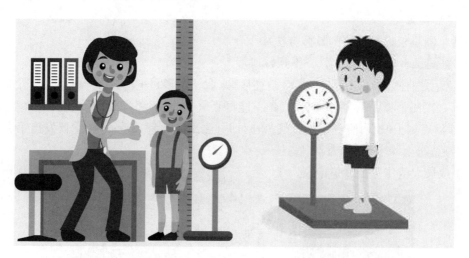

图附录-2 测量身高   图附录-3 测量体重

二、测量体重

体重是指人体各器官、系统、体液的总重量。体重代表体格生长,尤其是营养状况。体重是最易获得的反应儿童生长与营养状况的重要指标。

体重的测量最好在清晨空腹排便后进行。被测儿童要脱去外衣、鞋、帽,尽量只穿单衣、裤,否则测后应扣除衣裤重量。称重时,1岁以下的小儿取卧位,1~3岁小儿可蹲于平台上,3岁以上站立测量。测量时,儿童不接触其他物品,以免影响测量精度。称体重以千克为单位,记录到小数点后两位。

三、测量头围

头围是指经眉弓上方、枕后结节绕头一周的长度。即测量者位于儿童右侧或前方,左手将软尺零点固定于儿童额头眉间处,软尺从右侧经过枕骨最突出处,再绕回至零点,经过的距离即为头围。测量时,软尺须紧贴皮肤,长发者要先将头发在软尺经过处向上下分开,以免影响测量精度。头围能反应颅和脑的大小以及发育情况,是判断大脑发育障碍,如脑积水、头小畸形等的主要依据。WHO 提供的胎儿出生时头围的参考值为 34.8 cm。1 岁时头围增加约 12 cm;3 岁时平均值为 48 cm,与成人差不多。

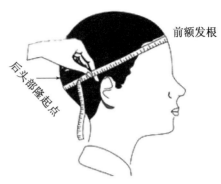

前额发根

后头部隆起点

图附录-4 测量头围

四、测量胸围

胸围即胸廓的围长,间接反应胸廓的容积以及胸部骨骼、胸肌、背肌和脂肪层的发育情况,并在一定程度上表明身体形态及呼吸器官的发育状况,以及体育运动的效果。

测量胸围时,儿童站立,两手自然下垂,两足分开与肩同宽,双肩放松,呼吸均匀。测量者立于其前方,将布尺置于背侧左右肩胛下角下缘,沿胸两侧至两乳头的中心点测量。

取在安静呼吸时呼气之末吸气初始时的胸围读数,或取呼气和吸气时的平均值。误差不得超过+0.1 cm。

五、测量坐高

坐高是坐位时从颅顶至臀部接触底座面的垂直高度,可以表示躯干的生长情况。儿童随年龄的增加下肢的增长速度不断加快,故坐高占身高的比例随年龄而降低。

取坐位测坐高:儿童垂直坐在凳子上,将臀部和肩胛部接触垂直立柱,两足平放于地面,膝关节成直角弯曲。测量方法与测身高相同。

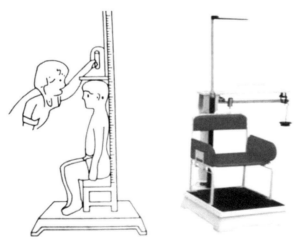

图附录-5 测量坐高

Ⅲ 眼保健操

眼保健操,是一种眼睛的保健体操,主要是通过按摩眼部穴位(图附录-6),调整眼及头部的血液循环,调节肌肉,从而改善眼的疲劳,预防近视等眼部疾病。

研究表明,眼保健操是根据中国古代的医学推拿、经络理论,结合体育医疗综合而成的按摩法。它通过对眼部周围穴位的按摩,使眼内气血通畅,改善神经营养。

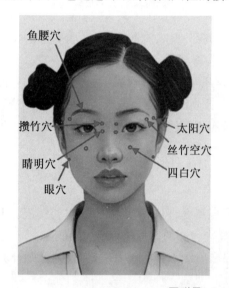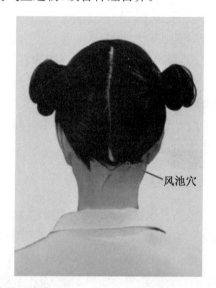

图附录-6 眼保健操穴位示意图

一、眼保健操要领

第一节:按揉攒竹穴

双手大拇指螺纹面分别按在两侧攒竹穴上,其余手指自然放松,指尖抵在前额上。随音乐口令有节奏地按揉穴位,每拍一圈,做四个八拍。

第二节:按压睛明穴

双手食指螺纹面分别按在两侧睛明穴上,其余手指自然放松、握起,呈空心拳状。随音乐口令有节奏地上下按压穴位,每拍一次,做四个八拍。

第三节:按揉四白穴

双手食指螺纹面分别按在两侧四白穴上,大拇指抵在下颌凹陷处,其余手指自然放松、握起,呈空心拳状。随音乐口令有节奏地按揉穴位,每拍一圈,做四个八拍。

第四节:按揉太阳穴刮上眼眶

双手大拇指的螺纹面分别按在两侧太阳穴上,其余手指自然放松、弯曲。伴随音乐口令,先用大拇指按揉太阳穴,每拍一圈,揉四圈。然后,大拇指不动,用双手食指的第二个关节内侧,稍加用力从眉头刮至眉梢,两个节拍刮一次,连刮两次。如此交替,做四个八拍。

第五节：按揉风池穴

双手食指和中指的螺纹面分别按在两侧风池穴上，其余三指自然放松。随音乐口令有节奏地按揉穴位。每拍一圈，做四个八拍。

二、注意事项

1. 眼保健操必须经常操练，做到动作准确，并持之以恒。

2. 眼保健操一般每天可做两次，上、下午各一次。

3. 指甲短，手洁净。遵要求，神入静。穴位准，手法正。力适度，酸胀疼。合拍节，不乱行。前四节，闭眼睛。后两节，双目睁。眼红肿，操暂停。脸生疖，禁忌证。做眼操，贵在恒。走形式，难见功。

参考文献

[1] 周华,杨向群.人体解剖生理学[M].8 版.北京:人民卫生出版社,2022.

[2] 黄嫦斌.生理学基础[M].3 版.北京:科学出版社,2022.

[3] 童慧玲.学前儿童卫生学[M].合肥:安徽大学出版社,2019.

[4] 谢义群,范双莉,吴琦.生理学[M].长沙:中南大学出版社,2019.

[5] 张秀娟.生理学概论[M].北京:中国医药科技出版社,2017.

[6] 杨培禾.儿童生理与卫生学基础[M].北京:首都师范大学出版社,2011.

[7] 杨玉红.食品营养与卫生保健[M].北京:中国质检出版社,2015.

[8] 柏友萍.学校卫生学[M].合肥:安徽教育出版社,2004.

[9] 季成叶.儿童少年卫生学[M].7 版.北京:人民卫生出版社,2012.

[10] 克雷曼.儿童营养学:第 7 版[M].申昆玲,译.北京:人民军医出版社,2015.

[11] 张荣,吴宗辉.安全与健康教育[M].重庆:西南大学出版社,2012.

[12] 寇建民.健康教育学[M].杭州:浙江大学出版社,2014.

[13] 梁晓声,王立群.生理卫生与健康[M].广州:广东世界图书出版公司,2009.

[14] 王天有.健康大百科　儿童常见病防治篇[M].北京:人民卫生出版社,2014.

[15] 王芳.青春期性健康教育调查[M].西安:第四军医大学出版社,2015.

[16] 孙锟,母得志.儿童疾病与生长发育[M].北京:人民卫生出版社,2015.

[17] 康伟,孙德梅,吕冬诗.学校突发危机事件管理研究:以生成、演化与控制为视角[M].北京:人民日报出版社,2016.

[18] 李刚.《中国居民口腔健康指南》解读[M].北京:中国医药科技出版社,2010.

[19] 胡荣华,张斌.儿童膳食营养及评估指南[M].武汉:武汉出版社,2013.

[20] 吴玉林.颜天华.人体解剖生理学[M].2 版.南京:东南大学出版社,2012.

[21] 苏传怀.人体解剖学基础[M].南京:东南大学出版社,2009.

[22] 张志雄,周乐全.生理学[M].3 版.上海:上海科学技术出版社,2017.